Kohlhammer

Die Herausgeberinnen und Herausgeber

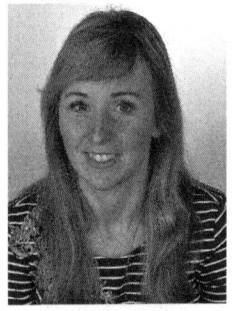

Laura Schröer ist wissenschaftliche Mitarbeiterin im Forschungsschwerpunkt »Arbeit und Wandel« an der Westfälische Hochschule Gelsenkirchen Bocholt Recklinghausen, Institut Arbeit und Technik. Arbeitsschwerpunkte in Forschungs- und Entwicklungsprojekten sind: Arbeitsgestaltung, Gesundheitsförderung und Prävention, Arbeitspolitik und Arbeitsbeziehungen in der Sozial- und Gesundheitswirtschaft. BEM-Beauftragte der Westfälischen Hochschule Gelsenkirchen Bocholt Recklinghausen, Dozentin an der Hochschule für Gesundheit.

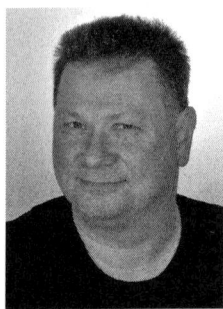

Christoph Bräutigam ist Pflegewissenschaftler und seit 2005 wissenschaftlicher Mitarbeiter am Institut Arbeit und Technik (Forschungsschwerpunkt Arbeit & Wandel) der Westfälischen Hochschule Gelsenkirchen Bocholt Recklinghausen. Arbeits- und Forschungsschwerpunkte sind insbesondere: personen- und humanzentrierte Arbeit, personenbezogene Dienstleistungsberufe (Schwerpunkt Pflege), Professionalität in der Pflege, berufliche Bildung und Kompetenz (Schwerpunkt Pflege).

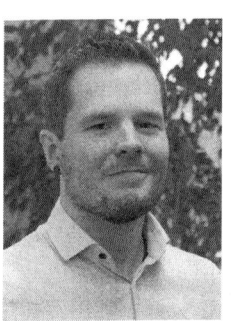

Christopher Schmidt arbeitete bis Ende 2021 als wissenschaftlicher Mitarbeiter beim Institut Arbeit und Technik (Forschungsschwerpunkt Arbeit und Wandel). Dort betreute er u. a. zwei Kliniken im DigiKIK Projekt. Anfang 2022 wechselte er zur MedEcon Ruhr GmbH und arbeitet dort als Projektmanager in den Schwerpunkten Gesundheitsberufe und Managed Care/Neue Versorgungsformen. Sein Studium schloss er mit einem sozialwissenschaftlichen Masterabschluss im Bereich Management und Regulierung von Arbeit ab.

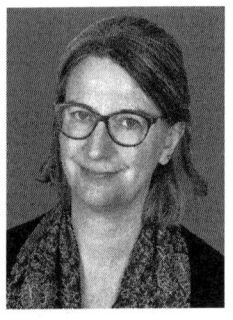

Michaela Evans studierte Sozialwissenschaft an der Ruhr Universität Bochum und ist Direktorin des Forschungsschwerpunktes »Arbeit und Wandel«. Sie ist Mitglied im Rat der Arbeitswelt sowie der Regierungskommission für eine moderne und bedarfsgerechte Krankenhausversorgung und Mitherausgeberin der Zeitschrift »Arbeit«. Ihre Arbeits- und Forschungsschwerpunkte sind Arbeitspolitik und Arbeitsbeziehungen, berufliche Bildung, Qualifikations- und Kompetenzentwicklung sowie Dienstleistungs- und Arbeitsgestaltung.

Laura Schröer/Christoph Bräutigam/
Christopher Schmidt/Michaela Evans (Hrsg.)

Krankenhausarbeit digital

Betriebliche Digitalisierungsprozesse
mitarbeiterorientiert gestalten

Verlag W. Kohlhammer

Dieses Werk einschließlich aller seiner Teile ist urheberrechtlich geschützt. Jede Verwendung außerhalb der engen Grenzen des Urheberrechts ist ohne Zustimmung des Verlags unzulässig und strafbar. Das gilt insbesondere für Vervielfältigungen, Übersetzungen, Mikroverfilmungen und für die Einspeicherung und Verarbeitung in elektronischen Systemen.

Die Wiedergabe von Warenbezeichnungen, Handelsnamen und sonstigen Kennzeichen in diesem Buch berechtigt nicht zu der Annahme, dass diese von jedermann frei benutzt werden dürfen. Vielmehr kann es sich auch dann um eingetragene Warenzeichen oder sonstige geschützte Kennzeichen handeln, wenn sie nicht eigens als solche gekennzeichnet sind.

Es konnten nicht alle Rechtsinhaber von Abbildungen ermittelt werden. Sollte dem Verlag gegenüber der Nachweis der Rechtsinhaberschaft geführt werden, wird das branchenübliche Honorar nachträglich gezahlt.

Dieses Werk enthält Hinweise/Links zu externen Websites Dritter, auf deren Inhalt der Verlag keinen Einfluss hat und die der Haftung der jeweiligen Seitenanbieter oder -betreiber unterliegen. Zum Zeitpunkt der Verlinkung wurden die externen Websites auf mögliche Rechtsverstöße überprüft und dabei keine Rechtsverletzung festgestellt. Ohne konkrete Hinweise auf eine solche Rechtsverletzung ist eine permanente inhaltliche Kontrolle der verlinkten Seiten nicht zumutbar. Sollten jedoch Rechtsverletzungen bekannt werden, werden die betroffenen externen Links soweit möglich unverzüglich entfernt.

1. Auflage 2024

Alle Rechte vorbehalten
© W. Kohlhammer GmbH, Stuttgart
Gesamtherstellung: W. Kohlhammer GmbH, Stuttgart

Print:
ISBN 978978-3-17-039900-6

E-Book-Formate:
pdf: ISBN 978-3-17-039901-3
epub: ISBN 978-3-17-039902-0

Inhalt

Vorwort		**9**
Verzeichnis der Autorinnen und Autoren		**11**
Vorschau auf das Buch		**17**

**1   Einleitung und Hinführung – Stand von Forschung und
    Praxis: Digitalisierung im Krankenhaus** **22**
*Christopher Schmidt, Christoph Bräutigam, Alfons Schröer, Laura
Schröer, Florian Meiners*
  1.1   Verbreitung von digitaler Technik im Krankenhaus –
        Digitalisierungsgrad 29
  1.2   Auswirkungen von digitaler Technik auf Arbeitsprozesse –
        Wirkungen und Erwartungen 32
  1.3   Fazit 35

**2   Innovationsfähigkeit und -bereitschaft in Einrichtungen der
    Gesundheitsversorgung am Beispiel von digitalen
    Veränderungsprojekten – Einflussfaktoren und
    Wirkungszusammenhänge** **39**
  2.1   Einleitung 39
        Christopher Schmidt, David Sommer, Florian Meiners
  2.2   Partizipative Innovationsstrukturen zur Entwicklung von
        Digitalisierungsprozessen in Krankenhäusern 41
        Anja Burmann, Wolfgang Deiters, Sven Meister
        2.2.1   Einleitung 41
        2.2.2   Nutzer:innenzentrierte Innovationsgestaltung im
                Krankenhaus 42
        2.2.3   Bewertung des Stands im Innovationsprozess: der
                Digital Health Maturity Index 44
        2.2.4   Erfolgsfaktoren für den digitalen Wandel 47
        2.2.5   Zielbild »Digitales Krankenhaus«: eine
                zusammenfassende Betrachtung für partizipative
                Innovationsstrukturen im Krankenhaus 49
        2.2.6   Orientierungsdimensionen im digitalen Krankenhaus 49
        2.2.7   Fazit 51

2.3 Digitale Innovationskompetenz: Herausforderung nicht nur für pflegerische Führungskräfte 52
Ulrike Höhmann, Daniela Schmitz
2.3.1 Digitalisierung als diffuses Versprechen 53
2.3.2 Digitale Innovationen als »datensetzende Macht« für eine neue soziale Praxis 54
2.3.3 Bausteine für ein Praxiskonzept zur Stärkung digitaler Innovationskompetenz im Arbeitsprozess ... 58
2.3.4 Fazit 65
2.4 Technikentwicklung: Alltagsprozesse automatisieren im Krankenhaus – Erfahrungsbericht des Klinikum Aschaffenburg-Alzenau mit den Partnern TLGG Consulting und Servicetrace 67
Hubertus Schmitz-Winnental, Thomas Hagemeijer, Maria Huschka, Rudolf Kergaßner
2.4.1 Motivation und Zielsetzung: Mehr Zeit für Patienten durch Prozessautomatisierung 67
2.4.2 Welche Technologie ist »klinikreif«? 68
2.4.3 Phase I: Start-up (1 × 4-Wochen-Sprint) 69
2.4.4 Phase 2: Ramp-up (1 × 4-Wochen-Sprint) 72
2.4.5 Phase 3: Take-off (4 × 4-Wochen-Sprint) 73
2.4.6 Fazit 74
2.5 Verändert KI die Pflege? Voraussetzungen für die Implementierung von Deep-Learning-Spracherkennung in der Pflegedokumentation 75
Ingolf Rascher, Alexander Schmidt, Heinrich Recken
2.5.1 Ausgangsbedingungen des Projektes 75
2.5.2 Die Experimentierräume ambulante Dienste und Kurzzeitpflege 77
2.5.3 Kompetenzaneignung 77
2.5.4 Ergebnisse aus der Evaluierung 78
2.5.5 Pflege und Technologie 80
2.5.6 Fazit 81
2.6 Welche Personalentwicklung braucht die Digitalisierung? ... 82
Wolfram Gießler, Peter Dehnbostel
2.6.1 Einleitung 82
2.6.2 Digitalisierung in der pflegerisch-medizinischen Berufelandschaft im Krankenhaus 83
2.6.3 Personalentwicklung als Mittler zwischen Digitalisierung und Beruflichkeit 84
2.6.4 Formale Bildung und arbeitsintegriertes Lernen verbinden 92
2.6.5 Fazit und Ausblick 94

	2.7	Innovationsgehalt DigiKIK: Erfahrungen zum Experimentierraum	95
		Alfons Schröer, Laura Schröer, Christopher Schmidt, Christoph Bräutigam	
3	**Beruflichkeit, Organisation und Arbeit im digitalen Transformationsprozess – Anforderungen aus Perspektive unterschiedlicher Berufsgruppen im Krankenhaus**		**102**
	3.1	Herleitung zu Berufen und Tätigkeitsfeldern der Gesundheitswirtschaft in der digitalen Transformation	102
		Silke Völz, Laura Schröer	
	3.2	Alles eine Frage der Haltung? Pflegefachpersonen im Spannungsfeld von ethischen, technologischen und wirtschaftlichen Anforderungen	106
		Lena Marie Wirth, Manfred Hülsken-Giesler	
		3.2.1 Hintergrund	106
		3.2.2 Anforderungen und Spannungsfeld	108
		3.2.3 Das Spannungsfeld und neue Belastungsformen	111
		3.2.4 Suchbewegung: Profession und Haltung	113
		3.2.5 Fazit und Ausblick – Profession(-elle Haltung) im Spannungsfeld	120
	3.3	Was wir (nicht) über die digitale Transformation der alltäglichen Arbeit in der Pflege wissen	125
		Julia Bringmann, Benjamin Henry Petersen	
		3.3.1 Software im Krankenhaus – über den Status quo und staatliche Förderung	125
		3.3.2 Der Pflegealltag im Kontext der Digitalisierung – zum aktuellen Stand der Forschung	128
		3.3.3 Fazit – die vernetzte Klinik als Forschungsdesiderat ..	134
	3.4	Am Anfang war das Netzwerk – die Entwicklung von Fachsoftware aus Perspektive der Akteur-Netzwerk-Theorie .	138
		Konstantin Rink, Joshua Weber, Udo Seelmeyer	
		3.4.1 Einleitung	138
		3.4.2 Historische Perspektive auf Software(entwicklung) in der Sozialen Arbeit	139
		3.4.3 Folgerungen	145
		3.4.4 Fazit	146
4	**Zusammenhang von Technik, Arbeitsgestaltung und partizipativen Verfahren**		**150**
	4.1	Partizipation und Entlastungspotenziale durch Technik?	150
		Laura Schröer, Chiara Radunovic	
	4.2	Wie kann der Einsatz von digitaler Technik eine gesundheitsfördernde Wirkung entfalten?	155
		Chiara Radunovic, Laura Schröer, Jessica Kemper	

	4.2.1	Wie kann der Output von digitaler Technik im Arbeitsprozess ermittelt werden?	155
	4.2.2	Auswirkungen von digitaler Technik auf der Ebene der Arbeitsaufgabe	158
	4.2.3	Bericht aus dem Projekt DigiKIK	161
	4.2.4	Fazit – Implementierung von digitaler Technik in Angebote und Maßnahmen des BGM	166
4.3	Digitalisierung der Arbeit in Krankenhäusern – Partizipation als Strategie und Instrument für Technikaneignung		169
	Andreas Friemer, Peter Bleses		
	4.3.1	Einführung	170
	4.3.2	Veränderungsdimensionen im Prozess der »Digitalisierung der Arbeit«	172
	4.3.3	Partizipationsinstrument: Ergebnisoffene Experimentierräume	174
	4.3.4	Fazit	178
4.4	Partizipation im Krankenhaus – die Quadratur des Kreises?		181
	Laura Schröer, Alfons Schröer, Leonie Hecken		
	4.4.1	Was verstehe ich unter Beteiligung in meinem Klinikbereich/Arbeitsplatz?	182
	4.4.2	Theoretische Reflexion zur Diskussionsfrage 1 – Begriffsdefinition	183
	4.4.3	Erfahrungen der Teilnehmenden aus der Praxis: Welche Erfahrungen habe ich mit Beteiligung gemacht?	185
	4.4.4	Theoretische Reflexion zur Diskussion zu Frage 2 – Erfahrungen mit Beteiligungsverfahren	186
	4.4.5	Erfahrungen der Teilnehmenden zu Umsetzungsmöglichkeiten von Beteiligung am Arbeitsplatz	188
	4.4.6	Theoretische Reflexion zur Diskussionsfrage – Ansatzpunkte zum Strukturaufbau	189
	4.4.7	Schlussfolgerungen	191
	4.4.8	Fazit – Ausblick und zukünftiger Forschungsbedarf	191

Verzeichnisse **196**
   Abbildungsverzeichnis 196
   Tabellenverzeichnis 196
   Stichwortverzeichnis 197

Vorwort

Der Band versammelt, ausgehend von einem Forschungsprojekt zum Thema Digitalisierung im Krankenhaus, eine Reihe unterschiedlichster Beiträge, die den Projekthorizont teilweise weit überschreiten. Sie sind teils konkret und praxisverwurzelt, teils theoretisch-konzeptioneller Natur; aus verschiedenen wissenschaftlichen Perspektiven und teils widersprüchlich. Das soll so sein und reflektiert die Komplexität der Thematik. In den meisten Beiträgen wird eine Gemeinsamkeit deutlich: Digitalisierung im Krankenhaus (und nicht nur dort) ist keineswegs lediglich ein Technologiethema, sondern muss notwendigerweise als Mensch-Technik-Thema im Rahmen der Organisation verstanden und gestaltet werden. Die Perspektiven verschiedener Professionen, der Technikentwicklung und der Organisationsentwicklung spielen eine wichtige Rolle. Betont wird insbesondere die Notwendigkeit der Partizipation der Beschäftigten.

Hier soll ergänzend der Aspekt der berufspolitischen Herausforderungen angedeutet werden. Die Digitalisierung vollzieht sich im Rahmen eines weitgehend ökonomisierten und wettbewerblich ausgerichteten Gesundheitssystems und in einer Zeit zunehmenden Mangels an Fachkräften. Dies führt zu einem steigenden Effizienzdruck. Hier lockt das Digitale mit dem Versprechen der Zeitersparnis, der Fehlervermeidung und dem Potenzial, knappe personelle Ressourcen teilweise zu kompensieren. Wie u.a. die Beiträge von Bringmann und Petersen, Höhmann und Schmitz, sowie Wirth und Hülsken-Giesler zeigen, impliziert das Eindringen digitaler Ausstattung allerdings teils grundlegende Fragen an das Selbstverständnis und das Handeln der beteiligten Professionen, insbesondere der Pflege. Neben Berufspraxis, betrieblicher Mitbestimmung und Wissenschaft sind auch die berufspolitischen Akteure gefragt, sich kritisch mit der Digitalisierung auseinanderzusetzen.

Die genannten Beiträge zeigen auf, wie digitale Unterstützungs(?)systeme beispielsweise Vorgaben/Vorschläge für pflegerisches Handeln produzieren, die Interaktion mit Patient:innen beeinflussen, mittels Standardisierung die situative Handlungsautonomie konterkarieren, externe Kontrolle ermöglichen, die Gelegenheiten für Interaktion verringern oder die Unsichtbarkeit pflegerischer Arbeit fördern. Solche Folgewirkungen digitaler Systeme müssen berufspolitisch analysiert und bewertet werden.

Michaela Evans, Laura Schröer, Christoph Bräutigam, Christopher Schmidt
Institut Arbeit und Technik, Westfälische Hochschule

Verzeichnis der Autorinnen und Autoren

Dr. Peter Bleses, Diplom-Politologe, Dr. rer. pol., ist Abteilungsleiter am Institut Arbeit und Wirtschaft (iaw) der Universität und Arbeitnehmerkammer Bremen. Forschungsschwerpunkte sind die Arbeits- und Organisationsgestaltung in Veränderungsprozessen, Arbeit und Qualifikationsentwicklung in sozialen Dienstleistungen, Perspektiven nachhaltiger Beschäftigungsfähigkeit und Transferforschung.

Christoph Bräutigam ist Pflegewissenschaftler und seit 2005 wissenschaftlicher Mitarbeiter am Institut Arbeit und Technik (Forschungsschwerpunkt Arbeit & Wandel) der Westfälischen Hochschule Gelsenkirchen Bocholt Recklinghausen. Arbeits- und Forschungsschwerpunkte sind insbesondere: personen- und humanzentrierte Arbeit, personenbezogene Dienstleistungsberufe (Schwerpunkt Pflege), Professionalität in der Pflege, berufliche Bildung und Kompetenz (Schwerpunkt Pflege).

Julia Bringmann ist wissenschaftliche Mitarbeiterin an der Humboldt-Universität zu Berlin und angebunden an das Einstein Center Digital Future. Ihre thematischen Arbeitsbereiche/Themen sind: digitale Transformation von Arbeit und Technikfolgenabschätzung. Studium: B.A. und M.A. Sozialwissenschaften an der Humboldt-Universität zu Berlin.

Anja Burmann ist am Fraunhofer-Institut für Software- und Systemtechnik ISST, Abteilung Gesundheitswesen, tätig. Unter Leitung von Anja Burmann erforscht und entwickelt die Abteilung digitale Systeme im Gesundheitskontext. Die Themenbereiche umfassen Gesundheitsdatenplattformen und -ökosysteme, Health Data Spaces, Datensouveränität, Gesundheitsanwendungen und Datenverarbeitung.

Prof. Dr. Peter Dehnbosel lehrt und forscht an der TU Dortmund mit den Schwerpunkten betriebliche Bildungsarbeit und berufliche Weiterbildung. Er lehrt zudem in berufsbegleitenden MA-Studiengängen an der Carl von Ossietzky Universität in Oldenburg (seit 2006) und an der Friedrich-Alexander-Universität Erlangen-Nürnberg (seit 2007). Sein Studium in Mathematik, Physik und Sozialwissenschaften schloss er als Dipl.-Mathematiker ab. Es folgten Promotion und Habilitation zu Themen der Berufs- und Weiterbildung an der TU Berlin.

Prof. Dr. Wolfgang Deiters studierte Informatik an der Universität Dortmund und promovierte zum Thema Management von Geschäftsprozessen an der Technischen Universität Berlin. Im Anschluss daran wechselte er an das Fraunhofer-

Institut für Software- und Systemtechnik ISST. Seit 2017 ist er Professor für Gesundheitstechnologien an der Hochschule für Gesundheit in Bochum. Wissenschaftlich beschäftigt sich Wolfgang Deiters mit den Themen Prozess- und Workflow-Management.

Michaela Evans studierte Sozialwissenschaft an der Ruhr-Universität Bochum und ist seit 1999 Mitarbeiterin am Institut Arbeit und Technik der Westfälischen Hochschule Gelsenkirchen Bocholt Recklinghausen und seit 2017 Direktorin des Forschungsschwerpunktes Arbeit & Wandel. Ihre Arbeits- und Forschungsschwerpunkte sind Arbeitspolitik und Arbeitsbeziehungen, die Entwicklung von Erwerbsarbeit und informeller Arbeit, berufliche Bildung, Qualifikations- und Kompetenzentwicklung, humanzentrierte Dienstleistungs- und Arbeitsgestaltung. Sie ist Mitglied im Rat der Arbeitswelt und Mitherausgeberin der Zeitschrift »Arbeit – Zeitschrift für Arbeitsforschung, Arbeitsgestaltung und Arbeitspolitik«.

Andreas Friemer, Diplom-Sozialwissenschaftler, ist wissenschaftlicher Mitarbeiter am Institut Arbeit und Wirtschaft (iaw) der Universität und Arbeitnehmerkammer Bremen. Forschungsschwerpunkte: anwendungsorientierte Kompetenzforschung, insbesondere individuelle und organisationale Kompetenzentwicklung bei Digitalisierungsprozessen, Perspektiven nachhaltiger Beschäftigungsfähigkeit.

Wolfram Gießler ist wissenschaftlicher Mitarbeiter an der Pädagogischen Hochschule Freiburg und verfügt über eine 20-jährige Erfahrung in der Durchführung von Drittmittelprojekten zur Personalentwicklung und Digitalisierung in Krankenhäusern und Pflegeeinrichtungen. Ein Schwerpunkt seiner Tätigkeit ist, Konzepte des arbeitsintegrierten Lernens für die partizipative Gestaltung der Digitalisierung zu nutzen und betrieblich umzusetzen.

Thomas Hagemeijer ist seit 2017 Teil der Digitalberatung TLGG und arbeitet als Practice Lead Health am Gesundheitssystem der Zukunft mit Fokus auf Deutschland und Europa. Zuvor hat Thomas Hagemeijer als Unternehmensberater bei A.T. Kearney Erfahrung mit Strategien und Geschäftsmodellen gesammelt. Er hat über 10 Jahre Erfahrung in der Unternehmensberatung und ist jetzt spezialisiert auf das Gesundheitswesen.

Leonie Hecken ist Sozialwissenschaftlerin und Mitarbeiterin für Presse- und Öffentlichkeitsarbeit bei der contec GmbH. Zuvor war sie wissenschaftliche Hilfskraft im Institut Arbeit und Technik (IAT) und im Projekt DigiKIK tätig.

Prof. Dr. Ulrike Höhmann, Univ.-Prof., Dr. rer. Medic., ist an der Fakultät für Gesundheit, private Universität Witten/Herdecke tätig. Bis 2020 Lehrstuhl für »multidisziplinäre Versorgung chronisch kranker Menschen«, Leitung des MA-Studiengangs »Multidisziplinäre Versorgung von Menschen mit Demenz und chronischen Einschränkungen«. Aktuelle pflegebezogene Arbeitsschwerpunkte: Kompetenzentwicklung, Professionalisierung, Praxisentwicklung und Innovationsgestaltung, Versorgungskonzepte bei Chronicity, multiprofessionelles Lernen.

Prof. Dr. phil. Manfred Hülsken-Giesler ist Pflegewissenschaftler und Berufspädagoge. Seit 2019 ist er Lehrstuhlinhaber für Pflegewissenschaft im Fachbereich Humanwissenschaften der Universität Osnabrück und seit 2022 Direktor des dortigen Instituts für Gesundheitsforschung und Bildung. Arbeits- und Forschungsschwerpunkte sind insbesondere: neue Technologien in Gesundheit und Pflege, Zukunftsforschung in Pflege und Gesundheit sowie hochschulische Bildung in Gesundheit und Pflege.

Maria Huschka studierte an der Stockholm School of Economics und an der WHU: Otto Beisheim School of Management Marketing. Sie hat 18 Jahre Berufserfahrung als Marketingspezialistin und Fachkenntnisse in den Bereichen Marketing- und Kommunikationsmanagement, Marketing- und Markenstrategie sowie Marktkampagnen, Marktforschung und Marktanalyse. Gegenwärtig ist sie Direktorin von EMEA Web Marketing for MuleSoft.

Jessica Kemper absolvierte ihren Master in Sozialpsychologie und -anthropologie sowie Komparatistik an der Ruhr-Universität Bochum; sie ist wissenschaftliche Mitarbeiterin im Forschungsschwerpunkt »Arbeit und Wandel« an der Westfälische Hochschule Gelsenkirchen Bocholt Recklinghausen, Institut Arbeit und Technik. Arbeitsschwerpunkte in Forschungsprojekten sind: Arbeitsgestaltung und Digitalisierung, Gesundheitsförderung und Prävention.

Rudolf Kergaßner ist seit 2018 Sales Leader bei Salesforce. Bis 2018 war Rudolf Kergaßner Managing Director von IPsoft Deutschland in Frankfurt am Main und für das Deutschlandgeschäft mit den Schwerpunkten Business Development und Vertrieb verantwortlich. Er startete seine Laufbahn bei IBM im Vertrieb und im Bereich Global Services. Vor seinem Eintritt bei IPsoft bekleidete er führende Positionen bei mehreren Technologiefirmen.

Florian Meiners ist wissenschaftliche Hilfskraft am Institut Arbeit und Technik im Forschungsschwerpunkt Arbeit und Wandel. Er absolvierte seinen Bachelor in Soziologie an der Universität Duisburg-Essen und befindet sich aktuell im Masterstudium Sozialwissenschaft im Studienschwerpunkt Management und Regulierung von Arbeit, Wirtschaft, Organisation an der Ruhr-Universität Bochum.

Prof. Dr. rer. nat. Sven Meister leitet den Lehrstuhl für Gesundheitsinformatik der Universität Witten/Herdecke. Er erforscht dort, wie die Digitalisierung die Arbeit im Gesundheitswesen verändert. Die Forschung erfolgt in den drei Bereichen »Mensch-Technik-Interaktion«, »Gesundheitsinfrastrukturen« und »Künstliche Intelligenz«. Die Forschung ist interdisziplinär ausgelegt und soll Medizin, Pflege, Psychologie und Technologie zusammenbringen.

Benjamin Henry Petersen ist wissenschaftlicher Mitarbeiter an der Humboldt-Universität zu Berlin und angebunden an das Einstein Center Digital Future. Seine Forschungsschwerpunkte sind die digitale Transformation von Arbeit und Infrastrukturtheorie. Er studierte B.A. Soziologie und Politikwissenschaften und M.A. Soziologie an der Universität Kassel.

Chiara Radunovic absolvierte ihren Bachelor in »Erziehungswissenschaft« an der Universität Duisburg-Essen und ist nun Master-Studentin der Erziehungswissenschaft an der Ruhr-Universität Bochum. Am Institut Arbeit und Technik (IAT) der Westfälischen Hochschule Gelsenkirchen Bocholt Recklinghausen ist sie wissenschaftliche Hilfskraft im Forschungsschwerpunkt »Arbeit und Wandel«.

Ingolf Rascher ist Dipl. Sozialwissenschaftler und arbeitet beim Management for Health-INT in Bochum. Dort beschäftigt er sich in den Arbeitsbereichen Gesundheit- und Sozialwirtschaft mit den Themen digitale Transformation, Künstliche Intelligenz und maschinelles Lernen, Mensch-Technik-Interaktion – Mensch-Roboter-Interaktion.

Heinrich Recken ist Krankenpfleger und Sozialwissenschaftler; von 2003–2021 Leiter des Studienzentrums Essen der Hamburger Fern-Hochschule; jetzt Forschungsbeauftragter für den Bereich Digitalisierung im Gesundheitswesen. Mitglied der Deutschen Gesellschaft für Pflegewissenschaft (von 2005–2018 im Vorstand) sowie der Sektion Folgen von Technik und Informatik in der Pflege; Mitglied im Vorstand der AAL-Akademie (Bundesarbeitsgemeinschaft »Ambient Assisted Living«); Mitglied im Forschungs- und Praxiszentrum ROBOTIK & KI IN DER PFLEGE.

Konstantin Rink studierte Erziehungswissenschaft mit Schwerpunkte Soziale Arbeit und ist als wissenschaftlicher Mitarbeiter im BMBF-Projekt PAGAnInI an der FH Bielefeld sowie im Kompetenzzentrum Soziale Dienste tätig. Sein Interesse gilt der Digitalisierung Sozialer Arbeit, dem Einsatz sowie der Nutzung von Cyberinfrastrukturen und deren Einfluss auf professionelles Handeln. Zugänge hierfür stellen die Technographie und Akteur-Netzwerk-Theorie dar.

Christopher Schmidt arbeitete von 2017 bis Ende 2021 als wissenschaftlicher Mitarbeiter beim Institut Arbeit und Technik (IAT) in Gelsenkirchen in dem Forschungsschwerpunkt Arbeit und Wandel. Dort betreute er unter anderem zwei Kliniken im DigiKIK Projekt. Anfang 2022 wechselte er zur MedEcon Ruhr GmbH und arbeitet dort als Projektmanager in den Schwerpunkten Gesundheitsberufe und Managed Care/Neue Versorgungsformen. Sein Studium schloss er mit einem sozialwissenschaftlichen Masterabschluss im Bereich Management und Regulierung von Arbeit, Wirtschaft und Organisation ab.

Alexander Schmidt absolvierte eine Ausbildung zum Gesundheits- und Krankenpfleger. Anschließend studierte er Health Care Studies im Bachelor und Management von Organisationen & Personal im Gesundheitswesen. Aktuell leitet er das Studienzentrum Essen der Hamburger Fern-Hochschule (HFH) und arbeitet in den Bereichen Digitalisierung im Gesundheitswesen und Spracherkennung und -steuerung in der Pflegedokumentation.

JProf. Dr. phil. Daniela Schmitz ist Juniorprofessorin für Innovative und Digitale Lehr- und Lernformen in der Multiprofessionellen Gesundheitsversorgung an der Fakultät für Gesundheit an der Universität Witten/Herdecke. Ihre Forschungsschwerpunkte sind multiprofessionelles Lehren und Lernen, Strategien des Common Groundings sowie Möglichkeiten und Grenzen des digitalen Lernens.

Prof. Dr. Hubertus Schmitz-Winnenthal ist seit Juli 2014 Chefarzt der chirurgischen Klinik I (Allgemein-, Viszeral- und Gefäßchirurgie) am Klinikum Aschaffenburg-Alzenau. Studiert hat Schmitz-Winnenthal in Frankfurt. An der Universitätsklinik in Heidelberg war er viele Jahre – vor seinem Wechsel nach Aschaffenburg – zuletzt als Oberarzt tätig, dort ist ihm in diesem Jahr auch der Professorentitel verliehen worden. Außerdem hat er ein Zusatzstudium in Gesundheitsmanagement und -controlling erfolgreich abgeschlossen.

Laura Schröer ist wissenschaftliche Mitarbeiterin im Forschungsschwerpunkt »Arbeit und Wandel« an der Westfälische Hochschule Gelsenkirchen Bocholt Recklinghausen, Institut Arbeit und Technik. Arbeitsschwerpunkte in Forschungs- und Entwicklungsprojekten sind: Arbeitsgestaltung, Gesundheitsförderung und Prävention, Arbeitspolitik und Arbeitsbeziehungen in der Sozial- und Gesundheitswirtschaft. BEM-Beauftragte der Westfälischen Hochschule Gelsenkirchen Bocholt Recklinghausen, Dozentin an der Hochschule für Gesundheit (Digitalisierung im Kontext Arbeit und Gesundheit).

Prof. Dr. Alfons Schröer ist Professor an der Hochschule Neubrandenburg. Sein Arbeitsschwerpunkt ist die Betriebliche Gesundheitsförderung. Inhaltlich beschäftigt er sich vor allem mit der gesundheitsgerechten Gestaltung von Arbeit, Organisationsentwicklung und soziologischen Themen. Neben seiner Lehrtätigkeit ist er als Berater im Bereich Gesundheitsmanagement tätig. Er studierte Sozialwissenschaft, Philosophie und Rechtswissenschaft.

Prof. Dr. Udo Seelmeyer (Dipl. Päd.) ist Professor für Sozialarbeitswissenschaft an der FH Bielefeld und Sprecher des fachbereichsübergreifenden Forschungsverbunds »CareTech OWL – Zentrum für Gesundheit, Soziales und Technologie«. Er forscht zu organisations- und professionsbezogenen Fragen der Digitalität in Sozialer Arbeit und sozialen Berufen und leitet interdisziplinäre Projekte zur Entwicklung und Erprobung digitaler Technologien und Assistenzsysteme in den Feldern von Sozialer Arbeit, Gesundheit und Pflege.

David Sommer begann 2019 als studentische Hilfskraft am Institut Arbeit und Technik. Mittlerweile ist er wissenschaftliche Hilfskraft im Forschungsschwerpunkt »Arbeit und Wandel«. Er studierte Sozialwissenschaft (B.A.) an der Ruhr-Universität Bochum und befindet sich momentan im Masterstudium Sozialwissenschaft im Studienschwerpunkt Stadt- und Regionalentwicklung.

Silke Völz ist Ergotherapeutin und absolvierte ihren Master in »Alternde Gesellschaften« an der TU Dortmund. Als wissenschaftliche Mitarbeiterin im Forschungsschwerpunkt »Arbeit und Wandel« an der Westfälischen Hochschule Gelsenkirchen Bocholt Recklinghausen, Institut Arbeit und Technik, beschäftigt sie sich vor allem mit Gestaltungschancen und -herausforderungen von Veränderungen in Arbeits- und Lebenswelt (z. B. Digitalisierung) in den Branchen des Sozial- und Gesundheitswesens.

Joshua Weber (B.A. und M.A. Soziale Arbeit) ist wissenschaftlicher Mitarbeiter im Zentrum für wissenschaftliche Dienstleistung und Entwicklung (Hochschulzentrum) der Hochschule für Soziale Arbeit FHNW. Sein Interesse gilt allgemein der Digitalisierung und Digitalität der Sozialen Arbeit, spezifisch der Entwicklung und Nutzung von Technik für die Soziale Arbeit sowie der Kompetenzentwicklung Studierender.

Dr. rer. pol. Lena Marie Wirth ist Dipl.-Wirtschaftsjuristin und Master of Management Consulting. Sie arbeitet seit 2019 als wissenschaftliche Mitarbeiterin am Lehrstuhl für Pflegewissenschaft (IGB) der Universität Osnabrück. Arbeits- und Forschungsschwerpunkte sind insbesondere: neue Technologien in Gesundheit und Pflege, Steuerungsmechanismen in Organisationen, gesundheitsorientierte Führung sowie ressourcenorientierte Gestaltung von Arbeits- und Organisationskonzepten in Gesundheit und Pflege.

Vorschau auf das Buch

Das Buch gliedert sich in vier Teile. **Der erste Teil** dient der Einführung in die Thematik. *Christopher Schmidt, Christoph Bräutigam, Alfons Schröer, Laura Schröer und Florian Meiners* skizzieren einleitend den Stand der Digitalisierung im Krankenhaus. Das Thema wird in den Kontext der historischen Abfolge der technologischen Entwicklung seit dem 19. Jahrhundert eingeordnet. Anschließend werden die Besonderheiten des Untersuchungs- und Gestaltungssettings Krankenhaus, insbesondere im Gegensatz zu Betrieben der Industrie, und die digitale Entwicklung darin beleuchtet. Wesentlich ist die Erkenntnis, dass es bei der »Digitalisierung« des Krankenhauses weniger darum geht, die technische Entwicklung zu fokussieren, als die Wechselwirkungen von Mensch, Technik und Organisation in den Blick zu nehmen. Weiterhin zeigt der Beitrag überblicksartig die für den Einsatz in Kliniken entwickelten digitalen Anwendungen auf und thematisiert deren Verbreitung und Verwendung. Schließlich wird das Thema der Auswirkungen auf die Arbeitsprozesse sowie der Chancen und Risiken der Digitalisierung des Krankenhauses skizziert – Aspekte, die in folgenden Beiträgen immer wieder aufgegriffen werden.

Im zweiten Teil zu dem Thema »Innovationsfähigkeit und -bereitschaft in Einrichtungen der Gesundheitsversorgung am Beispiel von digitalen Veränderungsprojekten – Einflussfaktoren und Wirkungszusammenhänge« widmen sich sechs Beiträge aus unterschiedlichen Perspektiven verschiedenen Aspekten digitaler Innovation. Hier finden sich sowohl theoretisch-konzeptionelle als auch praxisbezogene Texte mit Projektbezug. Im ersten Beitrag »*Partizipative Innovationsstrukturen zur Entwicklung von Digitalisierungsprozessen in Krankenhäusern*« von *Anja Burmann, Wolfgang Deiters und Sven Meister* betonen die Autor:innen die Notwendigkeit, Innovationsvorhaben aus Sicht der bestehenden Prozesse sowie der mit diesen interagierenden Menschen zu denken und den Prozess partizipativ zu gestalten. Vorgestellt werden die Instrumente »Zukunftswerkstatt digitales Krankenhaus« und »Digital Health Maturity Index«, mit dem der organisationale Reifegrad bezüglich der Digitalisierung bestimmt werden kann. Abschließend beschreibt der Text die Erfolgsfaktoren für den digitalen Wandel und bezieht sich dabei auf die drei Betrachtungswinkel: strategische Zielsetzung, Change-Management und Digitalisierungsdimension.

Ulrike Höhmann und Daniela Schmitz beschäftigen sich in ihrem Beitrag »*Digitale Innovationskompetenz: Herausforderung nicht nur für pflegerische Führungskräfte*« am Beispiel der Digitalisierung mit einer Konzeption der Innovationskompetenz für das Pflegemanagement. Als Ziel wird eine zum pflegerischen Berufsverständnis sinnkohärente Gestaltung digitaler Innovationsprozesse präsentiert, die Chancen und Risiken der Innovation kritisch reflektiert. Dabei sind insbesondere spezifische, die

Berufspraxis verändernde Eigengesetzlichkeiten der (digitalen) Technik zu beachten. Für die erfolgreiche Bewältigung dieser anspruchsvollen Herausforderung bedarf es auf Seiten des Pflegemanagements verschiedener Kompetenzbündel, die die Autorinnen benennen und begründen. Diese werden erforderlich aufgrund der »datensetzenden Macht« der Technik und des Charakters digitaler Innovationen als soziale Innovationsprozesse. Schließlich wird ein erprobtes Praxiskonzept zur Stärkung dieser digitalen Innovationskompetenzen vorgestellt.

Der sich anschließende Erfahrungsbericht »*Technikentwicklung: Alltagsprozesse automatisieren im Krankenhaus – Erfahrungsbericht des Klinikum Aschaffenburg-Alzenau mit den Partnern TLGG Consulting und Servicetrace*« von *Hubertus Schmitz-Winnental, Thomas Hagemeijer, Maria Huschka, Rudolf Kergaßner* zur Prozessautomatisierung im Krankenhaus führt auf die Ebene der konkreten betrieblichen Umsetzung. Anschaulich beschreiben die Autor:innen das systematische Vorgehen bei der Automatisierung von Krankenhaus-Prozessen mit dem Ziel der Entlastung der Beschäftigten.

Im vierten Text dieses Teils wird der Frage nachgegangen, ob Künstliche Intelligenz (KI), hier bezogen auf die Dokumentation von stationären Aufnahmegesprächen mithilfe eines Spracherkennungsprogramms, die Pflege verändert. Der Beitrag »*Verändert KI die Pflege? Voraussetzungen für die Implementierung von Deep-Learning-Spracherkennung in der Pflegedokumentation*« von *Ingolf Rascher, Alexander Schmidt und Heinrich Recken* stellt das vom Bundesministerium für Arbeit und Soziales (BMAS) geförderte Projekt »Sprint-Doku« vor und berichtet von Ergebnissen des entsprechenden »Experimentierraumprojektes«. Gedanken zum Verhältnis von Technik und Pflege runden den Beitrag ab.

Die aktive Gestaltung der Digitalisierung des Krankenhauses erfordert eine systematische betriebliche Personalentwicklung, die Lernen im Prozess der Arbeit mit der beruflichen Entwicklung für alle Beschäftigten ermöglicht. *Wolfram Gießler und Peter Dehnbostel* zeigen auf, welches Verständnis der Personalentwicklung im Krankenhaus hierzu notwendig ist und welche praktischen Beispiele es schon gibt. Ausgehend von einer Skizze der bisher defizitären Einbindung der Digitalisierung in die berufliche Qualifizierung, wird in ihrem Text mit dem Titel »*Welche Personalentwicklung braucht die Digitalisierung?*« eine erweiterte, arbeitsbezogene Personalentwicklung als Mittlerin zwischen Digitalisierung und Beruflichkeit vorgestellt. Diese basiert auf grundlegenden Neuausrichtungen in der betrieblichen Bildungsarbeit. Anhand zweier Lernorganisationsformen (Lerninseln und interprofessionelle Ausbildungsstation) machen die Autoren deutlich, wie in der betrieblichen Praxis konkret formale Bildung und arbeitsintegriertes Lernen verknüpft werden können. Anschließend gehen *Alfons Schröer, Laura Schröer, Christopher Schmidt und Christoph Bräutigam* im letzten Beitrag des zweiten Teils erneut auf die Experimentierräume ein. In ihrem Beitrag »*Innovationsgehalt DigiKIK: Erfahrungen zum Experimentierraum*« stellen sie das Projekt DigiKIK vor. Dieses setzte ein modulares und integriertes Gestaltungskonzept um, das neue betriebliche Strukturen, Verfahren und Instrumente für eine vorausschauende Personalarbeit implementieren sollte. Ausgehend hiervon verknüpfte das Projekt technologische und soziale Innovationen in der betrieblichen Personalarbeit für Krankenhäuser im digitalen Wandel. In der wissenschaftlichen Ausrichtung des Vorhabens ging es darum, das Wissen um den

Zusammenhang zwischen digitalem Technikeinsatz, subjektiven Nutzungspraktiken und Kompetenzen der Beschäftigten mit Blick auf die Arbeitsbelastungen zu vertiefen.

Der dritte Teil (Beruflichkeit, Organisation und Arbeit im digitalen Transformationsprozess – Anforderungen aus Perspektive unterschiedlicher Berufsgruppen im Krankenhaus) des Bandes vereint drei weitgehend theoretisch-konzeptionelle Beiträge, die verschiedene professionelle Perspektiven aufzeigen.

In »*Herleitung zu Berufen und Tätigkeitsfeldern der Gesundheitswirtschaft in der digitalen Transformation*« leiten *Silke Völz* und *Laura Schröer* in den Schwerpunkt ein, indem sie mögliche Auswirkungen von Digitalisierungsprozessen im Gesundheitswesen auf Berufe und Tätigkeiten darstellen. Insbesondere Substitutionspotenziale, also die Möglichkeit, menschliche Arbeit mit Computern bzw. computergestützten Maschinen zu ersetzen, werden immer wieder debattiert. Die Autorinnen hinterfragen in ihrem Beitrag, inwiefern auch Arbeitstätigkeiten im Setting Krankenhaus automatisierbar sein könnten. Zudem ergänzen sie, inwiefern sich durch die Digitalisierung neue Chancen und Anforderungen für Beschäftigte ergeben können. Des Weiteren weisen sie auf die besonderen Rahmenbedingungen in der Organisation Krankenhaus hin, vor dessen Hintergrund der digitale Wandel stattfindet und gestaltet werden muss.

Lena Marie Wirth und *Manfred Hülsken-Giesler* werfen ihren Blick weit über den üblichen Horizont des Themas Digitalisierung der Pflege hinaus. In ihrem Beitrag »*Alles eine Frage der Haltung? Pflegefachpersonen im Spannungsfeld von ethischen, technologischen und wirtschaftlichen Anforderungen*« reflektieren sie die Implikationen der Ökonomisierung der Pflegearbeit, die ihren Ausdruck u. a. in der mit der Digitalisierung einhergehenden Standardisierung von Arbeitsinhalten und -prozessen findet. Sie stellen fest, dass die ökonomischen, digitalen und ethischen Anforderungen die Sorgearbeit Pflege zunehmend verändern. Das erzeugte Spannungsfeld und resultierende Belastungen der Pflegepraxis werden anschaulich dargestellt. Vor diesem Hintergrund wird der Professionalisierungsdiskurs der Pflege mit Blick auf ein vermarktlichtes Umfeld reflektiert. Insbesondere wird die Bedeutung der pflegerischen Haltung betont, die neben dem Wissen und Können professionelles Handeln in der Pflege konstituiert.

»*Was wir (nicht) über die digitale Transformation der alltäglichen Arbeit in der Pflege wissen*« ist der Beitrag von *Julia Bringmann* und *Benjamin Henry Petersen* überschrieben. Sie diskutieren den bisher sehr uneinheitlichen Stand der Digitalisierung in den Krankenhäusern vor dem Hintergrund der zunehmenden politischen Bemühungen – wie beispielsweise dem Krankenhauszukunftsgesetz – um die digitale Transformation. Hinsichtlich der häufig vorgetragenen Entlastungsversprechen konstatieren sie, dass die Effekte für die Pflegenden bisher eher ambivalent einzuschätzen sind. Skizziert werden auch die Verschiebung von Tätigkeiten innerhalb der Pflege und zwischen dieser und dem ärztlichen Dienst sowie die Frage möglicher Kontrollzunahme durch digitale Arbeitsmittel. Das Spannungsverhältnis zwischen der Digitalisierung und dem beruflichen Selbstverständnis wird ebenfalls in diesem Beitrag thematisiert. Diagnostiziert wird weiterer Forschungsbedarf zum Einsatz digitaler Arbeitsmittel und seiner Folgen für den Arbeitsalltag in der Krankenhauspflege.

Konstantin Rink, *Joshua Weber* und *Udo Seelmeyer* zeichnen in ihrem mit »*Am Anfang war das Netzwerk. Akteur-Netzwerk-Theoretische Betrachtungen zur Genese von Fachsoftware*« betitelten letzten Textbeitrag des dritten Teils die historische Perspektive auf Softwareentwicklung in der Sozialen Arbeit nach. Dies gelingt vor dem Hintergrund der Akteur-Netzwerk-Theorie (ANT). Als Ausgangspunkt der Technikentwicklung sehen sie die frühe Setzung eines spezifischen, verengenden Problemverständnisses durch einzelne Akteure, um das herum sich weitere Akteure im Zuge der Netzwerkbildung anordnen. Sie widersprechen damit der Vorstellung, dass in organisationalen Projekten zur professionell reflektierten oder gar gesteuerten Entwicklung oder Auswahl von Software mit den Beteiligten partizipativ und ergebnisoffen gearbeitet werden könne. Sie wollen so für die Wirkmächtigkeit der frühen Problematisierung und des darauf bezogenen Handlungsprogramms bei der Ausgestaltung der Software sensibilisieren und plädieren für die Bildung eigener professioneller Netzwerke.

Im vierten und letzten Teil des Bandes (Zusammenhang von Technik, Arbeitsgestaltung und partizipativen Verfahren) widmen sich vier Beiträge dem Zusammenhang von Technik, Arbeitsgestaltung und partizipativen Verfahren. In ihrem Text »*Partizipation und Entlastungspotenziale durch Technik?*« widmen sich *Laura Schröer* und *Chiara Radunovic* vor dem Hintergrund des Zusammenhangs von Arbeitsgestaltung und Gesundheit der Beschäftigten. Die Digitalisierung von Prozessen wird hier als ein Aspekt von Arbeitsgestaltung verstanden. Um mögliche Effekte der Digitalisierung von Arbeitstätigkeiten auf die Gesundheit und die Zufriedenheit von Beschäftigten diskutieren zu können, dient der vorliegende Beitrag als theoretische Fundierung. Er greift aktuelle Sortierungslogiken des Einflusses von Technik auf die Gesundheit auf und skizziert die wesentlichen Kriterien zur menschengerechten Gestaltung von Arbeit. Dieser ausführliche Verweis auf allgemeine Gestaltungsmerkmale von Arbeit und der Herausarbeitung des Settings Betrieb gilt als voraussetzungsvoll für die nachfolgenden Beiträge, welche die Chancen und Ziele von Digitalisierung auf der Prozessebene beleuchten. Partizipation ist ein zentrales Merkmal von gesundheitsfördernder Gestaltung von Arbeit und die nachfolgenden Beiträge widmen sich u. a. der Fragestellung, wie eine partizipative Technikgestaltung umgesetzt werden könnte.

Im Beitrag »*Wie kann der Einsatz von digitaler Technik eine gesundheitsfördernde Wirkung entfalten?*« von *Chiara Radunovic*, *Laura Schröer* und *Jessica Kemper* werden Be- und Entlastung in digitalisierten Arbeitsprozessen thematisiert. Die Autorinnen referieren ausführlich den Stand der Forschung hinsichtlich verschiedener Teilaspekte, insbesondere der Veränderung des Handlungsspielraums und der Kommunikation, der Flexibilisierung und Entgrenzung der Arbeit sowie der Arbeitsintensivierung. Abschließend werden ausgewählte gesundheitsbezogene Ergebnisse einer Beschäftigtenbefragung in den am Projekt DigiKIK beteiligten Krankenhäusern vorgestellt. Und auf der Basis von Kontextfaktoren wird erläutert, wie ein möglicher Einfluss der Verwendung von Technik auf die Gesundheit und die Zufriedenheit von Beschäftigten erfolgen könnte.

Andreas Friemer und *Peter Bleses* plädieren in ihrem Beitrag »*Digitalisierung der Arbeit in Krankenhäusern – Partizipation als Strategie und Instrument für Technikaneignung*« für partizipative Strategien und Verfahren bei der Digitalisierung der

Arbeit im Krankenhaus. Der Text geht von der Frage aus, inwieweit die Beteiligung der Beschäftigten im Sinne einer für alle erfolgreichen Implementierung digitaler Technik im Arbeitsalltag der Krankenhäuser wirken kann. Zunächst zeigen die Autoren auf, in welchen Dimensionen sich Digitalisierung auf Beschäftigtengruppen und die Organisation Krankenhaus insgesamt auswirken kann und warum die Mehrdimensionalität und Komplexität für ein beteiligungsorientiertes Vorgehen spricht. Anschließend wird das partizipationsorientierte Instrument »Experimentierraum« vorgestellt und erörtert, wie die Partizipation konkret gestaltet werden kann.

Im abschließenden Beitrag mit dem Titel »*Partizipation im Krankenhaus – die Quadratur des Kreises?*« von *Laura Schröer, Alfons Schröer* und *Leonie Hecken* wird das Thema Partizipation erneut aufgegriffen und an einem Projektbeispiel erläutert. Im Rahmen eines Qualifizierungsworkshops im Projekt DigiKIK wurden die individuellen Erfahrungen mit und die Erwartungen an Beteiligung mit Beschäftigten aus den vier teilnehmenden Kliniken diskutiert. Folgende Fragen werden jeweils aus Sicht der beteiligten Praktiker:innen dargestellt und anschließend abstrahierend reflektiert:

1) Was verstehe ich unter Beteiligung in meiner Klinik bzw. an meinem Arbeitsplatz?
2) Welche konkreten Erfahrungen habe ich mit Beteiligung in meiner Klinik gemacht?
3) Wie kann Beteiligung in meiner Klinik erfolgreich umgesetzt werden?

Dieses letzte Kapitel kann auch als ein Fazit des Projektes DigiKIK verstanden werden, welcher Ausgangspunkt für diesen Band gewesen ist. Stark vereinfacht kann als Kernaussage des Buches resümiert werden, dass Digitalisierung gestaltet werden kann und gestaltet werden muss. Als Hilfe dienen dazu auch – als zweites Transferprodukt des Projektes – die DigiKIK Handlungshinweise, erreichbar unter: Handlungshilfe | DigiKIK (digikik-projekt.de). Dort finden sich auch detaillierte Beschreibungen zu den im Projekt eingesetzten Verfahren und Checklisten, die bei der konkreten Umsetzung unterstützen sollen.

1 Einleitung und Hinführung – Stand von Forschung und Praxis: Digitalisierung im Krankenhaus

Christopher Schmidt, Christoph Bräutigam, Alfons Schröer, Laura Schröer, Florian Meiners

Unsere heutige Arbeitswelt hat sich grundlegend gewandelt. Der demografische Wandel, die Globalisierung und die Digitalisierung führen zu Veränderungen von Arbeitsplätzen, Arbeitsstrukturen sowie Arbeits- und Berufsinhalten. Die Analyse und Reflexion der skizzierten Veränderungsprozesse sind Bestandteile dieses Buches, wobei der Fokus auf sozio-technische Innovationen (Digitalisierung) im Gesundheitswesen – insbesondere im Krankenhaus – gelegt wird.

Der folgende Beitrag widmet sich der Einführung in die Thematik: *Digitalisierung im Krankenhaus*. Hierbei ist zunächst der Begriff »Digitalisierung« zu definieren und im Hinblick auf die relevanten Anwendungsfelder und Einsatzgebiete darzustellen. Der Begriff »Digitalisierung« beschreibt in einem technischen Sinne die informatische Übersetzung von Sachverhalten und Zusammenhängen in einen binären Code (Tilson u. a. 2010). Digitalisierung bezieht sich auf den Prozess der Umwandlung von Daten in eine computerlesbare Form (Hess 2019; Meyer 2018). Der Bedeutungszuwachs von digitaler Informationsübermittlung im Vergleich zur analogen Übermittlung ist allerdings kein aktuelles Phänomen, neu ist nur die verstärkte Debatte, welche durch die Verwendung des Begriffes Industrie 4.0 geprägt ist (Hirsch-Kreinsen 2015). Der Beginn der Umstellung dieser Prozesse reicht bereits einige Jahrzehnte zurück und vollzieht sich überwiegend durch das Vordringen von digitaler Elektronik und Informationstechnologie zum Ende des 20. Jahrhunderts.

Um eine Abgrenzung zwischen Digitalisierung als technischem Phänomen und Digitalisierung als sozialem Prozess darstellen zu können, wird im Folgenden die industrielle und technische Entwicklung skizziert und auf Aspekte der Arbeitsgestaltung und Personalentwicklung eingegangen. Denn unter Digitalisierung wird in der wissenschaftlichen Debatte nicht nur die Verwendung von digitalen Hilfsmitteln, sondern auch ein gesellschaftlicher Prozess verstanden (Raveling 2022). Digitalisierung meint vielmehr die zunehmende Verbreitung des Internets und computerbasierter Technologien in allen alltäglichen Bereichen. Diese Innovationsprozesse ereignen sich nicht linear, sondern dynamisch und die Durchdringung von Technik in Arbeitsprozesse weist große branchenspezifische Unterschiede auf (Gadatsch 2017). Dennoch lassen sich der Entwicklung vier Epochen zuordnen, welche im Folgenden skizziert werden.

Als *erste technologische Revolution* betrachtet man den Übergang vom Manufakturwesen zur mechanisierten Produktion im 19. Jahrhundert (Brock 2011). Der mechanische Webstuhl und der Einsatz von Dampfmaschinen in Fabriken waren die technischen Treiber dieses Wandels mit der Folge einer massiven Veränderung der gesamten Arbeits- und Lebenswelt. Schon in der damaligen Zeit führten Erfindungen und dadurch ausgelöste Reorganisationsprozesse zu einer politischen und wissenschaftlichen Debatte um die Dequalifizierung der menschlichen Arbeitskraft (Brock 2011). Die Manufaktur mit ihren spezialisierten und hochqualifizierten Mitarbeitenden verlor zunehmend an Bedeutung.

Die Folge war die Entstehung der Industriegesellschaft zum Ende des 19. Jahrhunderts. Mit dem Entstehen der Fabrik entstand ein neuer Typus von Arbeit mit einer bis dahin nur im Militär bekannten Organisation. Taylor und Ford zerlegten dabei die Arbeit – sehr im Unterschied zur Manufaktur – in immer kleinere Prozesse, um die völlige Austauschbarkeit der Beschäftigten im Rahmen kürzester Anlernzeiten zu erreichen. Strenge Taktung, monotone Tätigkeiten, Trennung von Kopfarbeit und manueller Arbeit in Verbindung mit einer bisher unbekannten Disziplinierung beschreiben diese Arbeit im Kontext der *zweiten industriellen Revolution* gut. Während Menschen zuvor in dem eigenen Haushalt Produkte in Handarbeit gefertigt haben, bestand die Fabrikarbeit darin, Massenprodukte nach einem festgelegten Plan für den Arbeitgeber herzustellen. Karl Marx spricht hierbei von Entfremdung der Arbeit, da das Arbeitsprodukt nicht demjenigen gehört, mit dessen Arbeitskraft es erstellt wurde. Dies bedeutet, dass die technische Innovation Arbeitsprozesse so verändert hat, dass die menschliche Arbeitskraft entwertet und zu einem Teil einer strikt getakteten Produktionskette mit streng festgelegten, monotonen Arbeitsabläufen wurde (Raveling 2022). Als idealtypisch für die zweite industrielle Revolution gilt die Fließbandfertigung in der US-Autoindustrie (Timpf 2017). Mit den ersten Automobilen ab dem frühen 20. Jahrhundert wurde die Arbeit in den Produktionshallen stetig weiter automatisiert.

Die *dritte industrielle* Revolution begann mit der Nutzung von Mikroprozessoren. Die Industrie setzte bereits ab 1970 zunehmend Computer, Sensoren und einfache Roboter ein. Nach den großen Rechenmaschinen begründete nun der Personal-Computer für Büro und Haushalt einen neuen Industriezweig (Semle 2012). Eine zunehmende Automatisierung vor allem in der Automobilindustrie und in der Chemie war die Folge. Menschliche Arbeit wurde ersetzt und die Steuerung und Überwachung von größeren Anlagen gewann an Bedeutung. Der Einsatz von Informationstechnik ermöglichte eine verbesserte Zusammenarbeit und die Kooperationen von einzelnen Akteuren des Wirtschaftssystems förderte die Entwicklung von Zuliefererketten (Ruiner und Wilkesmann 2016). Damit wird deutlich, dass technische Innovationen nicht nur die Arbeit in den Betrieben, sondern auch die Kooperationsbeziehungen von Betrieben und somit die wirtschaftliche Struktur verändern und beeinflussen kann (Terstegen u. a. 2019). Die dominierende Organisationsform wird als Old Social Economy beschrieben. Der Unternehmensphilosophie zufolge soll die Persönlichkeit der Mitarbeitenden möglichst keinen Einfluss auf die Arbeitsweise und die Prozesse haben. Die Old Social Economy definiert sich als eine Art nichtmenschliche Architektur, die über administrative Prozesse, Datentransfers und Befehlsautomatismen funktioniert (Semle 2012). Eine weitere Strategie der Organisationssteuerung der dritten industriellen Epoche ist Dezentralisierung. Mit dem sogenannten Lean Management wird eine konsequente Entbürokratisierung angestrebt in der Hoffnung, durch Straffung von Weisungs- und Entscheidungswegen die Reaktionszeiten auf Änderungen am Markt zu verkürzen und die Flexibilität des Unternehmens zu erhöhen. Auf diese Weise sollen Organisationen und Unternehmen dazu in die Lage versetzt werden, auf immer schneller werdende Wirtschaftszyklen und flexible Märkte reagieren zu können (Helmold 2021). Diese Entwicklungen und Managementstrategien stehen nur beispielhaft für den Einfluss von technischen Entwicklungen auf Arbeitsprozesse, Organisationsstrategien und Zielsetzungen, machen aber die Wechselwirkung von Innovationen und betrieblicher Arbeitsgestaltung deutlich.

Was ist nun die vierte industrielle Revolution und wo liegt ihr Beginn? Letztlich entwickelt sie sich auf dem Boden der dritten technischen Revolution durch die extreme Miniaturisierung von Schaltkreisen und Speichermedien und durch die Verknüpfung von Informationsprozessen mit der mehr und mehr technisch autonomen Bearbeitung von Werkstücken und der Steuerung von Prozessen (Hellige 2004). Technologien aus der Automatisierungs- und der Informationstechnik verschmelzen zunehmend miteinander und Cloud-Dienste realisieren die Kommunikation entlang der Wertschöpfungskette. Objekte aus der realen Welt werden mithilfe von cyber-physischen Systemen echtzeitnah in digitalisierte Prozesse eingebunden, was zu einem immer stärkeren Vernetzungsgrad von Unternehmen führt. Während Steuerung und Überwachung komplexer Prozesse zu einem neuen Typ von Arbeit in der dritten technologischen Revolution führten, wird genau diese Arbeit überflüssig.

Auch wenn die Darstellung dieser vier Epochen stark vereinfacht und holzschnittartig sein mag – sie macht deutlich, dass Technik, Organisation und Mensch sich wechselseitig beeinflussen.

Basis für gesellschaftlichen Wandel bildet häufig das Aufkommen neuer Technologien (Meyer 2018). Im Mittelpunkt gegenwärtiger Diskurse wird ein ingenieurwissenschaftlicher Einfluss deutlich. Digitalisierung bedeutet jedoch die Veränderung sozio-technischer Systeme und geht weit über den Einsatz von Hard- und Software hinaus (Lösch 2012). Die Technisierung und das Schaffen sozio-technischer Systeme sind Bedingung für die Entwicklung und Etablierung einer Kultur der Digitalität. Digitalität ist somit der nächste Schritt nach dem Aufbau von Technisierung und Digitalisierung und bezeichnet die Wechselbeziehung zwischen Mensch und Technik (Schier 2021). Damit sind Aushandlungsprozesse von neuen Kommunikations- und Handlungsweisen im gesamtgesellschaftlichen Rahmen aufgrund von technischen Neuerungen gemeint (Stalder 2021).

Diese Betrachtung über die Entwicklung zur sogenannten Industrie 4.0 ist zwar hilfreich, um Trends und den Umfang von technischen Veränderungen erfassen zu können, er führt jedoch nicht weit genug, da das Krankenhaus und ein Industriebetrieb soziologisch betrachtet sehr wenige Gemeinsamkeiten aufweisen und auch die technologische Entwicklung im Krankenhaus bei weitem nicht die Dynamik und den Umfang der Entwicklung aus der Industrie hat.

Ein Industriebetrieb ist eine Organisation, die vor allem dem Ziel dient, einen Gewinn zu erwirtschaften. Die Produktion von Gütern ist davon abgeleitet und vollzieht sich nach reinen Marktgesichtspunkten. Erwirtschaften bestimmte Güter nicht ausreichend Gewinn, wird die Produktion eingestellt, auf andere Güter umgestellt oder der Betrieb geschlossen (Preisendörfer 2008)

Das Krankenhaus in Deutschland ist sowohl privatwirtschaftlich als auch gemeinwirtschaftlich konstruiert. Die Erzielung von (maximalem) Gewinn ist und soll nicht das Ziel des Betriebes eines Krankenhauses sein (Conrad 2013). Das Krankenhaus verfolgt das Unternehmensziel, Gesundheit zu erhalten oder wiederherstellen. Kosten und Gewinn sollten, normativ betrachtet, sekundäre Ziele sein, sie sind dem primären Ziel – Krankenbehandlung – untergeordnet. Entsprechend kann das Krankenhaus keine Marktpreise realisieren und nur Leistungen anbieten, die sich für die Träger der Einrichtung lohnen. Preise und Entgelte werden durch ein kompliziertes System von Fallpauschalen im Wesentlichen über die Krankenkassen ausgehandelt bzw. gesetzt.

Der Industriebetrieb hat in dieser vergleichenden Perspektive auch eine einfache Struktur. Das Management ist allein den Eigentümern gegenüber verantwortlich und wird am wirtschaftlichen Ertrag des Betriebes/Unternehmens gemessen. Daraus ergibt sich eine Struktur mit einer rein kaufmännischen Geschäftsführung an der Spitze, der technische und andere administrative Bereiche untergeordnet zuarbeiten. Ein Betriebsrat vertritt die Interessen der Beschäftigten. Das Krankenhaus hat hingegen eine dreigliedrige Leitung, wobei die jeweiligen Prioritäten der einzelnen Organisationseinheiten nicht identisch mit der Prioritätensetzung des Gesamtunternehmens sind (Conrad 2013).

Diese konfigurierenden Zielsetzungen beschreibt Rohde (1973) mit dem Begriff der »überdeterminierte Organisation«, in der auf konflikträchtige Weise mehrere »Zielkomplexe« institutionalisiert sind, die sich mit differenten kulturellen Orientierungen verbinden (Rohde 1973, S. 20ff.). In der soziologischen Analyse wird vor allem die Machtasymmetrie zwischen den Beschäftigten des Krankenhauses untersucht. Hieraus ergeben sich laut Iseringhausen und Staender (2012) spezifische Integrationsproblematiken, da die Handlungsorientierungen der professionellen Mitglieder wesentlich organisationsextern, im Kontext der betreffenden Berufsgruppe, bestimmt werden (Iseringhausen und Staender 2012). Das Krankenhaus wird als professionale Organisation beschrieben, mit einer professionellen Orientierung auf die Berufsgruppe der Medizin (im Krankenhaus). Sie überträgt die Entscheidungsmacht über die jeweilige Expertise an die jeweils für die Stationen leitenden Personen.

Diese Herrschaftsstrukturen und Orientierung haben einen sehr starken Effekt auf die Nutzung und die Einführung von Technik im Krankenhaus. Hierbei beeinflusst die Unternehmenszielsetzung die Auswahl und die Einsatzgebiete von digitaler Technik. Das Krankenhaus hat dagegen die Aufgabe, Kranke zu behandeln. Es hat keine standardisierten Vorprodukte, sondern muss mit Menschen arbeiten, die sehr unterschiedliche Bedürfnisse und Erwartungen haben. Gleichzeitig setzt die professionelle Orientierung der Medizin enge Grenzen einer weitgehend standardisierten Behandlung. Der Einzelfall und die Diagnose und Therapieanordnung des behandelnden Arztes lassen diese Standardisierung nur in sehr seltenen Fällen zu, selbst wenn Richtlinien den Entscheidungsspielraum etwas einschränken mögen. Eine Standardisierung ist allenfalls in diagnostischen Bereichen möglich.

Wenn man die technologische Entwicklung im Krankenhaus extrem vereinfachend beschreiben will, da alles andere den Rahmen hier sprengen würde, sieht man, dass es einzelne Bereiche der Medizin, der Verwaltung und zuarbeitenden Hilfsprozessen (Logistik, Beschaffung) sind, wo größere technologische Innovationen stattgefunden haben, nicht aber in dem Bereich, wo die meisten Beschäftigten arbeiten und wo der Kontakt zum Patienten am intensivsten ist – der Pflege. Verändert hat sich überwiegend die Diagnostik durch die Röntgentechnik, durch bildgebende Verfahren, durch mikroinvasives Operieren, durch Telemedizin und auch durch Innovationen in der pharmazeutischen Behandlung. Diese Entwicklungen in der Medizin im Krankenhaus sind jedoch ganz anders als in der Industrie »Insellösungen«, die in den jeweiligen Fachgebieten der Medizin, mehr oder weniger getrennt von den anderen medizinischen Teildisziplinen, erarbeitet und umgesetzt werden. Sie werden im Unterschied zur Industrie nicht auf den gesamten Betrieb übertragen und bleiben in sich abgeschlossen. Technologische Veränderungen gibt es darüber hinaus vor allem in der Verwaltung des Krankenhauses. Hier ist die Nutzung digitaler Hilfsmittel und Technologien völlig normal und unterscheidet sich kaum von der Situation eines Industriebetriebes oder auch einer großen Verwaltung. Mit der elektronischen Patientenakte bzw. Patientendokumentation kommt eine Technik ins Spiel, die für die Verwaltung und betriebswirtschaftliche Prozessoptimierung der Verwaltung durch vereinfachte und schnellere Abrechnungssysteme eine sehr hohe Bedeutung hat, die aber ohne die aktive Vernetzung mit der Medizin im Krankenhaus und ohne die Vernetzung mit der Pflege nicht funktionieren kann.

Fasst man diese Gedanken kurz zusammen, so muss man feststellen, dass das Krankenhaus und dort vor allem die Pflege sich fundamental vom Industriebetrieb unterscheiden. Die technologischen Entwicklungen des Krankenhauses sind medizinische Insellösungen und die Nutzung digitaler Techniken in Verwaltungsprozessen. Eine Zentralisierung und Standardisierung von Produkten, Hilfsmitteln und Prozessen, wie sie die Industrie erlebt hat, gibt es hier praktisch nicht. Das Krankenhaus ist unter dieser Perspektive ein Verbund nur sehr locker aufeinander bezogener »Manufakturen«, hier Stationen genannt, die nach medizinischen Kriterien des jeweiligen Fachgebietes professionell geführt werden, aber in den letzten Jahren in einem »Machtkampf« mit der von einer reinen Verwaltung zur Geschäftsführung mutierten Leitung stehen und sich letztlich in einem Abwehrkampf befinden. Die Pflege selbst hat kaum technologische Entwicklungen erfahren. Sie steht in der alten wie der neuen Hierarchie auf dem dritten Platz und muss letztlich immer mit mehr reduzierten Ressourcen die Behandlung der Patient: innen sichern.

Auf betrieblicher Ebene führen technische Innovationen u. a. zu Veränderungen betrieblicher Strukturen und Prozesse und zu veränderten Kompetenzanforderungen. Daher würde eine Analyse der Digitalisierung in der Arbeitswelt zu kurz greifen, wenn sie in erster Linie oder gar ausschließlich den Fokus auf die Technik richtet. Sie muss erweitert werden durch die Frage, wie sich die Organisation der Arbeit durch die technologische Innovation verändert und wie die Beschäftigten mit der neuen Technik und den folgenden Änderungen von Strukturen und Prozessen umgehen. Digitale Technik wird in Organisationen eingesetzt und soll der Verfolgung des Organisationszieles dienen. Die Erreichung des Organisationszieles ist nur über eine Anpassung der Strukturen und der Prozesse an die jeweilige Zielsetzung möglich. Somit ist ein Zusammenspiel der Ebenen Mensch, Technik und Organisation notwendig. Gemäß dem MTO-Konzept (Mensch, Technik, Organisation) wird davon ausgegangen, dass die Anwendung von digitaler Technik Wechselwirkungen auf den Ebenen Mensch, Technik, Organisation erzeugt. Die Wechselwirkungen dieser Teilsysteme wurden in den 1990er-Jahren erstmals von den Arbeitspsychologen Oliver Strohm und Eberhard Ulich (1997) dargestellt (vgl. BAuA o. J.). Die Grundannahme dieses Konzeptes ist, dass die Ebenen nicht für sich, sondern in ihrem Zusammenwirken, ihrer interaktiven Beziehung zu betrachten sind (Ulich 2013). In diesem Kontext wird in der empirischen Forschung der Begriff der »soziodigitalen Innovationsprozesse« zur Beschreibung des Einzugs digitaler Technik in die Arbeitswelt verwendet (Kopp und Schwarz 2017, S. 96).

Um die Dimensionen und Einflüsse von digitaler Technik auf den Ebenen Mensch, Technik und Organisation besser einordnen zu können, werden zunächst die *Anwendungsfelder und Einsatzgebiete* von digitaler Technik skizziert und sortiert.

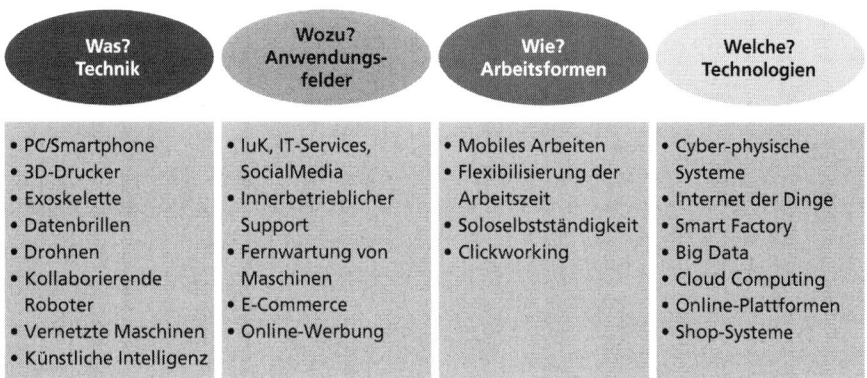

Abb. 1: Systematisierung von Aspekten der digitalen Transformation

Wie Abbildung 1 verdeutlicht, sind die Einsatz- oder Anwendungsfelder für neue Technik unterschiedlich (▶ Abb. 1). Dies gilt sowohl für Information und Kommunikation (IuK) als auch für den Einsatz von Robotern. Letztere werden schon lange in der Autoproduktion eingesetzt, etablieren sich aber auch langsam im Pflegebereich. Welche Nutzung dabei im Vordergrund steht oder wie Techniken miteinander vernetzt werden, ist unter Punkt »Technologien« aufgelistet. Neben den Technologiefeldern und den Anwendungsfeldern, welche sich nicht in jedem Fall scharf voneinander abgrenzen lassen, sind die Arbeitsformen für den Einsatz innovativer Technik relevant. Beispielsweise ermöglichen Smartphones und Laptops das mobile und entgrenzte Arbeiten und liefern somit ein hohes Maß an Flexibilität.

Durch den Einsatz von neuen Techniken in digitalisierten Prozessen im Krankenhaus soll folglich eine Erleichterung der Arbeit und Verbesserungen für die Patient:innen entstehen (Fuchs-Frohnhofen u. a. 2017; Hielscher 2014; Merda u. a. 2017). Dazu sollen vor allem die neuen Informationsquellen dienen, die im Versorgungsprozess zur Verfügung stehen (Merda u. a. 2017). Diese können durch mobile Endgeräte wie Tablets, Smartphones oder Smartwatches bereitgestellt werden, die einen Zugriff auf die elektronische Patientenakte (ePA) und weitere Daten liefern. Eine weitergehende Variante können dabei zukünftig Smart Glasses darstellen, welche nicht nur Informationen liefern, sondern mittels Kameraeinsatz und der Einbindung von erweiterten Realitäten (*Augmented Reality*) Anleitungen und

Funktionen, wie die Pflegeplanung, Testergebnisse oder Vitalparameter, im Blickfeld des Nutzers oder der Nutzerin anzeigen, um so Arbeitsabläufe zu vereinfachen und die Arbeitsqualität zu verbessern (Daum 2017). Diese Brillen ermöglichen auch Aufnahmen und Übertragungen von Fotos und Videos, wodurch eine zeitgleiche Betrachtung durch Dritte denkbar wäre (Daum 2017).

Das Krankenhausinformationssystem (KIS) stellt die zentrale informationstechnische Anwendung im Krankenhaus dar. Es ist ein Zusammenschluss verschiedener komplexer, informationsverarbeitender Systeme bzw. Softwaremodule, welche neben administrativen auch medizinische, pflegerische und weitere Daten verwaltet, d. h. erfasst, bearbeitet und weitergibt. Vorrangige Funktion des KIS ist die Sicherstellung von und Unterstützung bei administrativen Aufgaben für klinisches Personal. Außerdem soll durch das KIS eine Effizienzsteigerung und Optimierung von Kommunikations- und Arbeitsprozessen sowie Organisationsabläufen erreicht werden (Bräutigam u. a. 2017; Hübner u. a. 2015; Vitols u. a. 2017). Oftmals sind die informationsverarbeitenden Systeme bzw. Softwaremodule aber eine Zusammenstellung von Systemen verschiedener Hersteller, was eine Vernetzung untereinander erschwert und zu einer fehlenden Interoperabilität führt (Daum 2017).

Zu den Technologien, die im Hintergrund eines Krankenhauses laufen, zählen vor allem vernetzte Informations- und Kommunikationstechniken (IKT), die schon seit den 1990er-Jahren in vielen Einrichtungen vorhanden und somit weit verbreitet sind. Durch ständige Weiterentwicklungen und wachsende Qualitäten der IKT kommt diesen eine immer höhere Bedeutung zu (Hübner u. a. 2015; Daum 2017). Verbreitete Routine ist das digitale Monitoring von Vital- und weiteren biomedizinischen Daten, was bei Überwachungen bzw. Beobachtungen nicht mehr nur auf Intensivstationen ungemein hilfreich ist (Hielscher 2014; Treinat 2017).

Zu den Techniken mit direktem Patientenbezug im Krankenhaus zählen das Telemonitoring, mHealth, Wearables und die Robotik (Bräutigam u. a. 2017). Mobile Health (mHealth)- Anwendungen, bei denen tragbare Endgeräte noch am Behandlungsort die sofortige Dokumentation und Übertragung in das KIS bewerkstelligen können oder den Zugriff darauf bieten, sind noch weit von einer flächendeckenden Anwendung entfernt, so dass hier ein großes Entwicklungspotenzial besteht (Merda u. a. 2017; Vitols u. a. 2017). Dagegen ist die Arbeit mit elektronischen Geräten, die insbesondere für diagnostische Zwecke eingesetzt werden, im Krankenhaus weit verbreitet. Dies betrifft bspw. bildgebende Verfahren wie Röntgen, CT und MRT oder das Monitoring von Vitalparametern (Bräutigam u. a. 2017; Roth 2017; Treinat 2017). Diese Geräte sind oftmals miteinander vernetzt oder übertragen, wie die mHealth-Anwendungen auch, Daten direkt in die Primärsysteme wie das KIS (Sigelen 2018; Treinat 2017). Außer für diagnostische Zwecke werden schon seit Mitte der 2000er-Jahre digitale Visitenwagen in Krankenhäusern eingesetzt, mit denen ebenfalls direkt auf das KIS und die elektronische Patientenakte (ePA) zugegriffen werden kann. Eine Weiterentwicklung stellt das mobile Bedside-Terminal dar, welches außer den bereits genannten Funktionen auch Informations- und Unterhaltungsangebote für Patient:innen anbietet (Daum 2017).

Auch für den ärztlichen Kernbereich besitzt die Digitalisierung im Krankenhaus Veränderungspotenziale. Vor allem Big-Data-Anwendungen haben das Potenzial,

Ärzt:innen Informationen, wie Diagnose- und Therapievorschläge, bereitzustellen (Vitols u. a. 2017). Diese können dabei so weitreichend sein, dass ausgewählte digitale Anwendungen aufgrund des Zugriffs von Datenbanken bessere Diagnosen stellen können und Therapien anbieten als ärztliches Fachpersonal (Bräutigam u. a. 2017; Neumann u. a. 2016). Als Beispiel wären hier Radiolog:innen und Patholog:innen genannt, die durch eine intelligente Bilderkennungssoftware die Analyse im Rahmen bildgebender Verfahren zumindest zum großen Teil an die Technik abgeben könnten (Neumann u. a. 2016; Rump und Eilers 2017). Ärztliche Aufgaben könnten nicht nur an die technischen Systeme, sondern durch Ärzt:innen auch an Angehörige anderer Berufe übertragen werden (Scholz und Roth 2017; Treinat 2017). Telemedizinische Anwendungen, bei denen ärztliches Fachpersonal zwar nicht physisch anwesend ist, diesem aber die Delegation von diagnostischen und therapeutischen Maßnahmen erlaubt, wären hier möglich (Hielscher 2014; Scholz und Roth 2017). Dies könnte so weit gehen, dass generelle medizinische Standardfälle durch die digitalisierten Prozesse übernommen und nur Sonderfälle und Ausnahmesituationen vom ärztlichen Fachpersonal durchgeführt würden (Neumann u. a. 2016).

Bei Visiten oder der Erstellung von Arztbriefen und weiteren Bescheinigungen werden bereits Spracherkennungssoftware oder mobile Endgeräte wie Tablets genutzt, wodurch Ärzt:innen keine schriftliche Dokumentation mehr selbst ausführen müssen (Vitols u. a. 2017).

Auch bei Operationen können digitale Prozesse die Tätigkeiten des ärztlichen Fachpersonals verändern. So wäre mit digitalen Technologien eine visuelle Erklärung des Verlaufes von Operationen für Patient:innen denkbar, damit diese besser darauf vorbereitet sind (Evans u. a. 2018). Auch können technische Hilfsmittel auf der einen Seite in Operationen assistieren, indem diese beispielsweise die Sicht durch »die Anfärbung von markiertem Gewebe unter Fluoreszenz-Licht« (Sigelen 2018) oder vergrößerten Bildgebungen verbessern (Sigelen 2018; Vitols u. a. 2017). Des Weiteren gibt es auch teilautonome und autonome Systeme bei Operationen, die entweder Teilschritte ausführen und korrigieren oder unter nur geringen Interventionen von Operateur:innen Operationen selbst ausführen, was ein erhebliches Änderungspotenzial für die ärztliche Profession darstellt (Manzeschke und Assadi 2018).

1.1 Verbreitung von digitaler Technik im Krankenhaus – Digitalisierungsgrad

Aufgrund des wirtschaftlichen Drucks, steigender Fallzahlen sowie des Rückzugs der öffentlichen Hand aus der Krankenhausfinanzierung befinden sich Krankenhäuser in Reorganisationsprozessen, die u. a. auch die Implementierung von neuer digitaler Technik betrifft. Dabei liegt das Hauptaugenmerk der gegenwärtigen Investitionen auf der Einführung von modernen Informations- und Kommunikationstechnologien (IKT). Hier sind insbesondere die Implementierung der elektronischen Patientenakte (ePA) sowie der Einsatz von mobilen Endgeräten in den Fokus gerückt (Roth 2017). Die bekanntesten Beispiele für digitale Innovationen, die den Arbeitsalltag aller Berufsgruppen im Krankenhaus nachhaltig verändern, dürften robotergesteuerte Operationen und die Telemedizin sein. Im Krankenhaussektor sind die verschiedenen Arten von digitalen Anwendungen und Hilfsmitteln unterschiedlich stark im Betriebsalltag verankert (Hasebrook und Hahnenkamp 2015; Wibbeling u. a. 2018; Windeck und Heitz 2018).

Um den Transformationsprozess der Digitalisierung in deutschen Krankenhäusern gewährleisten zu können, sind digitale Standards wie die *Interoperabilität* unerlässlich. Diese beschreibt die Möglichkeit, dass Informationen auch ohne eine gesonderte Absprache effizient über Systemgrenzen hinweg ausgetauscht werden können. Dabei gilt die technische Interoperabilität als die grundlegendste Form der Interoperabilität. Sie ermöglicht, dass Daten zwischen zwei Akteuren ausgetauscht werden können, und stellt den Transport, die Sicherheit und die Logistik sicher. In Deutschland sind die meisten Krankenhäuser auf der technischen Interoperabilitätsebene grundsätzlich über das Internet miteinander verbunden. Allerdings erfolgt die Kommunikation zwischen den verschiedenen Leistungsbringern immer noch hauptsächlich über das Telefon, die Post oder das Fax (Stephani u. a. 2019). Ein Grund dafür liefert der in Deutschland schleppende Breitbandausbau, da für den Austausch von Daten zwischen Krankenhäusern hohe Bandbreiten notwendig sind, um die anfallenden Datenmengen bearbeiten zu können. Die zweite Form der Interoperabilität ist die syntaktische Ebene. Sie definiert die Struktur der übermittelten Informationen und gewährleistet, dass das empfangende System die Anordnung der Informationseinheiten korrekt erkennt und versteht. Dies bezieht sich auf das Verständnis wo und wie Patienteninformationen auf Medikationslisten abgelesen werden (Name, Vorname, Dosis, Wirkstoff etc., die in der Datei stehen). Im Gesundheitssystem gibt es seit Jahren Ansätze, um eine syntaktische Struktur beim Informationsaustausch zu schaffen. Der weltweit am meisten benutzte Standard ist die HL7-Version 2, welche auch in Deutschland weit verbreitet ist. Über 86 % der deutschen Krankenhäuser nutzen das Programm zum Nachrichtenaustausch zwischen den einzelnen IT-Systemen, z. B. zwischen dem KIS und dem Laborsystem. In Bezug auf das Bilddatenmanagement (Picture Archiving and Communication System – PACS) hat sich DICOM (Digital Imaging and Communications in Medicine) mittlerweile fest etabliert und wird in Deutschland von 83 % aller Krankenhäuser verwendet. DICOM standardisiert die Speicherung und den Austausch von Daten der bildgebenden Systeme wie z. B. Bildern und Informationen von Magnetresonanztomographen (Stephani u. a. 2019).

Digitale Mittel sollen als Hilfsmittel gesehen werden, um zum einen die Arbeitsprozesse zu erleichtern und zum anderen für eine qualitativ hochwertige Patient:innenversorgung zu sorgen (Wibbeling u. a. 2018). Manche Technologien und technische Hilfsmittel werden bereits flächendeckend eingesetzt und gehören zum Arbeitsalltag der Beschäftigten (Bräutigam u. a. 2017; Roth 2017). Andere Technologien werden hingegen nur sporadisch und in Pilotprojekten genutzt und erprobt, wobei davon ausgegangen werden kann, dass der Digitalisierungsprozess zukünftig weiter voranschreiten wird (Bräutigam u. a. 2017).

Im Jahr 2017 wurde von der Gewerkschaft ver.di eine Sonderauswertung des DGB-Index für Gute Arbeit 2016 durchgeführt, bei dem über 1.200 Beschäftigte aus dem Gesundheits- und Sozialwesen zur Digitalisierung ihrer Arbeit befragt wurden. Die zahlenmäßig größte Gruppe stellten dabei die Pflegekräfte dar, die zu einem Anteil von 66 % angaben, dass ihre Arbeit in (sehr) hohem Maße von der Digitalisierung betroffen sei (Roth 2017). So gehört auch zur Pflegearbeit die Sammlung, Speicherung und Übertragung von Daten, um pflegerische Leistungen zu planen und zu dokumentieren (Merda u. a. 2017; Hielscher 2014; Hülsken-Giesler 2015). IKT betreffen »das Monitoring von Vitalfunktionen, die Dokumentation und Steuerung des Pflegeprozesses sowie die Möglichkeiten der qualifizierten Fernkommunikation in der pflegerischen und medizinischen Betreuung« (Hielscher 2014), weiterhin digitale Arbeitszeiterfassung, Personalausfallmanagement sowie die Möglichkeit, fachliche Informationen im Arbeitsprozess abzurufen und diese in Fort- und Weiterbildungen zu nutzen (Evans u. a. 2018). Außerdem schafft die Digitalisierung die Voraussetzung für die Implementierung einer standardisierten pflegerischen Fachsprache (Müller-Staub u. a. 2016).

Im Branchenvergleich liegt der Grad der Kollaboration (Branchen-Reifegrad) des Gesundheitswesens nach einer Studie von Terra Consulting Partners (TCP) noch schätzungsweise 10 bis 15 Jahre hinter anderen Branchen wie dem Handel oder der Automobilbranche zurück (Kade-Lamprecht und Sander 2017). Das Electronic Medical Record Adoption Model (EMRAM) misst den Digitalisierungsgrad von Krankenhäusern. Acht Stufen (0–7) geben innerhalb des Models Aufschluss darüber, wie digitalisiert das Krankenhaus ist, wobei wenig digitalisierte Krankenhäuser auf der Stufe 0 anzusiedeln sind, während papierlose Krankenhäuser die höchste Stufe (7) erhalten. Der durchschnittliche EMRAM-Score deutscher Krankenhäuser betrug im Jahr 2017 2,3. Basis dafür waren 167 verschiedene und seit 2014 zertifizierte Krankenhäuser. Der niedrige Durchschnittswert lässt Rückschlüsse auf eine derzeit noch niedrige Digitalisierung in deutschen Krankenhäusern ziehen. Darüber hinaus befindet sich ein großer Teil (40 %) davon auf der niedrigsten Stufe 0 (Stephani u. a.).

Krankenhäusern wird zwar ein hohes Potenzial für digitale Prozesse und Anwendungen nachgesagt, die verschiedenen Möglichkeiten werden bisher aber nicht bzw. nur in Ansätzen ausgeschöpft. Sowohl fehlende Investitionsmittel und unzureichend entwickelte Software als auch die Nichterkennung des Mehrwertes von Digitalisierung werden als Gründe dafür ausgemacht (Vitols u. a. 2017; Wibbeling u. a. 2018). So sind nur Teilbereiche von der Digitalisierung betroffen bzw. werden durch diese beeinflusst (Vitols u. a. 2017). Es fehlen vor allem einrichtungsübergreifende digitale Strategien, neue Bildungsformen und somit digital qualifiziertes Personal, welches für den richtigen Umgang mit digitalen Technologien unabdingbar ist (Hasebrook und Hahnenkamp 2015; Windeck und Heitz 2018). Bei Kommunikationsprozessen wie der Dokumentation, Terminplanung und Öffentlichkeitsarbeit ist die Nutzung moderner Technik weiter verbreitet (Bräutigam u. a. 2017; Evans u. a. 2017; Roth 2017). Dabei ist die Patientendokumentation, wie Datenerfassung, Therapieplanung und Medikamentenverordnung, Teil der ePA, die einen Teil des KIS darstellen kann. Zu den Organisationsabläufen zählen Logistikprozesse wie Betten-, Beleg- und Ressourcensteuerung (Evans u. a. 2017; Treinat 2017; Vitols u. a. 2017). Auch das Laborinformationssystem (LIS) stellt ein leistungsstarkes Informationssystem dar, welches effizient Analysedaten aus dem Labor bereitstellen kann (Bräutigam u. a. 2017; Treinat 2017).

1.2 Auswirkungen von digitaler Technik auf Arbeitsprozesse – Wirkungen und Erwartungen

Neue Technologien stellen alte Muster beruflicher und betrieblicher Arbeitsteilung in Frage (Becker und Elsholz 2020). Durch Reorganisationsprozesse verändern sich sowohl der Inhalt als auch der Ablauf von Arbeitsprozessen. Dies wurde in der Beschäftigtenbefragung im Projekt DigiKIK deutlich. 80,5 % (n = 1140) gaben an, dass der Einsatz von digitaler Technik den Ablauf der Arbeitsprozesse stark verändern werde. 68,6 % (n = 1135) gingen von einer starken Veränderung des Inhaltes der eigenen Arbeitsprozesse aus. 95,8 % (n = 1150) gaben an, dass sie digitale Technik mehrmals täglich zur Erledigung ihrer Arbeitsaufgaben nutzen würden.

Eine Veränderung kann sowohl als entlastend als auch als belastend empfunden werden. Als Arbeitserleichterung können z. B. autonome Versorgungsschränke (also Schränke, in denen medizinische Hilfsmittel wie Medikamente, Verbände und weiteres gelagert werden) genannt werden, die zum einen diverse Aufgaben der Beschäftigten übernehmen und diese teilweise entlasten (von Eiff und von Eiff 2017). Dazu gehören die Überwachung des Bestandes, Logistik-, Verwaltungs- und Dispositionsaufgaben. Zum anderen werden Kostenverrechnungen direkt patientenbezogen aufgenommen (ebd.). Da die Versorgungsschränke direkt mit dem KIS verbunden sind, erfolgen Nachbestellungen automatisch, wodurch mögliche menschliche Fehlerquellen, wie das Vergessen von Nachbestellungen, vermieden werden (ebd.).

Eine weitere große Veränderung im Krankenhaus stellen Arbeitssituationen dar, in denen Arbeitsanweisungen durch technische Geräte vorgegeben werden (Bräutigam u. a. 2017; Evans 2016). Auch hier können Operationsprozesse genannt werden, in denen Chirurg:innen von computergestützten Programmen Arbeitsschritte auf einem Bildschirm vorgegeben werden, um so eine Qualitätssteigerung und Kontrolle bei chirurgischen Eingriffen zu sichern (Bräutigam u. a. 2017; Vitols u. a. 2017).

Digitale Technik soll Arbeitsprozesse mittels Standardisierung und Automatisierung verbessern. Im Hinblick auf die *Standardisierung und Automatisierung* von chirurgischen Eingriffen mittels IT-Technologie hat sich die Software-Unterstützung Surgical Procedure Manager (SPM) durchgesetzt (Vitols u. a. 2017). Der Surgical Procedure Manager automatisiert Arbeitsschritte, indem die chirurgisch durchzuführenden Handgriffe als Arbeitsanweisung (sogenannte Masterprozesse) auf den Monitoren im OP-Saal angezeigt werden und der Operateur durch den gesamten OP-Prozess geleitet wird (Vitols u. a. 2017). Des Weiteren gibt es operationsunterstützende Programme, welche die operierende Person warnen, wenn diese mit den Instrumenten zu nah an lebensgefährdenden Bereichen hantiert (Vitols u. a. 2017). Diese Programme sollen Fehlerquoten minimieren und für mehr Effektivität und Qualität bei Operationen sorgen, unabhängig von der operierenden Person (Vitols u. a. 2017). Daran wird kritisiert, dass ärztliches Fachpersonal Handlungsautonomie an neue Techniken abgibt, wodurch Erfahrungs- und Fachwissen herabgesetzt werden (Bräutigam u. a. 2017; Vitols u. a. 2017). *Automatisierung* zeigt sich im Wegfall von manuellen Arbeitsschritten: Zum Erfassen von Vitalparametern können Monitoringsysteme eingesetzt werden, die nur noch bei Abweichung vom Normalzustand Pflegekräfte informieren und ansonsten autonom arbeiten (Daum 2017). Außerdem können beispielsweise Transportroboter anstelle von Beschäftigten des Hol- und Bringdienstes Essen, Sterilgut oder Wäsche transportieren (Daum 2017). Vor allem durch die Einführung der ePA verändert sich die Dokumentationen für Beschäftigte, da etwa Interventionen orts- und zeitunabhängig erfasst werden können und somit eine sofortige Dokumentation unmittelbar am Ort des Geschehens ermöglicht wird. Vorerst handschriftlich aufgenommene und später auf den Computer übertragene Dokumentationen fallen durch die Eingabe in mobile Endgeräte weg. Diese ermöglichen außerdem den ständigen Zugriff auf die ePA und somit jederzeit eine Informationsbeschaffung über die Patient:innen (Daum 2017; Hastall u. a. 2014).

Ein weiterer Aspekt für den Einsatz von neuen digitalen Lösungen liegt in der besseren *Transparenz und Abbildung von erlösrelevanten Leistungen* der Kliniken. Die Kontrollpotenziale der digitalen Endgeräte wie Assistenzsysteme oder Wearables der verschiedensten Art sind beträchtlich, denn sie können unter allen Umständen und im Kontext der verschiedensten Arbeitsformen zu weitreichenden Leistungs- und Verhaltenskontrollen genutzt werden (z. B. Hofmann und Kurz 2016; Staab und Nachtwey 2016). So können Beschäftigte mit Sensoren, beispielsweise in Form von Wearables, ausgestattet und somit in ihren Arbeitsschritten und Verhaltensweisen kontrolliert werden (Bräutigam u. a. 2017). Auch neue Dokumentationssysteme, die durch ihre Echtzeitaufnahme bei jedem Eintrag eine zeitliche Nacherfassung ermöglichen, befähigen Arbeitgeber:innen dazu, Leistungskontrollen von Beschäftigten durchzuführen (Merda u. a. 2017). Diese verdeckte Kontrolle kann zu Ängsten der Beschäftigten im Sinne gläserner Mitarbeiter:innen führen (Merda u. a. 2017). Deshalb ist es wichtig, Betriebs- oder Personalvereinbarungen von Seiten der Beschäftigtenvertretung vor der Implementierung digitaler Mittel einzuführen, um von Beginn an die Leistungskontrolle von Beschäftigten zu verhindern (Vitols u. a. 2017).

Kontrollmöglichkeiten bestehen auch bezogen auf Patient:innen, die beispielsweise durch Sensoren überwacht werden könnten, oder es werden Kontrollgänge auf den Fluren mit Hilfe von Robotern mit integrierten Kameras ermöglicht, was als Arbeitserleichterung gesehen werden kann (Daum 2017). Allerdings müssen auch hier bereits vor der Implementierung ethische Gesichtspunkte beachtet werden.

Deutlich wird an diesen Beispielen, dass die Effekte der Digitalisierung im Krankenhaus sowohl negativ als auch positiv sein können und dass sowohl Aufgaben wegfallen als auch hinzukommen oder sich in verschiedenem Ausmaß verändern können. Es entsteht der Eindruck, dass Beschäftigte die Digitalisierung zunächst eher als arbeitsintensivierend empfinden, da gleichzeitig zu erledigende Tätigkeiten durch die Digitalisierung öfter auftreten und sich Beschäftigte durch die digitale Technik bei ihrer Arbeit gehetzt fühlen. So steigen Leistungsdruck und Arbeitsbelastungen für Beschäftigte im Krankenhaus weiter an (Bühler 2017; Evans 2016; Roth 2017). Auch in der Pflegearbeit können digitale Mittel Handlungen von Beschäftigten vorgeben. Dabei sind vor allem Änderungen in der Dokumentation im Fokus, bei der spezifische Softwaremodule standarisierte Pflegemaßnahmen für die Dokumentation vorschlagen (Bräutigam u. a. 2017; Vitols u. a. 2017). Durch eine Smartwatch könnten Arbeitsabläufe vorgegeben und an wichtige Tätigkeiten, wie die Verabreichung von Medikamenten, erinnert werden (Daum 2017).

Von besonderer Relevanz für die Pflegearbeit im Krankenhaus sind technische Systeme, die Pflegekräfte in der *Entlastung des Stütz- und Bewegungsapparates* unterstützen und somit körperliche Belastungen, die in der Pflegetätigkeit generell sehr hoch sind, verringern können (Bräutigam u. a. 2017; Evans u. a. 2018; Merda u. a. 2017). So können vor allem die Hebe- und Haltearbeit sowie Transfers von Patient:innen erleichtert werden, die ohne technische Hilfe aufgrund von Körperhaltung und hoher Belastung des Rückens und speziell der Lendenwirbelsäule stark beansprucht sind (Fuchs-Frohnhofen u. a. 2017; Merda u. a. 2017). So gibt es Mobilitätshilfen, Hebe- und Tragesysteme wie Aufstehhilfen und Deckenlifter sowie mit Sensoren ausgestattete Orthesen (Evans u. a. 2018; Fuchs-Frohnhofen u. a. 2017; Gaugisch 2015). Des Weiteren können robotische Anwendungen Pflegekräfte in ihren körperlichen Tätigkeiten entlasten (Merda u. a. 2017). Dazu gehören auch Exoskelette, die Pflegekräfte beim Tragen und Heben unterstützen können (Daum 2017; Hülsken-Giesler 2015). Damit diese Systeme wirklich eine Hilfe darstellen, müssen diese in ausreichendem Maße zur Verfügung stehen (Daum 2017), da Beschäftigte ansonsten aufgrund von Zeitmangel auf die Nutzung verzichten würden. Neue Hilfs- und Monitoringsysteme stellen eine Alternative zu üblichen Kontroll- und Überwachungsaufgaben von Pflegekräften dar, wodurch auch diese Tätigkeiten wegfallen könnten (Daum 2017; Daum 2017a). Diese Systeme messen und synchronisieren beispielsweise Vitalparameter oder Standorte von Pflegebedürftigen, wodurch nächtliche Kontrollgänge minimiert werden würden (Daum 2017; Daum 2017a; Merda u. a. 2017). Webbasierte Dienste mit Erinnerungsfunktionen, beispielsweise im Bereich des Medikamentenmanagements, können des Weiteren dafür genutzt werden, dass Pflegekräfte in ihren Kontrollaufgaben entlastet und in ihrer Fürsorgearbeit unterstützt werden, womit ein geringeres Stressempfinden und eine psychische Entlastung einhergehen kann (Gaugisch 2015; Hülsken-Giesler 2015; Merda u. a. 2017). Durch Monitoring- und Sensorensysteme soll unsicheren und oftmals psychisch belastenden, stressfördernden Gefahrensituationen vorgebeugt werden (Fuchs-Frohnhofen u. a. 2017; Merda u. a. 2017). Beispiele sind hier intelligente Lichtsteuerungen und Sturzerkennungssysteme (ebd.). Physische Belastungen können also dann reduziert werden, wenn technikgestütztes »Wissen um Sicherheit und Wohlbefinden von Hilfeempfängern« (Hülsken-Giesler 2015) gewährleistet wird.

1.3 Fazit

Im Vergleich zur anfangs beschriebenen Industriebranche ist die Digitalisierung im Krankenhaus zwar bereits angekommen, jedoch nicht flächendeckend eingesetzt oder abschließend ausgeschöpft. Die Potenziale von digitalen Veränderungen sind an vielen Stellen zwar erkennbar, jedoch gehen damit oftmals (berufs-)ethische Fragestellungen einher, so z. B. in Bezug auf die Überwachungsfunktionen durch technische Systeme (sowohl für Patient:innen als auch Mitarbeitende) oder die Herabsetzung der Expertise von Mitarbeitenden durch technische Vorgaben und Substitutionen. Viele Implementierungsprozesse sowie Auswirkungen können nur gemeinsam mit den Beschäftigten erprobt, getestet und umgesetzt werden, was einen hohen zeitlichen Aufwand mit sich führt. In Anbetracht des steigenden Fachkräftemangels ist der Aufwand für Krankenhäuser aber eine Investition in die Zukunft und sollte flächendeckend angegangen werden.

Literatur

Bräutigam C, Enste P, Evans M, Hilbert J, Merkel S & Öz F (2017). Digitalisierung im Krankenhaus. Mehr Technik – bessere Arbeit? Study 364. Düsseldorf: Hans-Böckler-Stiftung.

Brinkmann C (1984). Die individuellen Folgen langfristiger Arbeitslosigkeit. Ergebnisse einer repräsentativen Längsschnittuntersuchung. In: Allmendinger J (Hrsg.) (1984). Mitteilungen aus der Arbeitsmarkt- und Berufsforschung. Stuttgart: Kohlhammer.

Brock D (2011). Die klassische Moderne. Moderne Gesellschaften Erster Band. Wiesbaden: VS Verlag für Sozialwissenschaften und Springer Fachmedien.

Bühler S (2017). Kommentar Sylvia Bühler: Gesetzliche Vorgaben zur Personalausstattung sind dringend erforderlich. In: Roth I (Hrsg.) (2017). Digitalisierung und Arbeitsqualität. Eine Sonderauswertung auf Basis des DGB-Index Gute Arbeit 2016 für den Dienstleistungssektor. Berlin: ver.di, S. 70.

Conrad CB (2013). Organisation Krankenhaus – Balanceakt zwischen Spezialisierung und Koordination. In: Goepfert A & Conrad C (Hrsg.) (2013). Unternehmen Krankenhaus. Stuttgart: Thieme, S. 107–122.

Daum M (2017). Digitalisierung und Technisierung der Pflege in Deutschland. Aktuelle Trends und ihre Folgewirkungen auf Arbeitsorganisation, Beschäftigung und Qualifizierung. Hamburg: DAA-Stiftung Bildung und Beruf.

Daum M (2017a). Die Digitalisierung im Pflegebereich. In: Roth I (Hrsg.) (2017). Digitalisierung und Arbeitsqualität. Eine Sonderauswertung auf Basis des DGB-Index Gute Arbeit 2016 für den Dienstleistungssektor. Berlin: ver.di, S. 95–96.

Evans M (2016). Digitalisierung im Gesundheitswesen: Wem nützt digitale Technik? Wer trägt mögliche Risiken? Arbeit und Gesellschaft 4.0. Mitbestimmen und Mitgestalten! Digitalisierungskongress 2016. Berlin: ver.di, Hans-Böckler-Stiftung.

Evans M, Bräutigam C & Hilbert J (2017). Digitale Arbeit im Krankenhaus. In: Roth I (Hrsg.) (2017). Digitalisierung und Arbeitsqualität. Eine Sonderauswertung auf Basis des DGB-Index Gute Arbeit 2016 für den Dienstleistungssektor. Berlin: ver.di, S. 97–98.

Evans M, Hielscher, V & Voss, D (2018). Damit Arbeit 4.0 in der Pflege ankommt. Wie Technik die Pflege stärken kann. Policy Brief 4. Düsseldorf: Hans-Böckler-Stiftung.

Fuchs-Fronhofen P, Bogert B, Palm G & Kerger K (2017). Anwendungschancen moderner IT- und AAL-Technik für stationäre Pflegeeinrichtungen. Forschungsbericht des ArWiSo e.V., Würselen und der St. Gereon Seniorendienste, Hückelhoven. Würselen: Verlag der MA&T Sell & Partner GmbH.

Gadatsch A (2017). Einfluss der Digitalisierung auf die Zukunft der Arbeit. In: Gadatsch A, Krupp A & Wiesehahn A (Hrsg.) (2017). Controlling und Leadership. Wiesbaden: Springer Fachmedien Wiesbaden GmbH, S. 193–213.

Gaugisch P (2015). Technische Assistenz in der ambulanten Pflege. In: BAuA (Bundesanstalt für Arbeitsschutz und Arbeitsmedizin) / INQA (Initiative Neue Qualität der Arbeit) (Hrsg.) (2015). Intelligente Technik in der beruflichen Pflege. Von den Chancen und Risiken einer Pflege 4.0. Paderborn: Bonifatius.

Hasebrook J & Hahnenkamp K (2015). Robodoc und Medlink: Digitalisierung verändert die Arbeit im Krankenhaus. In: Schlick CM (Hrsg.) (2015). Arbeit in der digitalisierten Welt. Beiträge der Fachtagung des BMBF 2015. Frankfurt am Main: Campus Verlag, S. 207–218.

Hastall MR, Eiermann ND & Ritterfeld U (2014). Formal and informal carers' views on ICT in dementia care: Insights from two qualitative studies. In: Gerontechnology. Official Journal of the International Society for Gerontechnolog 13(1), S. 51–56.

Hellige, H.D. (2004). Sichtweisen der Informatikgeschichte: Eine Einführung. In: Hellige, H.D. (eds) Geschichten der Informatik. Springer, Berlin, Heidelberg. https://doi.org/10.1007/978-3-642-18631-8_1

Helmold M (2021). Kaizen, Lean Management und Digitalisierung. Mit den japanischen Konzepten Wettbewerbsvorteile für das Unternehmen erzielen. Wiesbaden: Springer Gabler.

Hess T (2019). Digitale Transformation strategische steuern. Vom Zufallstreffer zum systematischen vorgehen. Wiesbaden: Springer.

Hielscher V (2014). Technikeinsatz und Arbeit in der Altenpflege. Ergebnisse einer internationalen Literaturrecherche. Unter Mitarbeit von Richter, N. In: Institut für Sozialforschung und Sozialwirtschaft (iso) e.V. (Hrsg.) (2014). iso-Report Nr. 1. Berichte aus Forschung und Praxis. Saarbrücken: Institut für Sozialforschung und Sozialwirtschaft (iso) e.V.

Hübner U, Liebe JD, Hüsers J, Thye J, Egbert N, Hackl W & Ammenwerth E (2015). IT-Report Gesundheitswesen. Schwerpunkt Pflege im Informationszeitalter. Osnabrück: Hochschule Osnabrück.

Hülsken-Giesler M (2015). Neue Technologien in der Pflege. Wo stehen wir – was ist zu erwarten? In: BAuA (Bundesanstalt für Arbeitsschutz und Arbeitsmedizin) / INQA (Initiative Neue Qualität der Arbeit) (Hrsg.) (2015). Intelligente Technik in der beruflichen Pflege. Von den Chancen und Risiken einer Pflege 4.0. Paderborn: Bonifatius, S. 10–13.

Iseringhausen O, Staender J (2012). Das Krankenhaus als Organisation. In: Apelt N, Tacke V. (Hrsg.) (2012). Handbuch Organisationstypen. Wiesbaden, VS Verlag. S. 185–203.

Kade-Lamprecht E & Sander M (2017). Was kann die Gesundheitswirtschaft aus dem Retail lernen? In: Matusiewicz D, Muhrer-Schwaiger M (Hrsg.) (2017). Neuvermessung der Gesundheitswirtschaft. Wiesbaden: Springer Gabler, S. 145–158.

Kopp R & Schwarz M (2017). Industrie 4.0 aus der Perspektive sozialer Innovationen. Düsseldorf: WSI, S. 89–96.

Lösch, A. (2012). Techniksoziologie. In: Maasen, S., Kaiser, M., Reinhart, M., Sutter, B. (eds) Handbuch Wissenschaftssoziologie. Springer VS, Wiesbaden. https://doi.org/10.1007/978-3-531-18918-5_20 Manzeschke A & Assadi G (2018). Eine ethische Herausforderung. Die Techniksierung von Medizin und Pflege. In: Dr. med. Mabuse. Die Zeitschrift für alle Gesundheitsberufe 234(43), S. 22–25.

Merda M, Schmidt K & Kähler B (2017). Pflege 4.0 – Einsatz moderner Technologien aus der Sicht professionell Pflegender. Forschungsbericht. Hamburg: Creative Comp.

Meyer, U (2018). Digitalisierung ohne Technik? Das Beispiel eines Praxislabors zu Arbeit 4.0. AIS-Studien, 11(2), S. 229–246. https://doi.org/10.21241/ssoar.6487

Müller-Staub M, Schalek K, König P (Hrsg.) (2016). Pflegeklassifikationen – Anwendung in Praxis, Bildung und elektronischer Pflegedokumentation. Göttingen: Hogrefe.

Neumann K, Larisch K, Dietzel J, Kurepkat M, Weißer M & Wenzlau V (2016). Digitale Versorgungsprodukte. Chancen nutzen, sichere Wege in den Markt schaffen. Studienbericht im Auftrag der Techniker Krankenkasse Berlin: IGES Institut.

Preisendörfer, P. (2008): Erklärung von Organisationen I: Organisationen als korporative Akteure nach dem Modell der Ressourcenzusammenlegung. In: Organisationssoziologie. VS Verlag für Sozialwissenschaften. https://doi.org/10.1007/978-3-531-90872-4_2

Raveling J (2022). Seit wann gibt es die Digitalisierung? Teil I. Die Reise in die Geschichte des Computers und der Digitalisierung. URL: https://www.wfb-bremen.de/de/page/stories/digitalisierung-industrie40/seit-wann-gibt-es-die-digitalisierung-geschichte-teil-eins (letzter Zugriff: 13.07.2023).

Roth I (Hrsg.) (2017). Digitalisierung und Arbeitsqualität. Eine Sonderauswertung auf Basis des DGB-Index Gute Arbeit 2016 für den Dienstleistungssektor. Berlin: ver.di.

Rothe I, Wischniewski S, Tegtmeier P & Tisch A (2019). Arbeiten in der digitalen Transformation – Chancen und Risiken für die menschengerecht Arbeitsgestaltung. URL: https://link.springer.com/content/pdf/10.1007/s41449-019-00162-1.pdf (letzter Zugriff: 13.07.2023).

Ruinier C & Wilkesmann M (2016). Arbeits- und Industriesoziologie. Paderborn: Wilhelm Fink.

Rump J & Eilers S (2017). Arbeit 4.0 – Leben und Arbeiten unter neuem Vorzeichen. In: Rump J & Eilers S (Hrsg.) (2017). Auf dem Weg zur Arbeit 4.0. Innovationen in HR. Berlin: Springer Gabler, S. 3–77.

Stalder F (2021). Was ist Digitalität?. In: Hauck-Thum U, Noller, J (Hrsg.) (2021) Was ist Digitalität? Digitalitätsforschung/Digitality Research. J.B. Metzler, Berlin, Heidelberg, S. 3–7.

Schier A (2021). Digitalität: Grundlagen. In: Naskrent J, Stumpf M, Westphal J (Hrsg.) (2021) Marketing & Innovation 2021. FOM-Edition. Springer Gabler, Wiesbaden, S. 1–20.

Semle F (2012). Enterprise 2.0: Mitarbeitermotivation für vernetztes Arbeiten. In: Lembke G & Soyez N (Hrsg.) (2012). Digitale Medien im Unternehmen. Berlin/Heidelberg: Springer, S.177–195.

Scholz S & Roth N (2017). Determinanten der E-Health-Akzeptanz bei Verbrauchern. In: Müller-Mielitz S & Lux T (Hrsg.) (2017). E-Health-Ökonomie. Wiesbaden: Springer, S. 333–357.

Sigelen A (2018). Zur Zukunft der Medizintechnik. Ein Rück- und Ausblick. In: Dr. med. Mabuse. Die Zeitschrift für alle Gesundheitsberufe 234(43), S. 35–38.

Stephani V, Busse R & Geissler A (2019). Benchmarking der Krankenhaus-IT: Deutschland im internationalen Vergleich. In: Klauber J, Geraedts JF & Wasem J (Hrsg.) (2019). Krankenhaus-Report 2019. Das digitale Krankenhaus. Berlin, Heidelberg: Springer, S. 17–30.

Terstegen S, Hennegriff S, Dander H & Adler P (2019). Vergleichsstudie über Vorgehensmodelle zur Einführung und Umsetzung von Digitalisierungsmaßnahmen in der produzierenden Industrie. Im Internet unter https://www.arbeitswissenschaft.net/fileadmin/Downloads/Angebote_und_Produkte/Publikationen/GfA_2019_C-3-13_Terstegen_et_al.pdf (letzter Zugriff: 13.07.2023).

Treinat L (2017). E-Health als Brücke zwischen den Leistungserbringern. In: Müller-Mielitz S & Lux T (Hrsg.) (2017). E-Health-Ökonomie. Wiesbaden: Springer, S. 297–304.

Tilson D, Lyytinen K & Sørensen C (2010). Research Commentary – Digital Infrastructures. The Missing IS Research Agenda. Information Systems Research 21, S. 748–759.

Timpf S (2017). Die historische Dimension der Digitalisierung. Dossier »Digitalisierung« – Teil 2 einer Mini-Serie im Rahmen der Kommission »Arbeit der Zukunft«. Düsseldorf: Hans-Böckler-Stiftung.

Ulich E (2013). Arbeitssysteme als Soziotechnische Systeme – eine Erinnerung. Zürich: Institut für Arbeitsforschung und Organisationsberatung, S. 4–10.

Vitols K, Schmid K & Wilke P (2017). Digitalisierung, Automatisierung und Arbeit 4.0. Beschäftigungsperspektiven im norddeutschen Dienstleistungssektor. Working Paper Forschungsförderung 32, Düsseldorf: Hans-Böckler-Stiftung.

Von Eiff MC & von Eiff W (2017). Perspektiven des IT-Managements im Gesundheitswesen. In: Müller-Mielitz S & Lux T (Hrsg.) (2017). E-Health-Ökonomie Wiesbaden: Springer, S. 71–95.

Wibbeling S, Laciok S & Hintze M (2018). Humanzentriertes digitales Krankenhaus. Positionspapier. Dortmund: Fraunhofer-Institut für Materialfluss und Logistik (IML).

Windeck P & Heitz O (2018): Digitalisierung in der Gesundheitswirtschaft. Herausforderungen und Chancen deutscher Krankenhäuser und Pflegeeinrichtungen. In: Mummert R

(Hrsg.) (2018). Rochus Mummert Studie 2018. Erhebungszeitraum Januar – März. Hannover.

2 Innovationsfähigkeit und -bereitschaft in Einrichtungen der Gesundheitsversorgung am Beispiel von digitalen Veränderungsprojekten – Einflussfaktoren und Wirkungszusammenhänge

2.1 Einleitung

Christopher Schmidt, David Sommer, Florian Meiners

Um Digitalisierungsprozesse im Gesundheitswesen erfolgreich umsetzen zu können, bedarf es neuer Ideen und »Experimente« auf betrieblicher Ebene. Die Optimierung von Arbeitsprozessen, die Steigerung von Effizienz und die Verbesserung der Arbeitsqualität sind oft genannte Ziele der Digitalisierung. Die digitale Entwicklung im Krankenhaus und anderen Gesundheitseinrichtungen betrifft dabei praktisch alle Mitarbeitenden und deren Berufsfelder, wie auch die Patient:innen und weitere »Kund:innen«. Digitalisierung kann nicht hierarchisch vorgegeben, sondern die Organisation muss als Ganzes betrachtet werden, mit all den nach innen und außen gerichteten Prozessen, die den Krankenhausalltag bestimmen. Die Entwicklungen können dabei so weitreichend sein, dass sich Strukturen, Prozesse und Berufsbilder verschieben, und nur bei einer gewissen Offenheit aller Beteiligten eine erfolgreiche Implementierung und ein gelingender Wandel stattfinden kann.

Digitaler Wandel findet schrittweise statt, sodass das Krankenhaus bzw. das System und insbesondere die Mitarbeitenden nicht überlastet werden und ausreichend Kapazitäten für die eigentlichen Aufgaben zur Verfügung stehen.

Anders als ein Industriebetrieb können Krankenhäuser oder Pflegeeinrichtungen, die 24 Stunden am Tag und sieben Tage die Woche funktionieren müssen, nicht komplett heruntergefahren werden, um neue Technologien zu installieren. Gesundheitseinrichtungen sind daher gezwungen, digitale Veränderungen auf einzelnen Stationen, bei Teilprozessen oder bezogen auf einzelne Systeme und Techniken zu erproben und nacheinander Veränderungen in geregelten Implementierungsprozessen umzusetzen.

Dazu bedarf es neuer Vorgehensweisen und Instrumente. An dieser Stelle setzt das vorliegende Kapitel an und betrachtet aus verschiedenen Perspektiven betriebliche und individuelle Voraussetzungen für das Gelingen von Innovationsprozessen und die notwendigen Rahmenbedingungen, stellt Pilotprojekte vor und widmet sich strukturellen, organisatorischen wie auch kompetenz- und qualifikationsbezogenen Voraussetzungen für die erfolgreiche Gestaltung einer digitalisierten Gesundheitseinrichtung.

Im Abschnitt »Partizipative Innovationsstrukturen zur Entwicklung von Digitalisierungsprozessen in Krankenhäusern« wird ein besonderer Blick auf die »Perspektive Mensch« gerichtet und durch die Vorstellung verschiedener Tools die hohe

Bedeutung dieser Perspektive herausgearbeitet (▶ Kap. 2.2). Wesentliches Ziel ist es dabei, die Umgebungsbedingungen für die Integration innovativer Technologien und Prozessinnovationen im Krankenhaus zu erheben und Entwicklungsfelder herauszuarbeiten, die den Faktor »Mensch« fokussieren. Abschließend beschreibt der Text die Erfolgsfaktoren für den digitalen Wandel und bezieht sich dabei auf die drei Betrachtungswinkel strategische Zielsetzung, Change-Management und Digitalisierungsdimension.

Prof. Dr. Ulrike Höhmann und Daniela Schmitz (Universität Witten/Herdecke, Fakultät für Gesundheit) beschäftigen sich am Beispiel der Digitalisierung mit einer Konzeption der Innovationskompetenz für das Pflegemanagement. Ziel ist die zum pflegerischen Berufsverständnis sinnkohärente Gestaltung digitaler Innovationsprozesse, die Chancen und Risiken der Innovation kritisch reflektiert. Dabei sind insbesondere spezifische, die Berufspraxis verändernde Eigengesetzlichkeiten der (digitalen) Technik zu beachten. Für die erfolgreiche Meisterung dieser anspruchsvollen Herausforderung bedarf es auf Seiten des Pflegemanagements verschiedener Kompetenzbündel, die die Autorinnen benennen und begründen. Diese werden erforderlich aufgrund der »datensetzenden Macht« der Technik und des Charakters digitaler Innovationen als soziale Innovationsprozesse. Schließlich wird ein erprobtes Praxiskonzept zur Stärkung dieser digitalen Innovationskompetenzen vorgestellt (▶ Kap. 2.3).

Im darauf folgenden Kapitel wird ein Digitalisierungsprozess beispielhaft skizziert. Hubertus Schmitz-Winnental, Thomas Hagemeijer, Maria Huschka und Rudolf Kergaßner zeigen in ihrem Erfahrungsbericht des Klinikum Aschaffenburg-Alzenau mit den Partnern TLGG Consulting und Servicetrace die Potentiale und Vorteile von Digitalisierungsprozessen aus der Perspektive der Technikentwicklung (▶ Kap. 2.4).

In Kapitel 2.5 wird der Frage nachgegangen, ob Künstliche Intelligenz (KI), hier bezogen auf die Dokumentation von stationären Aufnahmegesprächen mithilfe eines Spracherkennungsprogramms, die Pflege verändert. Der Beitrag stellt das vom Bundesministerium für Arbeit und Soziales (BMAS) geförderte Projekt »Sprint-Doku« vor und berichtet von Ergebnissen des entsprechenden »Experimentierraumprojektes« (▶ Kap. 2.5).

In Kapitel 2.6 beschreiben Wolfram Gießler und Peter Dehnbostel die bisher defizitäre Einbindung der Digitalisierung in die berufliche Qualifizierung sowohl der Pflege als auch der Medizin. Es wird eine erweiterte, arbeitsbezogene Personalentwicklung als Mittlerin zwischen Digitalisierung und Beruflichkeit vorgestellt. Diese basiert auf grundlegenden Neuausrichtungen in der betrieblichen Bildungsarbeit, von denen der Beitrag die folgenden ausführt:

1. Arbeitsintegriertes Lernen und Kompetenzentwicklung
2. Digitalisierung und der Erwerb digitaler Kompetenzen
3. Validierung nichtformal und informell erworbener Kompetenzen

Anschließend wird anhand zweier Lernorganisationsformen (Lerninseln und interprofessionelle Ausbildungsstation) verdeutlicht, wie in der betrieblichen Praxis konkret formale Bildung und arbeitsintegriertes Lernen verknüpft werden können.

Abschließend wird im letzten Beitrag ebenfalls auf die Experimentierräume eingegangen und anhand des Innovationsfaktors dieses Gestaltungsansatzes das Projekt DigiKIK vorgestellt (▶ Kap. 2.7).

2.2 Partizipative Innovationsstrukturen zur Entwicklung von Digitalisierungsprozessen in Krankenhäusern

Anja Burmann, Wolfgang Deiters, Sven Meister

2.2.1 Einleitung

Krankenhäuser innerhalb des Megatrends »Digitalisierung« zukunftsfähig aufzustellen und dem wachsenden Kostendruck zu begegnen, ist aktuell die Herausforderung des deutschen Gesundheitswesens. Ansätze der Prozessdigitalisierung, -automatisierung und -dezentralisierung produzierender Unternehmen auf dem Weg zur Industrie 4.0 bieten Chancen, diesen Anforderungen gerecht zu werden. Auch wenn gerade der Gedanke der Übertragung von Konzepten zur Industrie 4.0 aufgrund der Unvergleichbarkeit der Domänen nur partiell vorstellbar ist, können die im Bereich der Industrie geführten Überlegungen wertvolle Erkenntnisse und Optionen auch für den Bereich Krankenhaus und dessen spezifische Herausforderungen liefern (Bredehorn u. a. 2017).

Die Aufforderung an die Krankenhäuser zur stärkeren Auseinandersetzung mit der Digitalisierung wurde durch diese nicht zuletzt aufgrund fehlender finanzieller Mittel hintangestellt. Mit dem Krankenhauszukunftsgesetz (KHZG) wird nunmehr entlang von elf Fördertatbeständen die Finanzierung von Projekten ermöglicht (KHZG 2020). Anhand der Formulierung der Fördertatbestände, der kurzfristigen Deadlines sowie erster Erfahrungsberichte wird jedoch schon jetzt deutlich: Die »Perspektive Mensch« droht in den Hintergrund zu rücken.

Um ein einzelnes Krankenhaus oder einen Krankenhausverbund digital zu transformieren, ist es essenziell, Transparenz über den Ausgangszustand herzustellen, sowie die für diesen Prozess relevanten Organisations- und Betrachtungsebenen und deren Entwicklungsstände zu kennen. Hierbei ist es aufgrund der bereits angedeuteten Spezifika des Gesundheitswesens besonders wichtig, die »Perspektive Mensch« in den Mittelpunkt zu stellen – Menschen, die als Dienstleistende (handelndes Subjekt), vor allem aber auch als Patient:in (behandeltes Objekt) die Zielausrichtung wie auch die Funktionsweise der Gesundheitseinrichtung Krankenhaus determiniert.

Aus diesem Grund ist es bedeutsam, für die Betrachtung des Ausgangszustandes sowie auch bei der Gestaltung des Zieles für Digitalisierungsprozesse einen Fixpunkt zu entwickeln und diesen als leitendes Instrument im Rahmen der Gestaltung von

Innovationen zu betrachten. Im Folgenden wird mit dem Digital Health Maturity Index ein Werkzeug vorgestellt, welches aus einer multiperspektivischen Betrachtung entwickelt wurde. Es dient zu einer Identifikation des Status quo bezüglich der aktuellen Digitalisierung eines Krankenhauses und gibt gleichzeitig Aufschluss über die Fähigkeit zur zukünftigen Erschließung der Potenziale digitaler Prozessunterstützung. Dabei berücksichtigt und betrachtet dieser Index verschiedene Faktoren – insbesondere nimmt die »Perspektive Mensch« eine zentrale Rolle ein.

2.2.2 Nutzer:innenzentrierte Innovationsgestaltung im Krankenhaus

Digitalisierung ist ein Prozess und dieser Prozess muss gestaltet werden. Gestaltung wiederum ist ein in den Ingenieurwissenschaften übliches Vorgehen. Gemeinsam haben die Autor:innen sich bekannter Prinzipien bedient und diese für das System Krankenhaus zu einem »Innovation Engineering« Ansatz zusammengeführt (Deiters u. a. 2018; Meister u. a. 2019).

Die Gestaltung digitaler Innovationen muss aus Sicht der bestehenden Prozesse sowie der mit diesen interagierenden Menschen gedacht werden: Wie stark bilden meine bestehenden Prozesse die Versorgungsrealität ab? Welchen digitalen Reifegrad haben diese? Welche Akteur:innen bzw. Rollen müssen in einem Prozess Hand in Hand arbeiten? Der Prozess ist das Bindeglied zwischen Menschen, aber auch zwischen Menschen und Technik; wobei Technik wiederum auf neuartige Weise Menschen miteinander verbindet.

Zur Identifikation und zum Anstoß von Innovationsprozessen auf Basis des oben beschriebenen Ansatzes schlagen wir das Instrument der »Zukunftswerkstatt digitales Krankenhaus« vor (Burmann u. a. 2021). Unter Beteiligung der verschiedenen Stakeholder-Gruppen (Medizin, Pflege, Logistik, Geschäftsführung, IT usw.) wird ein partizipativer Prozess zur Erfassung und Strukturierung von Digitalisierung und Innovation initiiert, in dem insbesondere die »Perspektive Mensch« (als Mitarbeiter:in und als Patient:in) eine besondere Berücksichtigung erfährt. Wesentliches Ziel ist es dabei, die Umgebungsbedingungen für die Integration innovativer Technologien und Prozessinnovationen zu erheben und Entwicklungsfelder herauszuarbeiten (▶ Abb. 2).

Im Einzelnen unterscheiden wir in der »Zukunftswerkstatt digitales Krankenhaus« die folgenden Phasen:

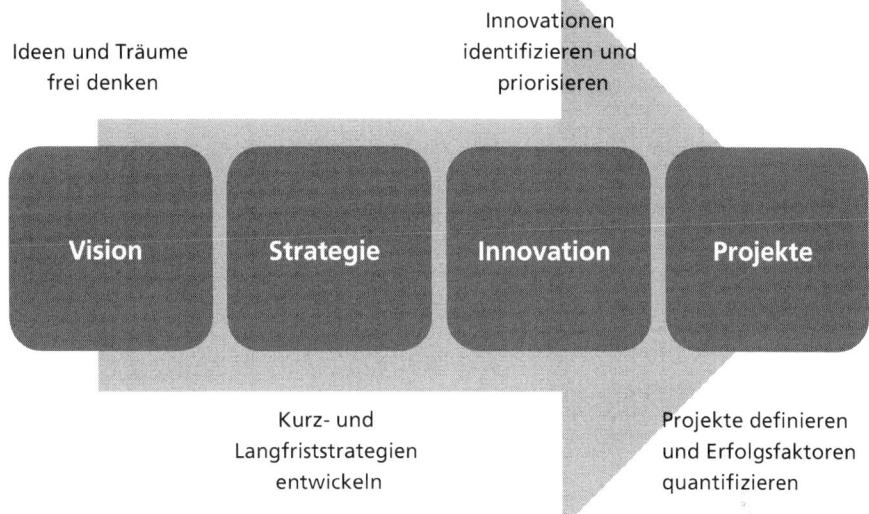

Abb. 2: Von der Vision bis zu Projekten – die Zukunftswerkstatt digitales Krankenhaus

Phase 1: Status-quo-Phase

Die erste Phase adressiert die Reflexion der IST-Situation, respektive einer Bestandsaufnahme aus Vergangenheit und Gegenwart. Aufgabe der Beteiligten ist es, neuralgische und herausstechend positive Punkte in den bestehenden Prozessen zu formulieren. Hierbei sollten zwei Sichtweisen eingenommen werden:

- *Mitarbeiter:innen*
  Aus Sicht der Mitarbeitenden gilt es, von innen nach außen auf das Krankenhaus zu schauen. Im Fokus stehen die im Alltag prozessbehindernden Faktoren, z. B. eine mangelhafte Kommunikation oder eine unklare Aufgabenverteilung, sowie technische Aspekte wie Medienbrüche zwischen verschiedenen Systemen, unübersichtliche IT-Systeme oder doppelte Dokumentation zur Wahrung der Rechtssicherheit.
- *Patient:in*
  Die Sicht des/der Patienten:in ist der Blick von außen bzw. eines Externen auf das System Krankenhaus. Es soll die Perspektive des/der Patienten:in eingenommen und Vermutungen angestellt werden, welche Punkte als besonders positiv, wie auch besonders kritisch durch Patient:innen formuliert würden.

Phase 2: Visions-Phase

Die Visionsphase hat zum Ziel, mit der Vergangenheit und der Gegenwart zu brechen, um einen Möglichkeitsraum für Innovationen zu schaffen – genannt Sanatopia.

Im ersten Schritt werden von allen Beteiligten die Kernattribute, mit denen das Krankenhaus in der Perspektive verknüpft sein soll, festgehalten. Die Ergebnisse werden für alle Beteiligten sichtbar festgehalten. In Teil 2 der Visionsphase identifizieren die Beteiligten die bestehenden und zukünftigen Herausforderungen, die das Krankenhaus entweder gegenwärtig oder in Zukunft davon abhalten, Neuerungen umzusetzen.

Phase 3: Roadmapping-Phase

Die Roadmapping-Phase hat zum Ziel, die Kritiken sowie die Visionen zusammenzubringen, sodass aktuelle und zukünftige Handlungsfelder identifiziert werden, die auf die Erhaltung und Schaffung der Zukunftsfähigkeit des Krankenhauses abzielen. Im ersten Schritt werden deshalb Projekte gesammelt, welche sich innerhalb der anwesenden Funktions- und Fachbereiche über das Tagesgeschäft hinaus aktuell in Bearbeitung befinden, die die Weiterentwicklung des Krankenhauses fördern. Gleichzeitig werden Bausteine identifiziert, welche aus den Bereichen heraus innerhalb der nächsten zwei, vier und sechs Jahre weiterentwickelt werden sollten, um die Zukunftsfähigkeit des Bereiches, eingebettet in das Konzept des Krankenhauses, herzustellen oder zu wahren. Die gesammelten Entwicklungsfelder werden im Plenum auf einem Zeitstrahl eingeordnet, um Abhängigkeiten und Voraussetzungen aufzudecken.

Mithilfe einer Handlungsfeldmatrix werden potenzielle Handlungsfelder erhoben. Grundsätzlich können diese in die vier Bereiche »Medizin«, »Kommunikation«, »Dokumentation« und »Betrieb« geordnet werden. Mit dieser Vorgehensweise lässt sich ein partizipativer Prozess zur Innovationsgestaltung menschzentrierter Digitalisierungsprozesse etablieren. Über die Zukunftswerkstatt, die über einen zentralen Digitalisierungsverantwortlichen (Chief Digital Officer) geleitet wird, findet ein regelmäßiger Reflexionsprozess über den Status quo derzeit laufender Projekte und relevanter neu aufzusetzender Innovationsprojekte statt. Das Roadmapping erlaubt eine Priorisierung von Projekten, die transparente Darstellung einer Innovationslandkarte sowie ein Controlling der Innovationsprozesse innerhalb des Krankenhauses.

2.2.3 Bewertung des Stands im Innovationsprozess: der Digital Health Maturity Index

Die nutzer:innenzentrierte Innovationsgestaltung braucht sowohl zu Beginn wie auch im Verlauf eine regelhafte Standortbestimmung. In der Literatur wird hierzu häufig der Begriff der digitalen Reife aufgegriffen. Eine Betrachtung bestehender

Modelle wird jedoch zeigen, dass diese zumeist technologiezentriert bewerten und die »Perspektive Mensch« sowie die Perspektiven der Strategie- und Innovationsorientierung nicht berücksichtigt werden (Kolukısa u. a. 2020). Mit dem Digital Health Maturity Index schlagen die Autoren eine breitere Sicht auf den Begriff des Reifegrads vor, wie nachfolgend beschrieben (Burmann und Meister 2021; Burmann u. a. 2019).

Ganzheitliche intersektorale Prozesse

Das für den/die Patienten:in beste Ergebnis kann dann gewährleistet werden, wenn alle entscheidungsrelevanten Informationen zur richtigen Zeit am richtigen Ort verfügbar sind, und die am Prozess beteiligten Personen im Rahmen ihrer Verantwortlichkeit befähigt sind, dezentral Entscheidungen über die zu treffenden Maßnahmen zu fällen (Bredehorn u. a. 2017). Um diese relevanten Informationen über Funktions- und Organisationsbereiche sowie Sektorgrenzen hinweg verlässlich verfügbar zu machen, ist eine digitale Prozessunterstützung unerlässlich. Die Informationsverfügbarkeit über den gesamten Prozess zielt auf Patient:innensicherheit und -zufriedenheit, Vertrauen sowohl der Behandelnden als auch der Behandelten, aber auch auf eine zeitliche Optimierung des Prozessverlaufes, eine Verbesserung der Behandlungseffizienz sowie eine Nachvollziehbarkeit und mittelbar auch auf eine Rechtssicherheit der getroffenen Maßnahmen ab. Eine digitale Prozessunterstützung dient dabei keinem Selbstzweck, sondern muss bedeuten, Patient:innen und Mitarbeiter:innen in den Fokus aller Bestrebungen zu stellen, Systemgrenzen abzubauen und Transparenz zum Wohle der Beteiligten zu managen und nicht zu verhindern.

Gestaltung der digitalen Transformation

Die bisherige tendenzielle Fokussierung der Leistungserbringer:innen, aber auch der Systemhersteller:innen im Gesundheitswesen auf den eigenen Geltungsbereich ist aufgrund der selbstverwalteten Organisation und den vorherrschenden Finanzierungsstrukturen historisch begründet und nachvollziehbar, bedarf aber eines Umdenkens hin zu einer kooperativen und kollaborativen »Wertschöpfung« im Sinne des Industrie-4.0-Gedankens, um die digitale Transformation des Gesundheitssektors gemeinsam und zum Vorteil der beteiligten Parteien zu gestalten. Dies bedeutet, neben einem grundsätzlichen Bewusstsein und einer Akzeptanz für die entstehende Prozesstransparenz, die sowohl den an der »Wertschöpfung« beteiligten Akteur:innen als auch dem/der Patienten:in abverlangt werden muss, einen Zielzustand für die eigene Organisation sowie deren Einbettung in die Systemlandschaft zu definieren. In Bezug auf die gesellschaftliche Mentalität der Digitalisierung gibt es herausragende Beispiele in direkter europäischer Nachbarschaft. Genannt sei hier das Beispiel Dänemark, wo durch die Digitalisierung verschiedenster Bereiche und Services der öffentlichen Verwaltung eine höhere Bereitschaft für, aber auch eine höhere Erwartung an eine zeitgemäße Gestaltung von Kommunikation und Infrastruktur in allen Lebensbereichen und im Speziellen im Gesundheitswesen vorherrschen (Healthcare DENMARK 2020). Die Erwartungshaltung der Digitalisierung im deutschen Gesundheitssektor mag aus den Erfahrungen im Bereich öffentlicher Verwaltungsbereiche heraus weniger hoch sein, doch auch hier deutet sich durch die steigende Durchdringung digitaler Services und Leistungsangebote innerhalb privater Lebensbereiche ein wachsendes Verständnis für die bestehenden Möglichkeiten an, welches der leistungserbringende Sektor noch zu seinen Gunsten steuern kann. Um die digitale Transformation der eigenen Organisation zu gestalten, sich innerhalb der digitalisierten Welt zu positionieren und dafür notwendige Handlungsschritte zu identifizieren, bedarf es eines Bewusstseins für die angestrebten Ziele, deren Ausprägung, aber auch eines klaren Verständnisses der aktuellen Prozesse, Akteur:innen und Systeme.

»Digitaler« Reifegrad

Bereits früh hat Humphrey mit dem Capability Maturity Model (Humphrey 1988) für den Bereich der Softwareprozesse ein Modell vorgeschlagen, dessen grundlegende Implikationen auf andere Bereiche übertragbar sind.

Verschiedene Ansätze aus dem industriellen Bereich können eine Orientierung zur strukturellen Erhebung der »digitalen Reife«, zur Identifikation von Unternehmenszielen und zur Überwindung der dazwischenliegenden Gaps geben. Die acatech Studie »Industrie 4.0« (Schuh u. a. 2017) leitet innerhalb der vier Gestaltungsfelder Ressourcen, Informationssysteme, Kultur und Organisationsstruktur aus den Ziel- und Ist-Zuständen notwendige Maßnahmen zur Zielerreichung ab. Speziell im Krankenhaussektor kann eine Einstufung nach dem EMRAM-Modell der HIMSS (Ayat und Sharifi 2016; Klinedinst und Wolf 2022) Aufschluss über den Grad der Digitalisierung liefern, wobei der Fokus auf der Integration von Patient:innendaten und somit der »Papierlosigkeit« eines Krankenhauses liegt (Bredehorn u. a. 2017). Vernachlässigt wird hier aber ein als essenziell identifizierter Faktor: Die digitalisierte Welt ist gekennzeichnet durch Veränderung. Die kurzen Entwicklungszyklen digitaler Produkte verändern den Markt und auch die Wettbewerbssituation für Hersteller klassischer Technologien. Bevor ein digitales Angebot im ersten Gesundheitsmarkt erstattungsfähig ist, hat sich das Produkt bereits weiterentwickelt. Gleichzeitig werden Arbeitsabläufe, die sich über Jahre eingespielt haben, hinterfragt und neu strukturiert, die Anforderungen der Patient:innen wandeln sich und neben alledem sollen die Mitarbeiter:innen diese Veränderungen tragen und mitgestalten. Wichtig ist daher nicht nur, sich mit den aktuellen Rahmen- und Marktbedingungen zu beschäftigen, sondern ein geeignetes Change-Management für den Umgang mit sich wandelnden Umgebungsbedingungen zu etablieren. Mit dem DigitalRadar (Universität St. Gallen 2021) wurde ein weiteres Instrument zur Bewertung des Digitalisierungsstandes von Krankenhäusern entwickelt. Dieses im Zuge des Krankenhauszukunftsgesetzes (KHZG) 2020 angestoßene Instrument hat zum Ziel, Mittel aus dem über dieses Gesetz finanzierten Krankenhauszukunftsfonds (vgl. §14a KHZG) zu lenken, Entwicklung aufzuzeigen und Bedarfe einzelner Krankenhäuser (im Kontext der Verteilung von Förderungen aus dem Fonds) zu identifizieren.

2.2.4 Erfolgsfaktoren für den digitalen Wandel

Abgeleitet aus den Erfahrungen im dänischen Krankenhausprojekt in Aarhus (Meister u. a. 2019), einer Betrachtung der Verbundstruktur aus über 60 Krankenhäusern der Clinotel (König u. a. 2020) und Entwicklungen zur Quantifizierung und Qualifizierung eines digitalen Reifegrads haben sich drei Bereiche als erfolgskritisch für eine proaktive Gestaltung der Digitalisierung herausgestellt: das bereits benannte Change-Management, die Etablierung eines adäquaten Technikstandes und ein strukturierter Umgang mit aufkommender technologischer Veränderung, sowie die Einbindung, Weiterbildung und Beteiligung der arbeitsseitig, aber auch nutzerseitig am Prozess oder Produkt beteiligten Menschen. Digitalisierung kann nur erfolgreich sein, wenn die Bedürfnisse der Nutzenden im Fokus stehen. Unter Berücksichtigung der genannten Aspekte sowie deren Schnittstellen kann die Digitalisierung zum Vorteil aller Beteiligten gestaltet werden.

Um eine solche Vision und Weiterentwicklungsstrategie zu generieren, aber auch technische Potenziale aufzudecken, muss Transparenz über den Ausgangszustand hergestellt werden. Hieraus, sowie aus der Zielsetzung eines einzelnen Hauses, lassen sich operative und strategische Handlungsfelder ableiten und priorisieren.

Die Erfolgsfaktoren lassen sich in drei Betrachtungsblickwinkeln zusammenfassen:

Strategische Zielsetzung

Aktuelle und zukünftige Strategien und konkrete Maßnahmen eines Krankenhauses oder eines Zusammenschlusses zur eigenen Positionierung innerhalb eines spezifischen Umfeldes und den damit einhergehenden Umgebungs- und Wettbewerbsbedingungen

Im Rahmen der strategischen Zielsetzung wird einerseits die Einbettung in das regionale wie auch überregionale Umfeld und den bestehenden Wettbewerb betrachtet. Unterschiedliche Rahmen- und Wettbewerbsbedingungen führen unter Umständen zu verschiedenen Prioritäten in der Zielsetzung. So muss ein Haus im Ballungsraum Nordrhein-Westfalen gegebenenfalls andere Maßnahmen in der Zuweiserbindung oder dem Direktmarketing ergreifen als ein Haus im ländlichen Bereich mit keinem vergleichbaren Konkurrenten im näheren Umkreis. Ähnliches kann sich im Vergleich eines Maximalversorgers mit einer hochspezialisierten Fachklinik oder bei der Betrachtung zweier Fachkliniken mit einem unterschiedlichen fachlichen Fokus ergeben. Weiterhin stehen konkrete Strategien des Krankenhauses zur mittel- bis langfristigen Entwicklung und Positionierung im Fokus der Analyse.

Change-Management

Konzepte und Maßnahmen zur Beobachtung, Evaluation und Implementierung neuer digitaler Technologien sowie zur Beteiligung betroffener Personengruppen von ggf. Veränderungen ausgesetzten Arbeitsprozessen und deren Einflussnahme auf die Integration neuer Technologien und auf notwendige Prozessneugestaltungen

Die Betrachtungsebene Change-Management beschäftigt sich mit der Fähigkeit eines Hauses, sich auf wandelnde Umgebungsbedingungen einzustellen. Der Teilbereich umfasst die systematische Aufstellung, Optionen eines sich immer schneller weiterentwickelnden Standes der Technik hinsichtlich der Potenziale für die eigenen Arbeitsprozesse zu beobachten, zu bewerten und ggf. für sich zu nutzen. Die Einstufung dieser Fähigkeit geht auf die bereits dargestellte Modellierung von Humphrey mit seinem speziellen Bezug zur »Reife« von Softwareentwicklungsprozessen, was sich ebenso gut auf Organisationen anwenden lässt, zurück.

Neben der Prozessreife nach Humphrey ist innerhalb dieses Teilmodells weiterhin die Art und Ausprägung der Beteiligung relevanter Interessens- und betroffener Beschäftigungsgruppen an eingangs genannten Screenings, Evaluations- und Implementierungsprozessen sowohl des eigenen Technikstandards als auch von Neuentwicklungen am Markt von zentraler Bedeutung. Die Identifikation mit dem Arbeitsprozess im Krankenhaus und damit einhergehend der Einsatz dafür ist, wie auch in vielen anderen Tätigkeits- und Lebensbereichen, abhängig vom Gefühl des »Empowerment« der darin beschäftigten Personen. Eine hohe Durchdringungsrate neuer Technologien und die erfolgreiche Umgestaltung von etablierten Arbeitsabläufen scheitern häufig an übergangenen Personengruppen und einer daraus resultierenden natürlichen Abwehrhaltung. Um Vermeidungs- und Umgehungsstrategien auf der Seite der Prozessausführenden vorzubeugen, ist daher essenziell, betroffenen Anwender:innen ein Gefühl der Selbstbestimmung und Mitgestaltung neuer Abläufe und Strukturen zu vermitteln. Dieses kann nur gelingen, wenn alle beteiligten Personengruppen hinreichende Kompetenzen besitzen, um die Technologien wie auch deren Implikation auf ihre Arbeitsprozesse zu verstehen und zu bewerten. Somit ist die Schaffung einer digitalen Gesundheitskompetenz, die über die durch Kickbusch beschriebene Fähigkeit zur Verarbeitung von Gesundheitsinformationen, die »Digital Health Literacy« (Kickbusch 2001), hinausgeht, eine zentrale Management-Aufgabe für eine aktive Partizipation von Mitarbeiter:innen am digitalen Transformationsprozess wie auch für eine souveräne Nutzung digitaler Produkte in einer umgestalteten, effektiven Arbeitswelt.

Digitalisierungsdimensionen

Aktueller, innerhalb eines Hauses oder Verbundes vorhandener Technikstandard zur digitalen Prozessunterstützung der Krankenhausbereiche medizinische Prozesse, logistische oder zuliefernde Prozesse, betriebswirtschaftliche Betrachtung und Steuerung sowie um den Menschen, d.h. um die Mitarbeiter:innen und die Patient:innen, gelagerte Qualifizierungs- und Befähigungsprozesse

Innerhalb der dritten Betrachtungsebene »Digitalisierungsdimensionen« wird auf technologischer Ebene der Status quo innerhalb verschiedener Prozessbereiche eines Krankenhauses erfasst. Die betrachteten Dimensionen sind unter medizinischen Prozessen, Logistikprozessen, der Dimension Mensch sowie dessen Fähigkeiten und Maßnahmen zur Weiterentwicklung und Befähigung zum Umgang mit einer Digitalisierung seiner Arbeitswelt, sowie der betriebswirtschaftlichen Betrachtungsebene eines Krankenhauses zusammengefasst.

2.2.5 Zielbild »Digitales Krankenhaus«: eine zusammenfassende Betrachtung für partizipative Innovationsstrukturen im Krankenhaus

Fasst man die aus den zuvor beschriebenen Herangehensweisen resultierenden Ergebnisse zusammen, so impliziert dies neue Fähigkeiten und Fertigkeiten, die das Krankenhaus der Zukunft mit sich bringen muss (Burmann u. a. 2019): Gemeinsam mit der Krankenhausgesellschaft Nordrhein-Westfalen haben die Autor:innen das digitale Krankenhaus definitorisch als Ort der Erbringung ärztlicher und pflegerischer Leistungen mithilfe von digital unterstützten Prozessen beschrieben, welches durch die vier Dimensionen Patient:innenorientierung, Mitarbeiter:innenorientierung, Prozessorientierung sowie Strategieorientierung gekennzeichnet ist (▶ Abb. 3).

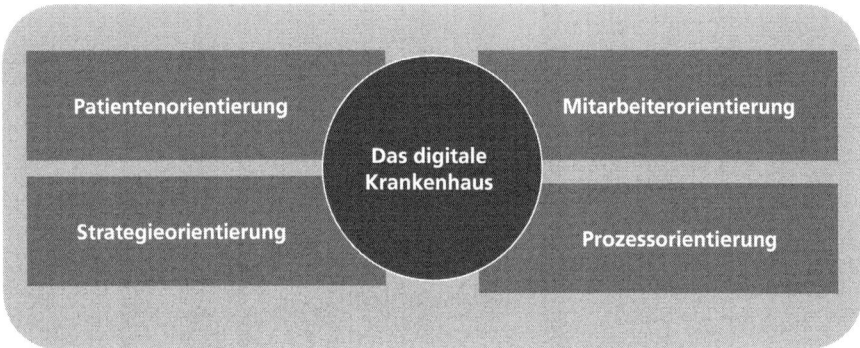

Abb. 3: Orientierungsdimensionen eines digitalen Krankenhauses

2.2.6 Orientierungsdimensionen im digitalen Krankenhaus

Strategieorientierung

Die Konzeption und Umsetzung einer Digitalisierungsstrategie bedarf einer gemeinschaftlichen Betrachtung der Geschäftsführung, ärztlichen Direktion, Pflegedirektion, IT & Technik, Controlling und weiterer Fachbereiche. Digitalisierung ist aufgrund der Innovationsdichte ein kontinuierlicher, stark projektgetriebener Prozess unter Einbeziehung aller Bereiche.

Patient:innenorientierung

Das Krankenhaus ist gefordert, die/den Patient:in als Mensch und mündige:n Mitgestalter:in der eigenen Therapie zu verstehen. Insbesondere auch deshalb, da der/die Patient:in aus seinem privaten Umfeld über immer mehr Informations-, Zugriffs- und Beteiligungsmöglichkeiten in Bezug auf seine Erkrankung verfügt. Vielfach will er selbstbestimmt Einfluss auf seinen Behandlungsprozess nehmen.

Digitalisierung kann hier zu einer erhöhten Patient:innensicherheit, z. B. durch durchgängige Informationsflüsse, führen.

Mitarbeiter:innenorientierung

Das Krankenhaus als Arbeitgeber ist gefordert, Mitarbeiter:innen in den Veränderungsprozess, der mit der Digitalisierung verbunden ist, mit einzubeziehen und eine Beteiligung zu ermöglichen. Durch die Digitalisierung kann die Mensch-zu-Mensch-Interaktion gefördert werden, z. B. durch Entlastung, einfachere Dokumentation und durchgängigere Informationsflüsse.

Prozessorientierung

Digitalisierung erlaubt einen durchgängigen Informationsfluss. Voraussetzungen hier sind, dass Prozesse kooperativ, transparent und durchgängig etabliert sind. Ein bereits bestehender, schlechter analoger Prozess wird als Ergebnis immer auch einen schlechten digitalen Prozess hervorbringen.

Das Innovation Engineering initiiert somit einen Innovationsprozess, welcher sämtliche Bereiche des Bestandskrankenhauses mit einbezieht, wie nachfolgend skizziert (▶ Abb. 4).

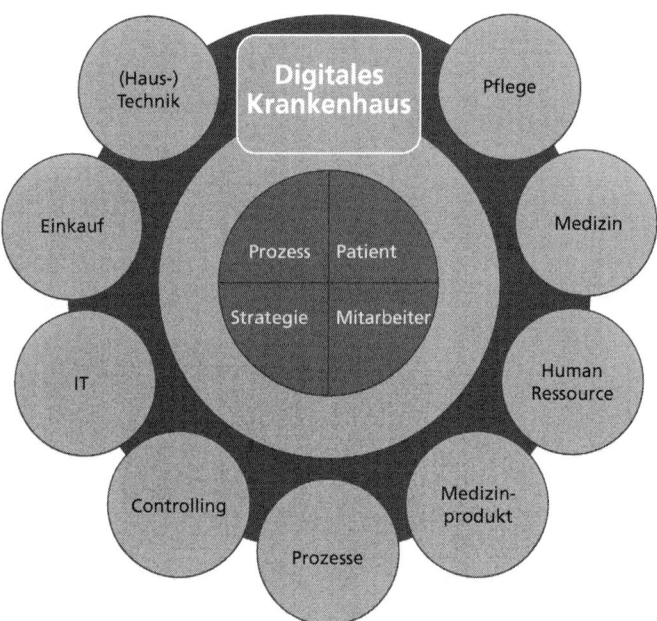

Abb. 4: Das digitale Krankenhaus mit multiperspektivischer Sicht (nach Burmann u. a. 2019)

2.2.7 Fazit

Die Ansätze der Industrie zu einer Prozessdigitalisierung auf dem Weg zu Industrie 4.0 bieten, unter Berücksichtigung entscheidender Unterschiede der betrachteten Domänen, auch für den Bereich Krankenhaus Optionen und Chancen, den spezifischen Anforderungen des Gesundheitswesens besser begegnen zu können. Diese Chancen zu identifizieren und erfolgreich zu nutzen ist die Herausforderung eines einem wachsenden Kostendruck unterliegenden Sektors. Modelle können komplexe Wirkzusammenhänge abstrahieren, Referenzmodelle Orientierung in der Organisationsgestaltung innerhalb dieser Zusammenhänge geben, während Reifegradmodelle Aufschluss über den Entwicklungsstand einer Organisation oder eines Prozesses geben können. Da das Krankenhaus mehr von kulturellen und organisationalen Faktoren abhängt als ein produzierendes Unternehmen, bedarf es hierfür einer domänenspezifischen Modellierung mit Fokussierung dieser Dimensionen, wie das hier vorgestellte Digital Health Maturity Model.

Ein punktuelles Benchmarking auf Basis der Datenintegration eines Krankenhauses vernachlässigt den Einfluss menschlicher und strategischer Dimensionen in Bezug auf die Fähigkeit zur Gestaltung der Digitalisierung eines Hauses. Daher haben wir zur Erfassung der digitalen Reife von Krankenhäusern drei Kernbereiche identifiziert, die im Zusammenspiel Aufschluss über den Status Quo geben. Dies umfasst die spezifischen Rahmenbedingungen und daraus resultierende Zielsetzungen eines Hauses, die Digitalisierungsdimensionen mit konkretem Prozessbezug und der Erhebung des implementierten Stands der Technik, sowie das Change-Management und damit die Fähigkeit eines Hauses, die Notwendigkeit für zukünftige (Prozess-)Änderungen zu erkennen und diese auch herbeizuführen. Das Digital Health Maturity Model kann in einem systematischen, partizipativen Prozess »Zukunftswerkstatt digitales Krankenhaus« ein systematisches Innovationsmanagement unterstützen.

Literatur

Ayat M & Sharifi M (2016). Maturity Assessment of Hospital Information Systems Based on Electronic Medical Record Adoption Model (EMRAM) – Private Hospital Cases in Iran. International Journal of Communications, Network and System Sciences 9(11), pp. 471–477. https://doi.org/10.4236/ijcns.2016.911038

Bredehorn T, Deiters W, Dragon D, Hintze M, Kaffka-Cevani V, Meister S, Moll B, Raida A & Wibbeling S (2017). Das Krankenhaus der Zukunft: Von der Gegenwart in die Zukunft (2. Aufl.), Dortmund: Verlag Praxiswissen.

Bundesministerium für Justiz (2020). Krankenhauszukunftsgesetz – KHZG: Gesetz für ein Zukunftsprogramm Krankenhäuser. Drucksache 19/22126, Bundesgesetzblatt Jg. 2020 Teil I, Nr. 48.

Burmann A, Brinkkötter N, Fischer B & Meister S (2019). Das Digitale Krankenhaus: Online-Erhebung, Handlungsbedarf, Roadmap. Düsseldorf: Krankenhausgesellschaft Nordrhein-Westfalen e. V. Online verfügbar unter www.das-digitale-krankenhaus.nrw (letzter Zugriff: 13.07.2023).

Burmann A, Deiters W & Meister S (2021). Digital Maturity of Hospitals in Practice: A Qualitative Design-Approach. In: Rowe F, El Amrani R & Limayem M (Eds.), Twenty-Ninth European Conference on Information Systems (ECIS 2021), p. 1076.

Burmann A, Deiters W & Meister S (2019). Digital Health Maturity Index: Analyse des Digitalisierungsgrades im Krankenhaus. In: Pfannstiel MA, Da-Cruz P & Mehlich H (Hrsg.) (2019). Digitale Transformation von Dienstleistungen im Gesundheitswesen VI. Wiesbaden: Springer Fachmedien Wiesbaden, S. 3–18.

Burmann A & Meister S (2021). Practical Application of Maturity Models in Healthcare: Findings from Multiple Digitalization Case Studies. In: Proceedings of the 14th International Joint Conference on Biomedical Engineering Systems and Technologies. SCITEPRESS – Science and Technology Publications, pp. 100–110.

Deiters W, Burmann A & Meister S (2018). Digitalisierungsstrategien für das Krankenhaus der Zukunft (Strategies for digitalizing the hospital of the future). In: Urologe 57: 1031–1039. https://doi.org/10.1007/s00120-018-0731-2

Healthcare DENMARK (2020). New Hospital Construction – Future Hospitals in Denmark. Sustainable Hospitals, Odense.

Humphrey WS (1988). Characterizing the software process: a maturity framework. In: IEEE Software 5(2), pp. 73–79. https://doi.org/10.1109/52.2014

Kickbusch IS (2001). Health literacy: addressing the health and education divide. Health Promotion International 16(3), pp. 289–297. https://doi.org/10.1093/heapro/16.3.289

Klinedinst J & Wolf H (2022). The Handbook of Continuing Professional Development for the Health Informatics Professional. New York: Productivity Press.

König V, Thölen F, Burmann A & Meister S (2020). Der digitale Reifegrad: Zum Krankenhauszukunftsgesetz: Erfahrungen aus dem Clinotel Krankenhausverbund. In: Das Krankenhaus 10/2020, 866–869.

Kolukısa Tarhan A, Garousi V, Turetken O, Söylemez M & Garossi S (2020). Maturity assessment and maturity models in health care: A multivocal literature review. DIGITAL HEALTH 6. https://doi.org/10.1177/2055207620914772

Meister S, Burmann A & Deiters W (2019). Digital Health Innovation Engineering: Enabling Digital Transformation in Healthcare: Introduction of an Overall Tracking and Tracing at the Super Hospital Aarhus Denmark. In: Urbach N & Röglinger M (Hrsg.) (2019). Digitalization Cases, vol 55. Cham: Springer International Publishing, pp. 329–341.

Schuh G, Anderl R, Dumitrescu R, Krüger A & ten Hompel M (2017). Industrie 4.0 Maturity Index: Die digitale Transformation von Unternehmen gestalten (acatech Studie). München: utzverlag.

Universität St. Gallen (2021). Instrument zur Evaluierung des Reifegrades der Krankenhäuser hinsichtlich der Digitalisierung: DigitalRadar Krankenhaus Konsortium. Health Economics, Management and Policy.

2.3 Digitale Innovationskompetenz: Herausforderung nicht nur für pflegerische Führungskräfte

Ulrike Höhmann, Daniela Schmitz

Der Beitrag begründet konzeptionelle Merkmale einer gestaltungsorientierten Innovationskompetenz, die (vorrangig) Pflegemanager:innen befähigt, Passungen zwischen digitalen Innovationen und der Sinnkohärenz des fachlich-inhaltlichen Berufsverständnisses der professionell Pflegenden herzustellen. Im Blick liegen Technologien, die inhaltliche Auswirkungen auf die Berufspraxis der Pflegekräfte haben und bei deren Anschaffungen/Einführungen Pflegemanager:innen und Mitarbeitende der Pflege beteiligt sind. All diese Technologien sind durch ihre »datensetzende Macht« (Popitz 1968) gekennzeichnet, mit der sie Einfluss auf das Proprium des Berufs ausüben. Vor diesem Hintergrund fokussiert der Beitrag den besonderen Stellenwert der professionellen Kompetenz, Passungen zwischen einrichtungsbezogenen Zielen und Praxisbedingungen, dem professionellen Handlungskern sowie den Problemlösungen durch die neue Technologie systematisch durch konzeptionell begründete Gestaltungsaktivitäten herbeizuführen (Höhmann u. a. 2018).

2.3.1 Digitalisierung als diffuses Versprechen

Digitalisierung in der Pflege erscheint zunächst als diffuser Modebegriff, der je nach Kontext andere Assoziationen eröffnet. Digitale Technologien sollen meist die bestehende *Praxis verbessern*, die manuell-praktische ebenso wie eine organisatorisch-planerische, kommunikative oder hermeneutische Performanz, oft verbunden mit physischer oder psychischer Entlastung, Zeitersparnis und Fehlervermeidung. Das Entlastungsziel kann aber durchaus als Einengung oder Entmündigung erlebt werden, wenn die Passungen sowie die Bedingungen zur Kontrolle und Steuerung digitaler Technologien nicht ausreichen (Höhmann u. a. 2016a, 2018; Wiegerling 2014; Adami-Burke u. a. 2016; Friesacher 2010).

Eine sinnkohärente Technikeinführung ist mit komplexen Anforderungen verbunden (Degele 2002; Hülsken-Giesler 2010; Dehnbostel 2005; Staudt und Kriegesmann 2001; Schwarz 2015; Meissner 2021; Zerth u. a. 2021). Die Vielfalt digitaler Anwendungen ist hoch (Hielscher u. a. 2015; Friesacher 2010). Sie reicht von eher unterstützend assistiven bis hin zu (teil-)ersetzenden Funktionen bei Technologien, die erstens Form, Inhalt und Intensität pflegerischer Beziehungen mit Patient:innen *direkt* (mit-)prägen, wie z. B. körpernahe Alarmsysteme, Datensammlungstools, kommunikationsgestaltende Anwendungen, wie Scheinelemente, aber auch fachliche Handlungsanleitungen, wie eingespielte Standards in Augmented-Reality-Brillen, etc. Zweitens gilt dies für die Gruppe der Managementtools, die die Pflege-Patient:innen-Beziehung *indirekt, rahmensetzend* beeinflussen, wie z. B. digitale Dokumentations- oder Bestellsysteme, Patientenpfade, robotische Materialwagen etc.

So versteht der Beitrag pflegebezogene Digitaltechnologien als »Möglichkeitsraum« (Schadt 2021, S. 165) mit der Eigenschaft, *Inhalte der Pflegearbeit, zu verändern und zu verlagern*, bis hin zur Verobjektivierung des/der Patient:innen bzw. zur (Teil-)Entkörperlichung von Tätigkeiten (Manzei 2011). Nur selten wird die Bedeutung konkreter Inhaltsverschiebungen pflegekonzeptionell diskutiert. Gemeinhin bleibt offen, welche neuen Praktiken welche alten Praktiken wie ablösen sollen und welche Konsequenzen sich daraus für welche Berufsaufgaben und das Berufsverständnis ergeben.

Übergeordnet ergibt sich daraus, dass *digitale Innovationskompetenz als reflexive Gestaltungskompetenz zu verstehen* ist (Schön 1987), die Chancen auf Produktivitätssteigerung, physische oder psychische Entlastung den Risiken konzeptioneller

Berufsentkernung und Entfremdungserleben gegenübergestellt und Innovationen *sinnkohärent zum fachlich-inhaltlichen Berufsverständnis der Pflegeberufe gestaltet.*

Anhand folgender Grundsatzfragen können Innovationsverantwortliche die Auswirkungen und potenziellen Bedeutungsverschiebungen von Kerntätigkeiten z. B. durch die verschiedenen digitalen Technologien in einem ersten Anlauf reflektieren (vgl. Höhmann u. a. 2016):

I. Welche *neuen* Arbeiten können im Vorfeld oder Nachgang der eigentlich »sparsamer« konzipierten digitalisierten Tätigkeit entstehen?
II. Wie zeit- und personalintensiv, anspruchsvoll, konfliktträchtig, sinnkohärent o. ä. sind diese neuen Zusatzarbeiten im Verhältnis zu den neuen digitalisierten Arbeiten?
III. Geht mit neuen Arbeitsinhalten und -abläufen ggfs. ein Verlust, ein Gewinn oder eine Verschiebung sinnkohärenter Arbeiten einher?
IV. Welche Bedeutung haben – gerade bei komplexen Anwendungen – die genannten inhaltlichen Schwerpunktverschiebungen, vor allem wenn dies als Abschmelzen »*alter*« Tätigkeiten erlebt wird?
V. Welche Umlernprozesse für die professionelle Sinnkohärenz »neuer« Tätigkeiten sind erforderlich?
VI. Wie kann das Neue pflegekonzeptionell und identitätsstiftend sinnkohärent in bestehende und neue Arbeitsprozesse eingebettet werden?
VII. Wie lassen sich Arbeitsverdichtung, Entfremdung oder Stress z. B. beim Zuwachs neuer, ggfs. »fachfremder« Aufgaben vermeiden?

Im »Notstandsbereich Pflege« sind dringend explizite Konzepte erforderlich, die Pflegenden die Chance eröffnen, die durch digitale Lösungen neu »gewonnene« Zeit, Kraft etc. sinnkohärent zu nutzen, gerade angesichts der personellen und ökonomischen Restriktionen. Teile der immer wieder berichteten Technikskepsis insbesondere älterer Pflegender sind auch vor diesem Hintergrund zu interpretieren. Solange Digitalisierungsversprechen zudem vorrangig als Weg zur Erschließung von Effizienzreserven begründet werden (Hodek 2021; Freund und Rupp 2017; Bündnis Digitalisierung der Pflege 2020), ohne gleichzeitig professionell *identitätsstiftende* »*Umnutzungskonzepte*« anzugeben, verdecken sie längerfristig die fehlende Lösung sozialer Probleme und drohen, dann als Brandbeschleuniger für eine Berufsunzufriedenheit zu wirken.

2.3.2 Digitale Innovationen als »datensetzende Macht« für eine neue soziale Praxis

Eine Rhetorik der Versprechungen sich automatisch einstellender positiver Innovationseffekte vernachlässigt, dass Eigenlogiken und »Sachgesetzlichkeiten« digitalisierter Arbeitstechnologien pflegerische Interaktionsbeziehungen zu Patient:innen in ein neues Gehäuse mit oft vermindertem personalen Handlungsspielraum und entpersonalisiertem Blick auf die Patient:innen zwingen (Ethikrat 2016).

Neue Bedingungen der Arbeit durch »datensetzende Macht«

Vor allem Popitz (1968) weist früh auf dieses zentrale Merkmal technologischer – und damit auch digitaler – Innovationen hin:

Unter analytischer Perspektive nennt er diese konsequenzenreiche Eigenschaft die »datensetzende Macht« von Technik und begründet ihre deterministische (Rammert 2007) Macht der Bedingungsgestaltung. Das meint ihre Auswirkungen auf die Bündel rahmensetzender Eigengesetzlichkeiten, ihre Anwendungsbedingungen und damit verbundene soziale und technische Rückwirkungen auf die Einpassungsnotwendigkeit professioneller Handlungen. So modifizieren z. B. vorgegebene Dokumentationskategorien die Gesprächsinhalte, Alarmsysteme fokussieren die Aufmerksamkeit auf den Signalton, nicht auf die Person (Grote-Janz und Weingarten 1983; Manzei 2011) Behandlungspfade steuern Interventionsprioritäten und Zeitkontingente, ordnen die Reihenfolge von Handlungen, Scheinelemente oder Körperüberwachungstechnologien steuern die räumliche und körperliche Nähe, beeinflussen Emotionen, Kommunikationsstrategien und die Unmittelbarkeit der Interaktion im sozio-technischen System zwischen Patient:innen und Pflegenden. In dieser fast unbemerkten inhärenten Sachgesetzlichkeit prägen digitale Anwendungen pflegerische Kerntätigkeiten, das Berufsverständnis und die Muster professioneller Unsicherheitsbewältigung. *Sie erschaffen einen neuen Rahmen für Pflegehandlungen.*

Um diesen neuen Rahmen sinnkohärent zu gestalten, sind gestaltungsbezogene berufliche Innovationskompetenzen erforderlich, die Passungsfragen insbesondere in den folgenden Bereichen in den Blick nehmen:

Ziel- und Eignungsüberprüfung der neuen Technologie, notwendige Rahmenbedingungen zur Umsetzung und strukturelle »Sachgesetzlichkeiten« der Technik reflektieren

Leitungsverantwortliche und fachliche Umsetzer:innen sollten das angestrebte Ziel, die Anwendungsbedingungen und zum Erreichen notwendige personelle und organisatorische Rahmenbedingungen sowie erwartbare »Dysfunktionalitäten« aktiv reflektieren. Das schließt ein, zu enge Corsagen der »Sachgesetzlichkeiten« oder zu diffuse Ziele der neuen Technik zu erkennen und auf Bedingungen und Verfahren für inhaltlich sinnkohärente Ausformungschancen einer professionellen Fachlichkeit der Pflegenden (Grote-Janz und Weingarten 1983) hinzuwirken.

Professionelle Handlungsstrukturierung durch Technik, neue Arbeitsabläufe, konzeptionelle Bedeutung und dysfunktionale Handlungsanreize, Passungsaktivitäten und reversible Erprobungen reflektieren

Konkret gilt es, bei digitalen Anwendungen (z. B. Pflegedokumentation) die neuen handlungsstrukturierenden Rahmenbedingungen, wie Vor- und Nacharbeiten, Folgen für die Form neuer Arbeitsvollzüge (Anamnesegespräche) zu erkennen, diese (kollegial) zu reflektieren, deren praktische und konzeptionelle Bedeutung (zu viele abrechnungsrelevante Kategorien) abzuwägen, Erprobungen (zu Handling, Umsetzungsbedingungen, Handlungsanreizen) zu organisieren, Modifikationen der eigenen Praxis (Rahmenbedingungen, Abläufe, Qualifizierung), aber auch der Technologie (Veränderung von Kategorien, andere Geräte) einzuleiten, um das praktische und konzeptionelle Ziel erreichen zu können.

Zur Vermeidung von Qualitätsverlusten die professionelle Kompetenz zur Zielbestimmung und im Umgang mit Technologie sichern, Eingriffe in digitale Pfade ermöglichen, Kompetenz zum Fehlerausgleich in Teams stärken

Ursprünglich zur Fehlervermeidung eingesetzte digitale Verfahren erzeugen oft neue, kaum beeinflussbare Fehler (Sennett 2005) und damit neue Qualitätsverluste. Neben einer zuverlässigen Kompetenzsicherung bei allen Anwender:innen zum Verstehen und zum praktischen Umgang mit der Technologie sind Passungsprobleme des Einzelfalls, aber auch fehlende Eingriffsmöglichkeiten der Anwender:innen in automatisierte Leistungsprozesse zu überprüfen. Dazu gilt es, die in analogen Prozessen alltäglich praktizierten »Korrektur- und Ausgleichshandlungen« der Professionellen im Vorfeld der Digitalisierung zu identifizieren, um

- »naturwüchsig« auftretende Fehler in komplexen Abläufen (z. B. Datum bei Unterschrift für Bestellung vergessen) zu vermeiden und ebenso
- die professionellen Kompetenzen des Teams zu stärken, diese beheben zu können (z. B. selbst ausfüllen etc.) und
- Korrekturoptionen durch Passungsanforderungen zu eröffnen.

Dies erscheint zentral, leiden doch gerade qualifizierte und engagierte Beschäftigte unter ihrer Ohnmacht, in automatisierte Leistungsprozesse nicht mehr bedarfsgerecht eingreifen zu können. Sie entwickeln Fatalismus der unbeeinflussbaren defizitären Qualität des »Systems« gegenüber und geben ihre ehemalige professionelle Eigenverantwortung an das System ab. Auf Dauer verdämmern bei älteren Beschäftigten Kompetenzen zum prozessualen Mitdenken und für notfallmäßige Ausgleichshandlungen; jüngere können sie erst gar nicht erwerben. Gefühle der eigenen Nichtzuständigkeit und Machtlosigkeit steigern Entfremdungsreaktionen und Gleichgültigkeit dem jeweiligen Arbeitsergebnis gegenüber, mit allen negativen Folgen (Dreitzel 1980; Höhmann u. a. 2018; Adami Burke u. a. 2016 etc.).

Pflegekonzeptionelle Leerstellen füllen, Kompetenzen zu Selbstorganisation und kritischem Reflektieren aller Beteiligten stärken

Vor diesem Hintergrund erfordert eine gestaltungsbezogene digitale Innovationskompetenz auch, bisher evtl. überdeckte oder neu entstehende pflegekonzeptionelle Leerstellen aktiv zu füllen, die nun wie unter dem Brennglas sichtbar werden. Notwendig sind pflegeinhaltliche und organisationale Antworten auf pflegefachliche und ethische Einordnungserfordernisse der neuen Technologien und ihrer Eigendynamiken. Dies ist zu verbinden mit einer systematischen Kompetenzaktivierung der Beschäftigten, um gemeinsam auf eine sinnkohärente Gestaltung neuer Situationen im Arbeitsalltag hinzuwirken. Nur so lässt sich der Zumutung eines »sich alleine durchwursteln Müssens« (Adami-Burke u. a. 2016) sowie der damit oft verbundenen dysfunktionalen Unsicherheitsbewältigung, nämlich durch selbstgestrickte, immer engere Handlungsverregelung Qualität weiterhin aufrechtzuerhalten, damit jedoch – unbeabsichtigt – weitere Entfremdungsspiralen mit Gegenreaktionen und Qualitätsverlusten in Gang zu setzen, entgegenwirken (Höhmann u. a. 2010; Sennett 2005; Adami-Burke u. a. 2016).

Digitale Innovationen als soziale Innovationsprozesse gestalten

Die Komplexität der bei technischen Innovationen zu berücksichtigenden Faktoren macht sie zu komplexen *»sozialen Innovationsprozessen«* (Howaldt und Schwarz 2010). Diese müssen in Rechnung stellen, dass ein neues sozio-technisches System, als Mensch-Mensch-Maschine-System, im Wirkungsviereck von Organisation, Technik, Professionellen und Patient:innen/Angehörigen steht und mit diesen Wechselwirkungen pflegekonzeptionell und praktisch in den Berufsalltag einzubetten ist.

Daraus ergeben sich weitere Kompetenzanforderungen zur aktiven Gestaltung: *Den Innovationsprozess in der notwendigen Komplexität systematisch als transparenten Entwicklungsprozess gestalten und überprüfen,* wie z. B. anhand einer Systematik von Rogers (2003). Ausgangspunkt ist die Begründung der Eignung der digitalen Neuerung. Auf dieser Basis sind gezielte Lern- und Organisationsprozesse einzuleiten, als Voraussetzung dafür, dass die eigentliche technische Innovation (z. B. digitale Dokumentation) als neues Arbeitsmittel die Erfüllung eventuell neuer Aufgaben (erweiterte Informationserfassung und Weitergabe an weitere Versorgungsbeteiligte) sinnkohärent ermöglicht. Rahmenbedingungen des Arbeitsfeldes (Ziele, Strukturen, Prozesse, Personal etc.), die erst die inhaltlich-soziale Einbettung der neuen Praktiken ermöglichen, müssen dabei ebenso wie Einpassungsaktivitäten zwischen Arbeitsfeld und neuer technischer Lösung im Prozess reflektiert und vorangetrieben werden.

»Mimetische Außensteuerung« bei der Anschaffung von Neuerungen vermeiden. Untersuchungen mit (neo-)institutionalistischer (Di Maggio u. a. 1991; Hasse und Krücken 1999; Höhmann u. a. 2018, Vogd u. a. 2017) Organisationsperspektive zeigen, wie schnell verantwortliche Führungskräfte bei der Auswahl und Einführung von Neuerungen Problemlösungen erfolgreicher Einrichtungen nachahmen. Zeitdruck bei Entscheidungen, Distanz zur Innovation und vor allem fachliche Unsicherheit befördern dieses Muster und vermitteln die Hoffnung, damit ebenfalls erfolgreich auf der sicheren Seite zu sein. Dabei werden jedoch zu selten die Ziele, Werte und Bedingungen des eigenen Umfelds hinreichend beachtet oder dafür aktiv Passungen entwickelt. So verursachen solche »Nachahmungen« aufgrund einmal eingestellter Ablaufkorridore oft ärgerliche Mismatches, die den Grundstein von Akzeptanz- oder Kohärenzproblemen bis hin zum Scheitern legen.

Dazu benötigen Führungskräfte insbesondere Kompetenzen zur Ambiguitätstoleranz bei der rollenbezogenen Unsicherheitsbewältigung, fachliche Analyse- und Begründungskompetenzen, Mut, Kooperations- und Aushandlungskompetenzen sowie einen klaren Wertbezug, um sich der reflexhaften Übernahme von Best-Practice-Modellen zu entziehen. Da in dieser Gemengelage meist deutlich wird, dass digitale Innovationen im Pflegebereich, als Mensch-Mensch-Maschine-System, kaum entlang von Kostenkriterien zu bemessen sind, ist hier sowohl Mut zu konzeptionell kohärenten realitätsbezogenen Wertentscheidungen vonnöten als auch Fachkompetenzen, um konzeptgesteuerte, fachlich-inhaltliche Kosten-Nutzen-Bewertungen zu erstellen.

Nicht nur eigene prozesshafte, fachliche Reflexions- und Gestaltungskompetenzen aktivieren und stärken, sondern auch die der Mitarbeiter:innen, um nachhaltige Organisationswirkung zu erzielen. Im besten Falle kann so eine exemplarisch stimulierende Arbeitspraxis entwickelt und etabliert werden (Dehnbostel 2008; Pundt und Nerdinger 2012; Rauner 2007). Organisationsverantwortliche können darüber hinaus durch Personalentwicklungsoptionen zur Stärkung und Umsetzung von *Selbstorganisation und Reflexive-Practice eine kulturprägende Wirkung* für alle komplexen Entscheidungsprozesse im Arbeitsalltag auslösen. Aktivitäten der Personal-, Team- und Organisationsentwicklung sind inhaltlich zu verbinden

2.3.3 Bausteine für ein Praxiskonzept zur Stärkung digitaler Innovationskompetenz im Arbeitsprozess

Im Folgenden werden drei Grundbausteine eines erprobten Praxiskonzepts (Höhmann u. a. 2018) skizziert, die oben beschriebene gestaltungsbezogene digitale Innovationskompetenzen spürbar stärken. Damit werden merkmalstheoretische Kompetenzmodelle (z. B. Hardt 2011) überschritten. Hier wird demgegenüber die Einführung und Umsetzung digitaler Innovationen explizit als inhaltlich prozesshaft zu gestaltende, systematische reflexive Integrationsaufgabe von Passungen zwischen alten und neuen Arbeitsinhalten, -formen und -bedingungen gesehen, die es nach professionellen Kriterien sinnkohärent zu gestalten gilt. Dabei stehen Kompetenzerfordernisse zur passgenauen Gestaltung von insbesondere drei Bausteinen im Mittelpunkt: 1. zur Orientierung an einem sinnfälligen prozessualen, aufgabenbezogenen Innovationsmodell, 2. für ein entwicklungsoffenes Verständnis beruflicher Kompetenzen und 3. zur Umsetzung eines weitgehend selbstorganisierten Kompetenzaktivierungskonzepts im Rahmen eines arbeitsprozessintegrierten Reflexive-Practice-Prozesses. In ihrem Zusammenspiel stößt die Umsetzung dieser drei Bausteine nicht nur eine personale Kompetenzstärkung an, sondern trägt auch dazu bei, den Einsatz reflexiver Gestaltungskompetenzen der eigenen Arbeit gegenüber auf den verschiedenen Organisations- und Hierarchieebenen zu veralltäglichen und so einen Beitrag zur Entwicklung einer reflexiven Organisationskultur zu leisten (Höhmann u. a. 2018).

Aufgabenbezogenes Innovationskonzept

Die inhaltlichen Kompetenzanforderungen an Führungskräfte und Mitarbeitende werden hier als schrittweise zu bearbeitende Fragestellungen entlang eines praxisorientierten, aufgabenbezogenen Innovationsmodells (Rogers 2003) systematisch verortet und exemplarisch skizziert.

Auch wenn pflegerische Führungskräfte und vor allem Mitarbeitende nicht immer bei allen Innovationsschritten gleich intensiv beteiligt sind, so sind sie es doch regelhaft in ihrem Arbeitsalltag an den praktisch besonders passungsintensiven Schritten des »Matchings« (Passung der neuen Technik zur angestrebten Problemlösung) und des wechselseitigen »Redefinings/Restructurings«. Damit werden zwei Modifikationsebenen der fortlaufenden wechselseitigen Herstellung von Passung zwischen Technologie und Arbeit angesprochen: zum ersten das »Redefining« – damit sind die Veränderungsnotwendigkeiten an der Technik angesprochen, um sie in die eigenen Arbeitsziele und -abläufe sinnkohärent einbauen zu können – und zum zweiten das »Restructuring« – damit ist die Ebene des Arbeitsbereichs angesprochen – und dabei die Frage zu klären: Was muss an den eigenen Arbeitszielen, Arbeitsbedingungen oder Arbeitsabläufen verändert werden, um die Technik sinnkohärent einsetzen zu können? Im Herstellen von Adaptionen in diesen Bereichen entfaltet sich ein wesentlicher Teil der Innovationskompetenz. So werden im Rahmen einer gestaltungsorientierten digitalen Innovationskompetenz beispielhaft die folgenden Passungsfragen im Prozess der Innovation bearbeitet (▶ Abb. 5).

Dieser entlang von Aufgaben systematisierte Innovationsprozess verweist auf zentrale übergeordnete Schwerpunkte digitaler Innovationskompetenzen, nämlich:

- den beschriebenen »*Erwartungsdruck von anderen Akteuren aus der Umwelt*« und die damit verbundenen Konformitätserwartungen bei Anschaffungsentscheidungen als solche wahrzunehmen, zu reflektieren und vor dem Hintergrund der eigenen professionellen Ziele und Werte zu relativieren;
- bei Neuerungen am eigenen Arbeitsplatz (und dem der Mitarbeiter:innen!) die *Zielgenauigkeit und Passung der avisierten Neuerung* erstens zu identifizieren, zweitens Mismatches zu erkennen und drittens zielgerichtete Passungsaktivitäten einzuleiten. Passungen der Neuerungen sind insbesondere in vier Bereichen anzustreben:
  a) zu den eigentlichen Zielen der Innovation und den Zielen, Werten und Rahmenbedingungen der professionellen Arbeit in der Einrichtung und dem eignen Arbeitsbereich,
  b) Passungen zum eigenen professionellen Arbeitsverständnis und berufsfachlichen Vorstellungen,
  c) Passungen zum angestrebten Umgang mit den Klient:innen/Patient:innen sowie
  d) Passungen zwischen wenig beeinflussbaren Anwendungszielen und Umsetzungsbedingungen der neuen Technik in der Einrichtung und den wenig beeinflussbaren Merkmalen und Eigendynamiken der neuen Technologie.

2 Innovationsfähigkeit und -bereitschaft in Einrichtungen der Gesundheitsversorgung

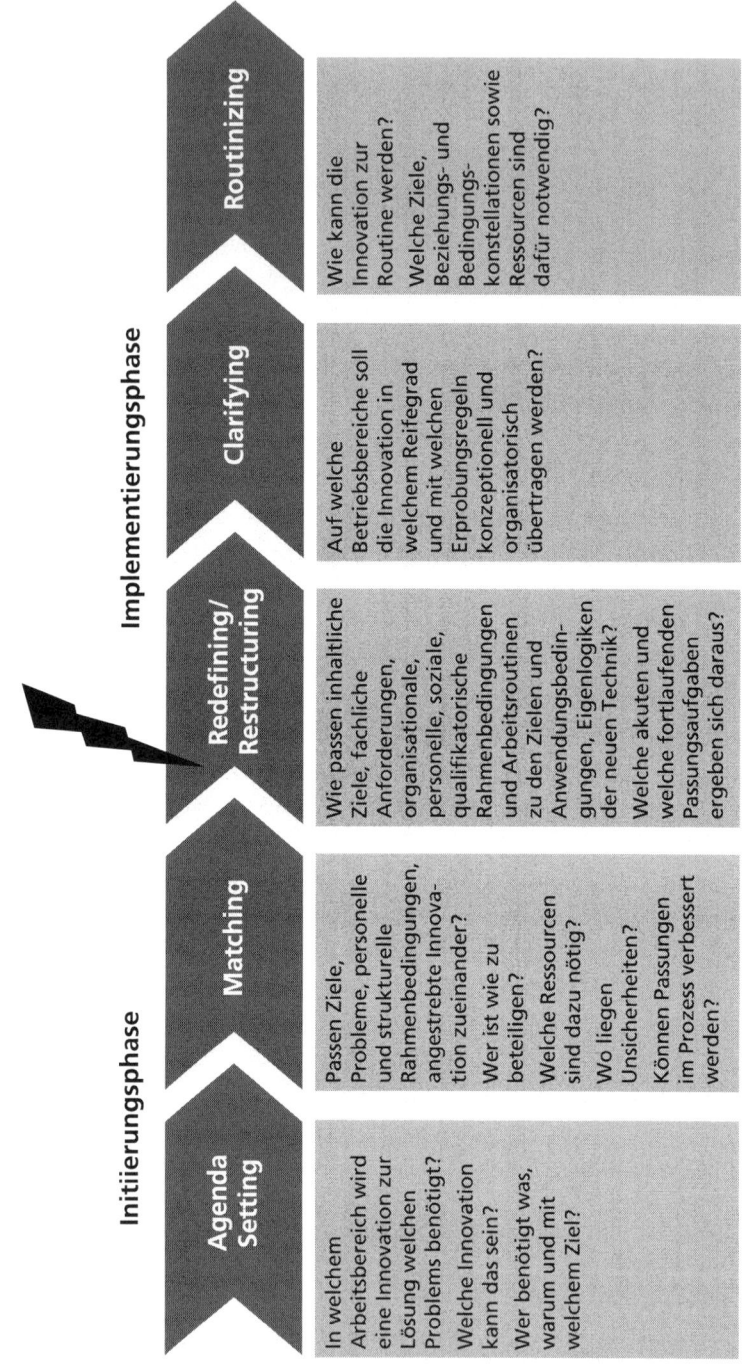

Abb. 5: Systematisierter Innovationsprozess (in Anlehnung an Rogers 2003)

Der zweite Grundbaustein umreißt das Kompetenzverständnis.

Entwicklungsoffene berufliche Kompetenzstärkung mit Hilfe eines Anforderungs-Ressourcen-Abgleichs

Zur Umsetzung dieses aktiv gestaltungsbezogenen Verständnisses von digitaler Innovationskompetenz erfordern die in Abbildung 5 skizzierten Hauptaufgaben die oben angesprochene Synthese eines breiten Sets beruflicher Schlüsselkompetenzen: fachliche, sozial-kommunikative, personale und aktionsorientierte Methodenkompetenzen (Höhmann u. a. 2018), wie sie z. T. auch für einen transformationalen Praxis- und Führungsstil gefordert werden. Zentral sind jedoch darüber hinaus übergeordnete Fähigkeiten, insbesondere für Führungskräfte, wie

- Neugierde,
- fachliche konzeptionelle Begründungsfähigkeit,
- Angstfreiheit und Ambiguitätstoleranz im Umgang mit Außendruck,
- lösungsorientierte, hierarchie- und berufsgruppenübergreifende Aushandlungsbereitschaft und -kompetenz,
- Kompetenz, um notwendige Passungsdimensionen bei einer digitalen Innovation zu erkennen und notwendige Passungsaktivitäten auf den verschiedenen Dimensionen einzuleiten und zu monitoren,
- Motivation und Kompetenz zu wertgebundenem, systematischem und reflexivem Handeln,
- Selbstorganisationskompetenz,
- ein gut ausgeprägter Sense of Coherence (Antonovsky 1997) etc.

Es ist nicht erwartbar, dass Personen all diese Kompetenzen mühelos in sich vereinen und sofort einsetzen können. Der formulierte Anspruch versteht sich als Ziel, auf das die Personen systematisch und persönlich in je eigenem Tempo, mit je eigenen – zu identifizierenden – Schwerpunkten gezielt hinarbeiten können. Das vorliegende Konzept grenzt sich damit vom klassischen »Lehren« von Kompetenzen ab (Übersichten in Erpenbeck und von Rosenstiel 2007). Es setzt zur Kompetenzaktivierung vielmehr auf stimulierende Ermöglichungsstrukturen zur aktiv geforderten Bearbeitung der oben beschriebenen Aufgaben und Fragen, auf strukturierende Formate zur Unterstützung eines systematischen Vorgehens und allenfalls auf motivierende Anleitung und Unterstützung im Arbeitsbereich. Die Identifikation eigener Kompetenzen und weiterer Entwicklungsbedarfe zur Bewältigung der anliegenden Gestaltungsaufgaben in den einzelnen Innovationsschritten nehmen die Beteiligten dann entlang eines strukturierten, individuellen *Selbstreflexionsprozesses* vor allem selbst vor (Höhmann u. a. 2018). Dies geschieht anhand eines in der Arbeitswissenschaft genutzten Anforderungs-Ressourcen-Modells (▶ Abb. 6).

Für ihre je konkreten Aufgaben (z. B. die Überprüfung der Nützlichkeit neuer Dokumentationskategorien in der digitalen Pflegedokumentation) gleicht so die Person ihre systematisch wahrgenommenen

2 Innovationsfähigkeit und -bereitschaft in Einrichtungen der Gesundheitsversorgung

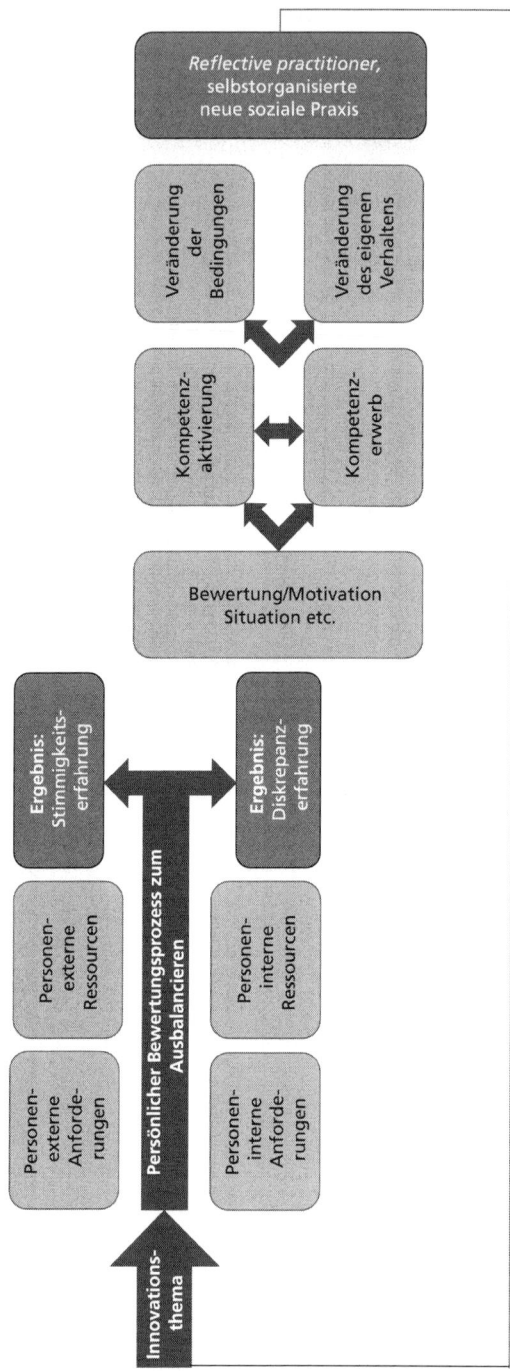

Abb. 6: Anforderungs-Ressourcen-Modell (in Anlehnung an Höhmann u. a. 2018, S. 36)

1. eigenen inneren und
2. äußeren Ansprüche gegenüber den
3. eigenen inneren fachlichen und berufsethischen Ansprüchen/Handlungs-/Entwicklungsmöglichkeiten und
4. den möglichen externen Ressourcen (z. B. Kolleg:innen)

am Arbeitsplatz ab. So wägt die Person in einem ganz persönlichen Bewertungsprozess diese vier Elemente gegeneinander ab und kommt dabei für sich zu aufgabenbezogenen Stimmigkeits- oder Diskrepanzergebnissen. Im Idealfall kann die Person ein für sich akzeptables Gleichgewicht herstellen, indem sie die inneren oder äußeren Stellschrauben verändert: Sie kann innere (z. B. Fachwissen aktualisieren, Begründungsfähigkeit oder Resilienz stärken) und/oder äußere Ressourcen (z. B. Kolleg:innen, Führungskräfte um Rat/Hilfe bitten) passgenau aktivieren und/oder innere (über Qualitätsmängel hinwegsehen) und oder externe (z. B. Hygienevorgaben nicht mehr befolgen, unvollständig dokumentieren) Ansprüche reduzieren.

Die mit dieser aktiven Bilanzierungssystematik gestärkte Kompetenz liegt darin, den richtigen Ort für die Unterstützung bei Über- oder Unterforderungen zu identifizieren und gezielt zu adressieren. Dabei geht es zum einen darum, ein in der Pflege gern zur Konfliktreduktion bemühtes Muster zu durchbrechen, nämlich externe Ansprüche mit überbordender Aktivierung innerer Ressourcen zu kompensieren, um Konflikten aus dem Wege zu gehen, wie z. B. in einem Entlastungsprojekt für Pflegekräfte geschehen, in dessen dysfunktionalem Resultat die Pflege neue Zusatzaufgaben, wie das Anhängen von Antibiosen und Vorfertigen von Entlassbriefen, übernehmen wollte, um dem kommunikativen Konflikt mit Ärzt:innen aus dem Weg zu gehen. Die Aktivierung eigener Ressourcen, indem mehr Arbeit und Ärger »hinuntergeschluckt« wird, erschien kurzfristig weniger belastend, als die Arbeiten dezidiert zurückzuweisen und neue Organisationsformen mit den Ärzt:innen auszuhandeln (Höhmann u. a. 2010). Zum anderen kann so die Scheu abgelegt werden, für Probleme, deren Lösung nicht im eigenen Handlungsbereich liegen, z. B. fachlich unsinnige Dokumentationskategorien zu verändern, die Notwendigkeit externer Unterstützungsressourcen (Leitung, Schulung, Änderungsauftrag an EDV-Firma) zu begründen und sachlich einzufordern. Nur so lässt sich der belastenden Brüchigkeit des eigenen »Durchwurschtelns« entfliehen. Mit diesem systematischen Anforderungs-/Ressourcenabgleich können sich Führungskräfte und Beschäftigte aktiv selbst qualifizieren, um gezielt und fachlich begründet konkrete externe Ressourcen zu aktivieren, ein professionelles Spannungserleben zwischen Anforderungen und Ressourcen bewusst und professionell angemessen zu balancieren und gezielt sinnstiftende Aushandlungsprozesse einzuleiten.

Der dritte Konzeptbaustein beschreibt methodische Umsetzungsmöglichkeiten im Berufsalltag.

Arbeitsprozessintegrierter strukturierter Reflexive-Practice-Prozess

Die Einübung und Routinisierung solch bilanzierender Reflexionsprozesse erfolgt strukturiert an einem relevanten Innovationsthema des Arbeitsalltags, wie der Einführung einer digitalen Pflegedokumentation. Dies geschieht soweit möglich in alltäglichen Arbeitsvollzügen, immer gestützt auf konkrete, anschauliche Erfahrungen, z. B. dem Handling der neuen Dokumentation, den neuen Anamnesekategorien, den Auslassungen etc. Damit dies gelingen kann, müssen die jeweils Vorgesetzen eine offene stimulierende Umgebung, das passende Setting und Anreize (Kommunikationsklima, Zeit, Umsetzungsplan etc.) dafür schaffen. Die strukturierte Bearbeitung und konkrete Reflexion der jeweiligen Themen lässt sich in den einzelnen Innovationsschritten methodisch unterschiedlich gestalten. Unabhängig davon, ob dies in Einzel-, Zweier-, Dreier- oder Gruppenformaten geschieht, wie z. B. mithilfe individueller Tagebücher, kollegialer Beratungen/Coachings, Feedback-Gesprächen, in Teamsitzungen, Führungskollegien oder einrichtungsbezogenen Ideen-Inkubatoren etc. (vgl. Übersicht über ca. 20 erprobte Formate in Höhmann 2018, S. 53–68, S. 147–196), kennzeichnet sie eine Gemeinsamkeit: Sie regen die beteiligte/n Person/en an, im Verlauf der einzelnen Innovationsschritte (▶ Abb. 6) die oben formulierten Hauptfragen für sich oder im Team zu bearbeiten, und zwar auf der Grundlage eigener oder gemeinsam vorgenommener Anforderungs-Ressourcen-Abgleiche. Dabei werden individuelle oder auch teambezogene Stimmigkeits- bzw. Diskrepanzwahrnehmungen identifiziert sowie die fortlaufende Planung und iterative Überprüfung konkreter Handlungen zur Problemlösung angeleitet. Mit diesem methodischen Vorgehen stärken die Beteiligten aktiv und selbst im Verlauf ihres Arbeitsprozesses ihre Kompetenzen zur aufgabenbezogenen Bewältigung der Innovationsaufgaben.

Eine solch *strukturierte Bilanzierung von Bedarfen, Handlungsplanungen und -anpassungen* sollte zumindest zu drei Zeitpunkten, vor (*reflection pre action*), während (*reflection in action*) und nach (*reflection on action*) jedem Innovationsschritt erfolgen. In diesem Zeitverlauf gewinnen die Beteiligten dann eigene Übersicht über Entwicklungserfordernisse, die Passgenauigkeit und Umsetzung ihrer Maßnahmen sowie deren Problemlösungsbeitrag. Dieser Abgleich von Situationsantizipation, -realisation und -evaluation macht Erfolge der eigenen Kompetenzstärkung, aber auch weitere Herausforderungen sichtbar und kann weitere Passungsaktivitäten anleiten.

Langfristiges Ziel dieses selbstorganisierten Kompetenzstärkungskonzepts ist es, eine im Arbeitsprozess regelhafte themenbezogene Reflexion in einen überdauernden, generalisierten Arbeitsstil zu überführen. So sollen im Laufe der Zeit verallgemeinerbare *Reflexions- und Critical-Thinking-Strategien* in veränderte Denk- und Bearbeitungsmodi von (nicht nur digitalen) Innovationen münden und *Kulturveränderungen* in den Einrichtungen einleiten und wiederum Strukturelemente stärken, die weitere Absicherungen einer sinnkohärenten Innovationsstrategie befördern.

Zentrale conditio sine qua non für dieses von der Personalentwicklung ausgehende Vorgehen ist ein aktiv stimulierendes Setting, das dem Umsetzungswillen der Führung entspringt, ebenso wie der unbedingte Vertrauensschutz der Person. Betriebsvereinbarungen müssen das absichern.

2.3.4 Fazit

Das skizzierte Konzept zur Aktivierung und Stärkung von Gestaltungskompetenzen der Pflege ist ambitioniert und wurde hier exemplarisch für digitale Innovationen skizziert. Ziel ist es, den Beschäftigten der Pflege – trotz aller hierarchischen Hürden und Ressourcenproblemen – konkrete Anhaltspunkte zu geben, aus einer oft selbstinszenierten Selbstbeschränkung und Passivität herauszutreten und sich aktiv in die Gestaltung der eigenen Arbeitsverhältnisse einzumischen. Dies ist nicht zu verwechseln mit einem zu kritisierenden Selbstoptimierungszwang. Hier geht es darum, fachlich begründungsfähig entfremdende Diskrepanzerfahrungen zu mindern und den eigenen Handlungsspielraum zur Gestaltung sinnkohärenter (digitaler) Innovationen zu nutzen und zu erweitern.

Literatur

Adami-Burke J, Hagmann K & Schug E (2016). Vom dynamischen Wechselspiel in Innovationsprozessen. Ergebnisse einer explorativen Bestandsaufnahme zu erforderlichen Gestaltungskompetenzen von Führungskräften. Pflege & Gesellschaft 3, S. 229–243.

Antonovsky A (1997). Salutogenese: zur Entmystifizierung der Gesundheit. Tübingen: Dgvt-Verlag.

Bündnis Digitalisierung der Pflege (2020). Digitalisierung in der Pflege. Eckpunkte einer nationalen Strategie. Berlin: Deutscher Pflegerat.

Degele N (2002). Einführung in die Techniksoziologie. München: UTB.

Dehnbostel P (2005). Lernen – Arbeiten – Kompetenzentwicklung: Zur wachsenden Bedeutung des Lernens und der reflexiven Handlungsfähigkeit im Prozess der Arbeit. In: Wiesner G & Wolter A (Hrsg.) (2005). Die lernende Gesellschaft. Weinheim/München: Juventa, S. 111–126.

Dehnbostel, P (2008). Lern- und kompetenzförderliche Arbeitsgestaltung. Berufsbildung in Wissenschaft und Praxis (BWP) 2, S. 5–8.

Deutscher Ethikrat (2016). Patientenwohl als ethischer Maßstab für das Krankenhaus. Stellungnahme 5. April 2016. Berlin: Deutscher Ethikrat.

DiMaggio PJ & Powell WW (1991). The iron cage revisited: Institutional isomorphism and collective rationality in organizational fields. In: Powell WW & DiMaggio PJ (Hrsg.) (1991). The New Institutionalism in Organizational Analysis. Chicago: University of Chicago Press, S. 41–62.

Dreitzel HP (1980). Die gesellschaftlichen Leiden und das Leiden an der Gesellschaft. Stuttgart: Enke.

Erpenbeck J & von Rosenstiel L (Hrsg.) (2007). Handbuch Kompetenzmessung. Erkennen, verstehen und bewerten von Kompetenzen in der betrieblichen, pädagogischen und psychologischen Praxis. Stuttgart: Schäffer-Poeschel.

Freund K & Rupp S (2017). PKMS – das Potential elektronischer Dokumentation zur Optimierung der Wertschöpfung nutzen. In: Pfannstiel MA, Krammer S & Swoboda W (Hrsg.) (2017). Digitale Transformation von Dienstleistungen im Gesundheitswesen. Wiesbaden: Springer-Gabler, S. 287–306.

Friesacher H (2010). Pflege und Technik – eine kritische Analyse. Pflege & Gesellschaft 4: 293–313.

Grote-Janz C & Weingarten E (1983). Technikgebundene Handlungsabläufe auf der Intensivstation. Zum Zusammenhang medizinischer Technologie und therapeutischer Beziehung. Zeitschrift für Soziologie 4, S. 328–340.

Hardt JV (2011). Innovationskompetenz: Entwicklung und Validierung eines neuen Konstrukts. Dissertation Universität Siegen.

Hasse R & Krücken G (1999). Neo-Institutionalismus. Bielefeld: transcript Verlag.

Hielscher V, Kirchen-Peters S & Sowinski C (2015). Technologisierung der Pflegearbeit? Wissenschaftlicher Diskurs und Praxisentwicklungen in der stationären und ambulanten Langzeitpflege. Pflege & Gesellschaft 1: 5–19.
Hodek MJ (2021). Effizienz Potentiale heben. Die Schwester/Der Pfleger 7, S. 4–9.
Höhmann U, Schilder M, Metzenrath A & Roloff M (2010). Problemlösung oder Problemverschiebung? Nichtintendierte Effekte eines Gesundheitsförderungsprojektes für Pflegende in der Klinik. Pflege & Gesellschaft 2, S. 108–124.
Höhmann U, Lautenschläger M & Schwarz L (2016). Belastungen im Pflegeberuf: Bedingungsfaktoren, Folgen und Desiderate. In: AOK (Hrsg.) (2016): Pflegereport 2016. Stuttgart: Schattauer. S. 73–89.
Höhmann U, Schwarz L, Larsen C & Lauxen O (2016a). Ein theoretischer Begründungsrahmen zur Identifikation übergeordneter Kompetenzanforderungen an pflegerische Führungskräfte in Innovationsprozessen. Pflege & Gesellschaft 3, S. 214–228.
Höhmann U, Lauxen O & Schwarz L (Hrsg.) (2018). Gestaltungskompetenzen im Pflegealltag stärken. Frankfurt: Mabuse.
Howaldt J & Schwarz M (2010). Soziale Innovation im Fokus: Skizze eines gesellschaftstheoretisch inspirierten Forschungskonzepts. Bielefeld: transcript.
Hülsken-Giesler M (2010). Technikkompetenzen in der Pflege–Anforderungen im Kontext der Etablierung Neuer Technologien in der Gesundheitsversorgung. Pflege & Gesellschaft 4: 330–352.
Meissner A (2021). Technologieeinsatz in der zukünftigen pflegerischen Versorgung einer alternden Bevölkerung. Pflege & Gesellschaft 3: 260–274.
Manzei A (2011). Zur gesellschaftlichen Konstruktion medizinischen Körperwissens. Die elektronische Patientenakte als wirkmächtiges und handlungsrelevantes Steuerungsinstrument in der (Intensiv-)Medizin. In: Keller R & Meuser M (Hrsg.) (2011). Körperwissen. Wiesbaden: VS Verlag. S. 207–228.
Popitz H (1968). Prozesse der Machtbildung. Tübingen: Mohr
Pundt A & Nerdinger FW (2012). Transformationale Führung – Führung für den Wandel? In: Grote S (Hrsg.) (2012). Die Zukunft der Führung. Berlin/ Heidelberg: Springer, S. 27–45.
Rammert W (2007). Technik – Handeln – Wissen. Zu einer pragmatischen Technik- und Sozialtheorie. Wiesbaden: VS Verlag.
Rauner F (2007). Praktisches Wissen und berufliche Handlungskompetenz. Europäische Zeitschrift für Berufsausbildung 1, S. 57–72.
Rogers EM (2003). Diffusion of Innovations. New York et al.: Free Press.
Schadt P (2021). Von der »Industrie 4.0« zur »digitalen Souveränität«. Zeitschrift für Marxistische Erneuerung 125, S. 165–174.
Schön DA (1987). Educating the Reflective Practitioner. Toward a New Design for Teaching and Learning in the Professions. San Francisco: Jossey-Bass.
Schwarz L (2015). Ermittlung neuer Kompetenzanforderungen an professionell Pflegende: inhaltliche Schwerpunkte und Messinstrumente. Masterarbeit, Universität Witten/Herdecke.
Sennett R (2005). Die Kultur des neuen Kapitalismus. Berlin: Berlin Verlag.
Staudt E & Kriegesmann B (2001). Kompetenz und Innovation. Objekt, Maßnahmen und Bewertungsansätze der Kompetenzentwicklung – ein Überblick. Bochum: Berichte aus der angewandten Innovationsforschung.
Vogd W, Feißt M, Molzberger K, Ostermann A & Slottala J (2017). Entscheidungsfindung im Krankenhausmanagement: zwischen gesellschaftlichem Anspruch, ökonomischen Kalkülen und professionellen Rationalitäten. Wiesbaden: Springer VS.
Wiegerling K (2014). Entlastung vs. Entmündigung. Technikfolgenabschätzung – Theorie und Praxis 1, S. 69–74.
Zerth J, Jaensch P & Müller S (2021). Technik, Pflegeinnovation und Implementierungsbedingungen. In: Jacobs A, Kuhlmey A, Greß S, Klauber J & Schwinger A (Hrsg.) (2021). Pflege-Report 2021. Berlin: Springer.

2.4 Technikentwicklung: Alltagsprozesse automatisieren im Krankenhaus – Erfahrungsbericht des Klinikum Aschaffenburg-Alzenau mit den Partnern TLGG Consulting und Servicetrace

Hubertus Schmitz-Winnental, Thomas Hagemeijer, Maria Huschka, Rudolf Kergaßner

2.4.1 Motivation und Zielsetzung: Mehr Zeit für Patienten durch Prozessautomatisierung

Das Klinikum Aschaffenburg-Alzenau ist akademisches Lehrkrankenhaus der Universität Würzburg und gehört zu den zehn größten Krankenhäusern Bayerns. In insgesamt 26 Kliniken, Abteilungen und Instituten sowie vielen spezialisierten Zentren werden rund 100.000 Patienten im Jahr versorgt.

Die Automatisierung von Alltagsprozessen im Klinikum mit Hilfe von Robotic Process Automation (RPA) soll das Klinikum Aschaffenburg effizienter, effektiver und menschenfreundlicher machen. Die enorme Arbeitslast, die administrative Prozesse im täglichen Krankenhausbetrieb erzeugen, kann durch Prozessautomatisierung deutlich reduziert und der Fokus auf die Patientenversorgung gerichtet werden. Damit wird die Arbeitskraft der Ärzt:innen und Pflegekräfte weg von der »Tastatur« und zurück zu den Patient:innen verlagert und das medizinische Fachpersonal kann sich seiner eigentlichen Berufung konzentriert widmen. So erhöht RPA nicht nur die Prozesseffizienz im Krankenhaus, sondern insbesondere auch die Attraktivität der dort angesiedelten Berufsbilder mit einem entsprechend positiven Effekt auf die Mitarbeiterzufriedenheit und -bindung. Zudem senkt die Automatisierung das Fehlerrisiko, das manuell ausgeführte Prozesse bergen, und steigert so die Prozessqualität.

Nach einer detaillierten Prozesskostenanalyse in Zusammenarbeit mit der Strategieberatung TLGG Consulting entwickelte das Klinikum Aschaffenburg eine Roadmap für die Prozessautomatisierung, die gemeinsam mit dem Technologiepartner Servicetrace bis 2023 umgesetzt wird. Projektziel ist es, durch die Automatisierung administrativer Routinetätigkeiten die Arbeitskapazität von umgerechnet rund 270 Vollzeitkräften freizusetzen, die das Klinikum in eine bessere Behandlung der Patient:innen unter verbesserten Arbeitsbedingungen für das medizinische Personal investieren kann. Bereits im ersten Jahr konnten 36 Prozesse automatisiert und Arbeitskapazitäten von 54 Mitarbeitenden für wertvollere Tätigkeiten genutzt werden.

Das Klinikum betrachtet die Investition in Prozessautomatisierung als Teil der übergeordneten Digitalisierungsstrategie. Die eingesetzte non-invasive RPA-Technologie wirkte in der ganzen Organisation unmittelbar als Beschleuniger für die digitale Transformation. Das Klinikum Aschaffenburg digitalisiert administrative Prozesse entlang der gesamten Patient:innenreise in kurzer Zeit und personelle

Ressourcen werden deutlich effizienter eingesetzt. Die Befreiung von lästigen administrativen Routinetätigkeiten durch Automatisierung führte zu signifikanten positiven Effekten für Patient:innen, Mitarbeitende und die Klinik als Gesamtunternehmen.

2.4.2 Welche Technologie ist »klinikreif«?

Bei der Auswahl einer für den hochsensiblen Krankenhausbetrieb geeigneten Automatisierungstechnologie entschieden sich die Projektverantwortlichen beim Klinikum Aschaffenburg für eine non-invasive Lösung, die den hohen regulatorischen Anforderungen entspricht und sozusagen »auf der Station« betrieben werden kann.

Die Klinik suchte eine Lösung, mit der sie Prozessautomatisierung langfristig ohne externe Beratung eigenhändig umsetzen kann. Die Entwicklung der Software-Roboter als »digitale Mitarbeiter«, die die Prozesse automatisch abarbeiten, sollte ohne Fachkenntnisse in einer Programmiersprache möglich sein.

Weiterhin brauchte die Klinik eine RPA-Lösung, die den speziellen Anforderungen im Gesundheitswesen sowie den hohen Compliance- und Sicherheitsstandards und regulatorischen Anforderungen für deutsche Krankenhäuser genügt.

Außerdem muss sichergestellt werden, dass die eingesetzte Lösung nicht versehentlich oder missbräuchlich als Medizinprodukt verwendet wird.

Digitalisieren und automatisieren auf der Station: Agiles Vorgehensmodell

Gemeinsam mit der Strategieberatung TLGG Consulting gliederte das Projektteam beim Klinikum Aschaffenburg die RPA-Implementierung in drei Phasen und setzte sie mit dem Technologieanbieter Servicetrace im Verlauf mehrerer jeweils 4-wöchiger Sprints um. In der ersten Phase liegt der Schwerpunkt auf Prozess- und Potenzialanalyse, in der zweiten Phase werden die RPA-Roadmap entwickelt und Verantwortlichkeiten festgelegt, die dritte und längste Phase dient der Umsetzung der identifizierten Prozesse und dem Rollout der Prozessautomatisierungen in die Organisation (▶ Tab. 1).

Tab. 1: Die drei Phasen der RPA-Implementierung

	Start-up (1 x 4-Wochen-Sprint)	Ramp-up (1 x 4-Wochen-Sprint)	Take-off (4 x 4-Wochen-Sprint)
Strategie	Schätzung des Gesamtpotenzials von RPA im Krankenhaus auf der Grundlage unserer »activity-based« Modelle	**Fahrplan:** Wie kann das in der ersten Phase ermittelte Potenzial voll ausgeschöpft werden? **IT-Infrastruktur:** Welcher Server? Wer betreibt ihn? Ausgelagert?	xxx

Tab. 1: Die drei Phasen der RPA-Implementierung – Fortsetzung

	Start-up (1 × 4-Wochen-Sprint)	Ramp-up (1 × 4-Wochen-Sprint)	Take-off (4 × 4-Wochen-Sprint)
		Change-Management-Konzept	
Umsetzung	1 automatisierter Prozess, der 1 VZÄ einspart	2 automatisierte Prozesse, die jeweils > 1 VZÄ einsparen	4 automatisierte Prozesse pro Sprint, die jeweils > 1 VZÄ einsparen
Investitionskosten (einmalig)	30.000 €	30.000 €	120.000 € (= 4 × 30.000 €)
Einsparung[1]	> 30.000 € (Zeitersparnis von mehr als 1 VZÄ[2])	> 60.000 € (Zeitersparnis von mehr als 2 VZÄ[2])	> 480.000 € (= 4 × 120.000 €) (Zeitersparnis von mehr als 16 VZÄ[2])
Laufende Kosten	Kosten pro Roboter und Jahr (einschließlich Wartung/Kundendienst)		

[1] Unmittelbare Einsparungen hängen von der Anzahl der Überstunden ab
[2] Annahme: Die durchschnittlichen Kosten für ein eingesparten VZÄ betragen 30.000 €/Jahr

2.4.3 Phase I: Start-up (1 × 4-Wochen-Sprint)

Aus der Praxis: Ist-Prozesse dokumentieren

Zu Projektbeginn war es wichtig, Schlüsselpersonen in den verschiedenen Stationen und Abteilungen zu identifizieren und zu involvieren, die die laufenden Prozesse, Aufgaben und Zuständigkeiten kennen und verstehen. Mit Hilfe ihrer Angaben konnten die Prozesse Schritt für Schritt erfasst und inklusive der Zeit für deren manuelle Durchführung für die anschließende Potenzialanalyse dokumentiert werden.

Prozessanalyse: Wie viel Administration steckt im Krankenhaus?

Für die genaue Einschätzung der administrativen Arbeitslast wurden zunächst in einer Übersicht die insgesamt 1.816 »Vollzeit-Äquivalente« (VZÄ) im Klinikum Aschaffenburg entsprechend ihren Aufgaben einem Schritt im Behandlungspfad zugeordnet. Für jeden Schritt wurde die Anzahl der VZÄ zusammen mit dem prozentualen Anteil administrativer Aufgaben dargestellt (► Tab. 2).

- Der Anteil administrativer Aufgaben entlang des Behandlungspfades summiert sich auf 55 %: Mehr als die Hälfte der Arbeitszeit verwendet die Belegschaft insgesamt auf Administration und Dokumentation.

- Die Prozesse sind hauptsächlich manuell und teilweise handschriftlich. An vielen Stellen müssen Ärzt:innen und Pflegekräfte Daten eingeben oder zwischen inkompatiblen IT-Systemen hin und her kopieren.
- Dieser administrative Mehraufwand trägt entscheidend zu einer Überlastung des Personals und zu einer sinkenden Attraktivität der Berufsbilder bei. Das gilt insbesondere für die Pflegekräfte, die mehr als 35% des Krankenhauspersonals ausmachen und ausgerechnet im Schritt »Versorgung auf der Station« mehr als zwei Drittel ihrer Zeit mit »patientenfernen Aufgaben« verbringen.
- Personalkosten machen typischerweise über 60% der Gesamtkosten in Krankenhäusern aus. Angesichts des Kostendrucks, der auf Kliniken lastet, müssen die vorhandenen Ressourcen effizienter genutzt werden.

Tab. 2: Anteil der administrativen Aufgaben entlang des Behandlungspfads im Krankenhaus (in % der gesamten Vollzeitäquivalente (VZÄ), Summe = Gesamtanzahl der VZÄ für den spezifischen Schritt im Behandlungspfad)

	Vollzeitäquivalente (VZÄ)	Anteil an administrativen Aufgaben
Patientenaufnahme	145	75%
Diagnostik	320	28%
Behandlung	550	28%
Versorgung auf Station	510	69%
Entlassung	66	100%
Unterstützungsfunktionen[1]	226	100%
Krankenhaus total	**1.816**	**55%**

[1] IT, HR, Finanz- und Rechnungswesen, Beschaffung und Logistik, Facility Management, Krankenhausapotheke

Prozessevaluation: Automatisierungspotenzial beziffern

Auf Basis einer »Activity-based Costing«-Methode wurden über 100 Aktivitäten der 1.816 Vollzeitarbeitskräfte am Krankenhaus Aschaffenburg entlang des Behandlungspfades analysiert. So konnte errechnet werden, dass durch Automatisierung und digitale Lösungen rund 14,9% Zeitersparnis erreicht werden können. Das entspricht 270 Vollzeitäquivalenten, die für die Patientenversorgung freigesetzt werden können (▶ Tab. 3).

Tab. 3: Zeitersparnis im Krankenhaus durch Automatisierung oder digitale Lösungen (Zeit, die entlang der Patientenreise im Krankenhaus jährlich freigesetzt wird, in % der gesamten VZÄ)

	Vollzeitäquivalente (VZÄ)	Zeitersparnis durch Automatisierung oder digitale Lösungen
Patientenaufnahme	145	23,5 %
Diagnostik	320	13,3 %
Behandlung	550	16,5 %
Versorgung auf Station	510	14,9 %
Entlassung	66	16,3 %
Unterstützungsfunktionen[1]	226	7,6 %
Krankenhaus total	**1.816**	**14,9 %**

[1] IT, HR, Finanz- und Rechnungswesen, Beschaffung und Logistik, Facility Management, Krankenhausapotheke

Auf Grundlage der Potenzialermittlung konnte der Business Case konkret beziffert und der Geschäftsführung des Klinikums vorgestellt sowie ein entsprechendes Projektziel als »Nordstern« für das weitere Vorgehen festgelegt werden. Gleichzeitig wurde eine agile Implementierung der Prozessautomatisierung festgelegt.

Citizen Developer: Automatisierung trainieren

Im ersten Sprint findet das Training der betriebsinternen Automatisierung statt. Damit liegt die RPA-Kompetenz von Anfang an im Klinikum und Prozesse können eigenhändig automatisiert werden.

Belegschaft begeistern: Pilotprozess

Ziel der Start-up-Phase war, mit der Automatisierung eines ersten Prozesses ein Minimal Viable Product (MVP) zu generieren, anhand dessen die Kapazitätsfreisetzung durch Prozessautomatisierung unmittelbar veranschaulicht und erlebbar wird. Das motiviert die Belegschaft und hilft, das Thema RPA intern zu bewerben und begreifbar zu machen. Als Pilot wurde im Klinikum Aschaffenburg ein Backoffice-Prozess umgesetzt: Die Automatisierung der Zeiterfassung für die Belegschaft konnte umgerechnet 2,5 Arbeitstage im Monat einsparen.

2.4.4 Phase 2: Ramp-up (1 × 4-Wochen-Sprint)

Prozesse identifizieren und priorisieren: die Automatisierungs-Roadmap

In der zweiten Projektphase wurde auf Basis der Potenzialanalysen aus dem ersten Sprint die konkrete und detaillierte Planung der Umsetzung, die sogenannte Roadmap, entwickelt.

Im ersten Schritt wurden die identifizierten Prozesse in drei Gruppen eingeteilt und entsprechend priorisiert: a) sofort umsetzbar, b) umsetzbar, nachdem der Prozess digitalisiert ist (z. B. Umstellung von handschriftlichem Dateninput auf Online-Formulare) oder c) umsetzbar mit einer zusätzlichen digitalen Lösung (zum Beispiel einer App, in die Patient:innen oder Mitarbeiter:innen selbst Daten eingeben können).

Für die konkrete Umsetzung der Automatisierung wurden die zehn Prozesse mit dem größten Einsparpotenzial, gemessen in administrativer Arbeitszeit, auf der Automatisierungs-Roadmap priorisiert.

IT-Abteilung ins Boot holen

In diesem Sprint wird die IT-Abteilung mit der Lösungsarchitektur der eingesetzten Technologie *X1 Clinic* vertraut gemacht, die notwendigen Ressourcen und Verantwortlichkeiten werden abgestimmt und eingeplant, etwa für den Betrieb des Servers, die Bereitstellung von Zugriffsrechten für die Krankenhaus-Fachanwendungen oder die Vergabe von Rollen und Rechten für die *X1 Clinic*-Anwender. Ebenso wird ein Changemanagement-Konzept erarbeitet, weil sich Änderungen in der IT auch immer auf den RPA-Betrieb auswirken.

Kompetenzteam Automatisierung: Prozesswerkstatt

Zudem etablierte das Klinikum Aschaffenburg ein Kompetenzteam für RPA. Dieses Center of Excellence (CoE), als Prozesswerkstatt bezeichnet, nimmt als zentraler Ansprechpartner Ideen der Kolleginnen und Kollegen aus der Belegschaft für mögliche Prozessautomatisierungen entgegen und evaluiert deren Eignung und Rentabilität. Die proaktive Einbindung des Fachpersonals in den Stationen erhöht Verständnis und Akzeptanz für das Thema Automatisierung von Alltagsprozessen signifikant.

Außerdem wartet und aktualisiert das CoE laufende Prozessautomatisierungen. Beispiel: Infolge der Regularien des Krankenhaus-Zukunftsgesetzes erfolgen Updates an bestehenden IT-Systemen in immer kürzeren Zyklen. Die sich hierbei ändernden Layouts oder Nutzeroberflächen von Fachanwendungen, wie z. B. KIS, müssen dann angepasst werden, damit die Automatisierungen auch nach Systemupdates stabil laufen.

2.4.5 Phase 3: Take-off (4 × 4-Wochen-Sprint)

Rollout: Automatisierungs-Roadmap umsetzen und erweitern

In der finalen Take-off-Phase treten Projektorganisation und externe Beratung in den Hintergrund und das Projekt geht in den Linienbetrieb über. Auf dem Weg dorthin haben Maßnahmen und Kommunikation aus den vorhergehenden Projektphasen sichergestellt, dass die Belegschaft ihre Rollen im RPA-Projekt kennt und dessen Zielsetzung versteht.

Die in der Ramp-up-Phase entwickelte Roadmap wird nun konsequent umgesetzt und die ausgesuchten Prozesse nach und nach automatisiert. Die schnell spürbare Entlastung der Belegschaft durch die Automatisierung sorgt für eine hohe Akzeptanz der »digitalen Mitarbeiter«.

Durch das frühe Onboarding und die enge Kommunikation mit der Belegschaft ist mittlerweile ein gutes Verständnis für die eingesetzte Automatisierungstechnologie RPA und das betriebsinterne Automatisierungspotenzial vorhanden. Mitarbeitende in der gesamten Organisation identifizieren weitere möglicherweise automatisierbare Prozesse auf den Stationen und in den Abteilungen und adressieren ihre Vorschläge an das RPA CoE, die Prozesswerkstatt. So wird die Automatisierungs-Roadmap beim Klinikum Aschaffenburg »aus der Praxis« kontinuierlich erweitert.

Projekt Automatisierung von Alltagsprozessen: Status und Ausblick

In den ersten 12 Monaten konnten mit der gewählten Herangehensweise, externer Unterstützung und der eingesetzten RPA-Technologie 36 Prozesse automatisiert und eine Zeitersparnis von 3 % erzielt werden. Das entspricht einer Mitarbeiterkapazität von 54 VZÄ, die freigesetzt wurde, insbesondere wirkt sich die Entlastung bei Pflegenden und Ärzt:innen aus.

Bis 2023 sollten über 200 administrative Prozesse automatisiert sein. Damit könnten rund 15 % Arbeitszeit auf wertvollere Tätigkeiten verlagert werden (▶ Abb. 7).

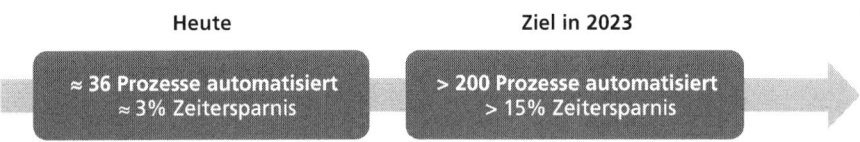

Abb. 7: Verlauf von Automatisierungsprozessen bis 2023

Kompetenz bündeln: Das Automatisierungs-Team

Neben einer sauberen Prozessanalyse und einer klaren Strategie ist ein engagiertes und kompetentes Team das wesentliche Fundament einer erfolgreichen Umsetzung von Prozessautomatisierung. Das Team verfügt über alle relevanten Kernkompetenzen, die es für einen erfolgreichen Automatisierungs-Rollout unter Einbindung der Anwender bedarf, und bündelt so das Wissen rund um RPA in der Organisation. Auch für die Klinik Aschaffenburg sind die Ressourcen knapp und es brauchte eine möglichst schlanke Organisation für die Umsetzung. Im Kern besteht das Team aus dem Chefarzt als Initiator und Projektleiter mit Unterstützung der Geschäftsführung, dazu eine Mitarbeiterin auf der Station in der Rolle der Prozessanalystin, RPA-Entwicklerin und Schnittstelle zu anderen Fachabteilungen sowie Stationen und zuletzt unterstützt die IT den Betrieb, Security und Administration der Anwendung. Bei Bedarf wird selektiv eine externe Unterstützung durch Spezialisten für die Automatisierungsentwicklung oder zur Beratung im Rahmen grundsätzlicher strategischer Fragestellung hinzugeholt.

2.4.6 Fazit

Effizienzsteigerung, bessere Arbeitsbedingungen insbesondere für Ärzt:innen und Pflegekräfte und eine hohe Patientenzufriedenheit waren die Ziele des Projekts.

Das Klinikum hat einen Business Case erstellt und ein Einsparpotenzial von 15 % der Arbeitszeit im gesamten Krankenhaus ermittelt. Zu Beginn wurde, auf Basis der »Activity-based Costing«-Methode, eine detaillierte Analyse der Prozesse im Krankenhaus durchgeführt, deren Fokus insbesondere die administrativen Tätigkeiten der Ärzte und Pflegekräfte betraf.

Für jeden Prozess wurde das Automatisierungspotenzial ermittelt, welches sich über einen Zeitraum von 3 Jahren auf 15 % der Personalkapazität erstreckt. Konkret heißt das, dass im Klinikum Aschaffenburg die Kapazität von ca. 270 Mitarbeiter:innen für bessere Behandlung und Pflegebedingungen eingesetzt werden kann, anstatt für zeitraubende administrative Tätigkeiten.

Zentrales Element der erfolgreichen Umsetzung war die Schaffung einer Digitalisierungsstelle auf der Station – d.h. sehr nahe an den Prozessen der betroffenen Mitarbeitenden und Patientinnen/Patienten und nicht in einer zentralen Stabsstelle.

Das Projekt ist ein gelebtes Beispiel dafür, wie Digitalisierung konkret und konsequent in einem Krankenhaus umgesetzt werden kann.

Ein wichtiger Punkt für die erfolgreiche Umsetzung war die starke Einbindung der Klinikleitung. Der Chefarzt der Chirurgie ist einer der Treiber der Digitalisierung im Klinikum Aschaffenburg-Alzenau. Dies ist einer der wesentlichen Erfolgsfaktoren dieses Projektes, dass ein Mediziner gewissermaßen die Stelle des Chief Digital Officers einnimmt und die Digitalisierung zu seiner Sache macht. Somit entstand hier nicht der Graben zwischen den Digitalisierungsverantwortlichen und den Ärzt:innen, was sonst in so vielen gescheiterten Projekten im Gesundheitswesen der Fall ist. Stattdessen wurde das Projekt im Klinikum Aschaffenburg-Alzenau durch dieses Engagement des Anwenders zum Erfolg.

2.5 Verändert KI die Pflege? Voraussetzungen für die Implementierung von Deep-Learning-Spracherkennung in der Pflegedokumentation

Ingolf Rascher, Alexander Schmidt, Heinrich Recken

2.5.1 Ausgangsbedingungen des Projektes

In der Pflege ist Dokumentationsarbeit wichtig, u. a. um den Nachweis pflegerischen Handelns zu führen und die Qualität der Versorgung sicherzustellen. Dokumentationsaufgaben nehmen viel Zeit in Anspruch, die im Pflegealltag angesichts des akuten Fachkräftemangels ohnehin knapp bemessen ist. Da Dokumentation einen prägenden Teil des Arbeitsalltags in der Pflege bildet, stellt sich die Frage, wie der zeitliche Dokumentationsaufwand für Pflegekräfte und Verwaltungsmitarbeitende in der ambulanten und stationären Pflege reduziert werden kann. Schon in den 1980er-Jahren entwickelte sich eine Diskussion um den notwendigen Umfang der Pflegedokumentation, da sie als Belastung oder pflegefremde Tätigkeit eingeschätzt wurde. Pflegekräfte fühlten sich, als würden sie den Beruf einer Sekretärin ausüben (Ohm 1986). Unterstützt durch das Bundesministerium für Gesundheit wurde 2014 zur Vereinfachung der Dokumentation das »Strukturmodell zur Entbürokratisierung der Pflegedokumentation« (Strukturmodell) entwickelt, das eine personenzentrierte, übersichtliche und effiziente Dokumentation ermöglichen sollte (Roes 2014). Gesetzlich abgesichert wurde das neue Strukturmodell mit dem § 113 SGB XI »Maßstäbe und Grundsätze zur Sicherung und Weiterentwicklung der Pflegequalität«. Demnach ist das Strukturmodell »eine praxistaugliche, den Pflegeprozess unterstützende und die Pflegequalität fördernde Pflegedokumentation«. Die Digitalisierung der Pflegedokumentation ist in den letzten Jahren immer weiter vorangeschritten. Eine Untersuchung des IGES-Instituts, die im Jahr 2020 veröffentlicht wurde, zeigt, dass etwa zwei Drittel der Einrichtungen der ambulanten und stationären Langzeitversorgung mit einer elektronischen Pflegedokumentation arbeiten (IGES Institut 2020).

Im Projekt Sprint-Doku wurden zwei digitale Technologien, die digitale Dokumentation und die auf Deep Learning und neuronalen Netzen basierende, sprecherunabhängige Spracherkennung, in dem für die Daseinsvorsorge relevanten Feld der Altenpflege entwickelt und erprobt. Der Markt für Dokumentationssysteme sowie für weitere infrastrukturelle Unterstützung der Pflege wird stark von kleinen und mittleren Anbietern (KMU) dominiert. Der Ansatz des Projekts basiert auf der Beobachtung, dass heute die Integration von KI in die Pflege weniger eine technische als eine sozio-technische Aufgabe ist: Nicht die Implementierung und Bereitstellung von KI, sondern ihre Integration in pflegerische Prozesse und Handlungslogiken ist die zentrale Herausforderung. Heute sind mächtige und leicht nutzbare datengetriebene Methoden (bspw. Deep Learning) vorhanden, mit denen unter moderatem Aufwand leistungsfähige und nützliche KI-Unterstützung erzeugt werden kann. Die Integration dieser KI in die Praxis – hier speziell in pflegerische Tätigkeiten – ist jedoch weiterhin eine große Herausforderung und es werden Gestaltungsansätze benötigt, mit denen diese Integration gelingen kann.

Im Mittelpunkt des Interesses stand, wie die Dokumentationsarbeit in der Altenpflege für Pflegekräfte und Verwaltungspersonal partizipativ im Sinne verbesserter Arbeitsbedingungen, Prozessoptimierung und Qualitätssteigerungen zu gestalten ist, und wie damit der Pflegeberuf angesichts des enormen Fachkräftemangels für Beschäftigte verbesserte Arbeitsbedingungen bieten kann. Zunächst wurde eine Kosten-Nutzen-Abwägung zu Spracherkennung und Sprachsteuerung für die digitale Dokumentation in der Altenpflege, die eine Voraussetzung für ihre weitere Diffusion darstellt, durchgeführt. Welche weiterführenden digitalen Unterstützungsmöglichkeiten im Bereich der Dokumentationsaufgaben aus Sicht der Beteiligten erfolgsversprechend sein können und wie sich die Erkenntnisse auf andere Bereiche des Gesundheitswesens und darüber hinaus übertragen lassen, war ein weiterer Themenschwerpunkt des Vorhabens. Gestaltet und analysiert werden sollten Prozesse, Arbeitsorganisation und Arbeitsgestaltung, Qualifikationsanforderungen und Anforderungen an den Datenschutz für Klient:innen und Beschäftigte bei der Einführung einer neuen Dokumentationstechnologie. Erkenntnisse zu weiterführenden Unterstützungsmöglichkeiten bei anderen Themen sollten ebenfalls ermittelt werden.

Die Anwendungspartnerin Diakonie Ruhr gGmbH ist Mitglied im Spitzenverband Diakonie Rheinland-Westfalen-Lippe und beschäftigt 3.000 Menschen. Sie betreibt mehrere Einrichtungen und konnte für unterschiedliche Anwendungsszenarien die »Experimentierräume« (EXP) Ambulante Dienste, Kurzzeitpflege (Pflegedokumentation) und Verwaltung (Dokumentationsmanagement) ermöglichen. Das Forschungsinteresse galt überwiegend der Pflegedokumentation. Diese entsprach bereits zu Projektstart den Anforderungen der »Strukturierten Informationssammlung« (SIS) nach dem Strukturmodell zur Entbürokratisierung der Pflege. Eingepflegt wurden die Daten und Informationen mit der Pflegedokumentationssoftware VivendiPD der Firma Connext. Die Projektpartner untersuchten, inwiefern digitale Sprachsteuerung den Dokumentationsprozess effizienter machen kann. Dadurch – so die Ausgangshypothese – kann die Situation der Beschäftigten verbessert und es können mehr Freiräume für die eigentliche pflegerische Versorgung geschaffen werden. Als Forscher erhofften wir uns valide Ergebnisse, die dabei helfen, die Arbeitsfähigkeit der Beschäftigten zu erhalten und zu erhöhen sowie die Innovations- und Wettbewerbsfähigkeit der Pflegewirtschaft zu stärken. Durch nachhaltige Integration der Spracherkennung und -steuerung in die Arbeitsprozesse, sollten vorhandene Potenziale genutzt und neue Beteiligungsmöglichkeiten für eine gemeinsame Gestaltung mit Arbeitnehmern und Arbeitnehmerinnen aufgebaut werden. Die nachfolgenden Ausführungen beschreiben die Umsetzungen in den Pflegebereichen.

Reallabore oder Experimentierräume sind ein populärer Forschungsansatz, der in verschiedenen Wissenschaftsdisziplinen an der Schnittstelle zwischen Wissenschaft und Gesellschaft einen Beitrag dazu leisten soll, Transformationswissen zu erzeugen. Reallabore sind nicht neu. In den letzten 20 Jahren haben diese sich weiterentwickelt und in drittmittelfinanzierten Forschungsvorhaben etabliert. Unter realen

Bedingungen sollen innovative Technologien für den digitalen Wandel, neue Arbeitsformen, Produkte oder Dienstleistungen erprobt werden. Sie sind eine Möglichkeit, die Interessen und Ideen verschiedener Zielgruppen (Sozialpartner) in Prozessen partizipativ und ergebnisoffen zu erproben. Das Bundesministerium für Arbeit und Soziales (BMAS) fördert eine abgewandelte Form, die auf die Erprobung digitaler Innovationen ausgerichtet ist. Diese wird unter dem Namen »INQA Lern- & Experimentierräume« geführt. Mittlerweile gibt es zahlreiche Projektförderungen in diesem Bereich (https://inqa.de).

2.5.2 Die Experimentierräume ambulante Dienste und Kurzzeitpflege

Die Umsetzung im konkreten Untersuchungsfeld »Sprint-Doku« erfolgte in zwei Experimentierräumen: ambulante Dienste und Kurzzeitpflege. Beim Experimentierraum ambulante Dienste handelte es sich um vier Pflegeteams (Südwest; Ost; Mitte-Nord; Süd). Mit ca. 120 Beschäftigten versorgten diese etwa 600 Klient:innen. Versorgt wurde in der Regel in Früh- und Spättouren. Bei der Kurzzeitpflege handelte es sich um eine Einrichtung mit 15–20 Beschäftigten bei 24 Pflegeplätzen. Da in einer Kurzzeitpflege die Verweildauer gegenüber einer stationären Pflegeeinrichtung in der Regel geringer ist, ist das Aufkommen der Klient:innen auf ein Kalenderjahr hin entsprechend hoch (ca. 300 Personen/Jahr). Aus beiden Experimentierräumen kann berichtet werden, dass diese sich zur nachhaltigen Integration der Spracherkennung und -steuerung in die Arbeitsprozesse eigneten. Vorhandene Potenziale konnten genutzt, neue Beteiligungsmöglichkeiten für die Beschäftigten aufgebaut und die Ziele der Experimentierräume erreicht werden. Die Ergebnisse können Basis für künftige sozialpartnerschaftliche Lösungen im Betrieb sein. Die Umsetzung stellte einen entscheidenden Wandel mit umfangreichen Herausforderungen sowohl für die Praxispartnerin als auch für das Projektteam dar.

2.5.3 Kompetenzaneignung

Die Ist-Analyse der Arbeits- und Dokumentationsprozesse bildete die Basis für die Ermittlung der Wünsche und Bedarfe der Mitarbeitenden, die kontinuierlich erhoben und schrittweise in der Technologie umgesetzt wurden. Die zur Verfügung stehenden Möglichkeiten innerhalb von »Sprint-Doku« wurden durch unterschiedliche Schulungsformen und Begleitungsangebote an die Mitarbeitenden vermittelt.

Mitlauftage – Lernen im Prozess der Arbeit

Um Lernen, Erproben und Ergebnisse nachhaltig zu sichern, mussten die Strukturen der Pflegewirtschaft berücksichtigt werden. So konnten wirtschaftliche mit technologischen und sozialen Innovationen verbunden werden. Die gewählten agilen Methoden und die Wissensarbeit führten zu kollaborativen, transparenten und vernetzten Lernprozessen. Dabei konnten beim systematischen Wissenserwerb und Erfahrungslernen prinzipiell verschiedene Zielgruppen (auch Lernungewohnte, ältere Beschäftigte oder Kolleg:innen mit Behinderungen) eingebunden werden. Die Methoden wurden so gewählt, dass sie die Vereinbarkeit von Arbeits- und Lernprozess am Arbeitsplatz Pflege unterstützten. So konnten die Potenziale der Digitalisierung gehoben werden, da sie als echte Prototypen für eine digitale Welt konzipiert und umgesetzt wurden. Abseits gewohnter und von den Beschäftigten häufig als lähmend empfundener Strukturen und Prozesse konnten innovative neue Formen des Technologieeinsatzes (Spracherkennung und Sprachsteuerung) getestet werden. Eine wichtige Grundlage für erfolgreiche Lern- und Experimentierräume ist gegenseitiges Vertrauen. Aus diesem Grund wurde das Vorhaben mit den Sozialpartnern als kontinuierlicher, anpassbarer Prozess geplant. In einem vorgelagerten mehrstufigen Vorgehen wurden die Bereiche identifiziert, in denen Handlungsbedarf bestand.

Schulungen

Die Konzeptionierung und Planung der ersten Basisschulungen erfolgten im Jahr 2019 über eine eigens dafür gebildete Arbeitsgruppe (AG Schulung). Die AG Schulung war auch im weiteren Verlauf des Projektes für die Konzeptionierung und Planung der Folgeschulungen verantwortlich. Die terminliche Koordinierung der Basisschulung erfolgte unter Beteiligung der dienstplanverantwortlichen Leitungskräfte in den Experimentierräumen Kurzzeitpflege (20 Mitarbeitende) und ambulante Pflege (zehn Mitarbeitende). Die Schulung der zehn Mitarbeitenden der Verwaltung wurden über Terminvorgaben geplant. Bei der Konzeptionierung der Basisschulungen wurde festgelegt, dass an einer Schulungseinheit maximal drei Mitarbeitende teilnehmen sollten (Mikroschulungen). Des Weiteren wurde darauf geachtet, dass die drei Mitarbeitenden pro Schulungseinheit aus dem gleichen Experimentierraum kamen und eine ähnliche Qualifikation mitbrachten. Insgesamt wurden für die 40 Mitarbeitenden 14 Schulungseinheiten geplant. Jede Schulungseinheit sollte eine Dauer von 1,5 Stunden haben. Alle Teilnehmenden hatten im Nachgang der Basisschulung die Möglichkeit, die Qualität der Schulung über Evaluierungsbögen zu bewerten. Die Konzeptionierung, die Planung, die Durchführung und die Durchführungsqualität der Schulungseinheiten wurden in den verschiedenen Besprechungssettings der Projektgruppe (AG Schulung, Telefonkonferenzen, Treffen der Projektgesamtgruppe oder Projektkleingruppen) selbstkritisch reflektiert. Insgesamt wurden in der Evaluation die Form und Inhalte der Schulung von den Teilnehmenden mit der Note »gut« bewertet.

2.5.4 Ergebnisse aus der Evaluierung

Die Zusammenfassung der Evaluierungsergebnisse geht auf die Faktoren Akzeptanz, Technikaffinität, Störfaktoren, Belastungen und die wichtigsten Unterschiede im Bereich der Kurzzeitpflege und der ambulanten Dienste ein. Außerdem wurden Erkenntnisse auf strategischer und operativer Ebene beleuchtet.

Ambulante Dienste und Kurzzeitpflege

Im Experimentierraum »Ambulante Dienste« lag die interaktionsbezogene Technikaffinität im mittleren Bereich. Von den Befragten erwarteten zu Beginn des Projektes ca. 82 % einen hohen bis sehr hohen Nutzen für den Pflegeprozess. Die Akzeptanz der digitalen Pflegedokumentation wurde von ca. 56 % als wichtig zur Versorgung der Klient:innen angegeben. Bei der Akzeptanz konnte ein Spannungsfeld zwischen Erwartung und Skepsis, ob eine Verbesserung/Erleichterung der Arbeit tatsächlich eintritt, festgestellt werden. Großraumbüros (Umgebungslärm, eingehende Telefonate) und das Fehlen eigener PCs für die Dokumentation wurden von ca. 82 % der Befragten als hinderlich für die Nutzung angegeben.

Im Experimentierraum »Kurzzeitpflege« zeigte sich, dass der tägliche Dokumentationsaufwand etwas höher als in der ambulanten Pflege lag, aber die Unterschiede im Zeitaufwand zwischen den Mitarbeitenden sehr hoch waren (zwischen 15 und 200 Minuten). Teilweise haben sich Spezialist:innen herausgebildet, die die Eingabe auf Papier notierter Daten in den PC übernehmen, so dass der tägliche Aufwand für die Pflegedokumentation bei mehr als zwei Stunden liegen konnte, sich hier aber ganz unterschiedliche Belastungen zeigten. Die Akzeptanz der digitalen Pflegedokumentation zur Sicherstellung der Versorgung der Klient:innen wurde leicht höher bewertet. Als Störfaktoren spielten auch hier die räumliche Situation, Mitarbeiter:innen- und Angehörigengespräche eine Rolle.

Die Berücksichtigung von Störfaktoren am Arbeitsplatz und die Verfügbarkeit von Systemen mit hoher Performance waren wichtige Merkmale für die erfolgreiche Nutzung. Die Bandbreite der Internetanbindung war an den einzelnen Stationen sehr unterschiedlich, teilweise einschränkend für die Technologienutzung. Belastungen durch Personalmangel und Krankenstand und die Einschränkungen der Corona-Pandemie begrenzten die zeitlichen Ressourcen zur Erprobung der Technologie zur Spracherkennung und Sprachsteuerung.

Im Projekt zeigte sich, dass die Implementierung von diversen Blickwinkeln aus betrachtet, vorbereitet sowie immer wieder angepasst werden musste. Zur Orientierung diente der PDCA-Zyklus (Plan – Do – Check – Act). So war das Projekt in der Lage, schnell auf auftretende Schwierigkeiten zu reagieren. Daneben mussten typische Herausforderungen des Changemanagement-Prozesses adressiert werden, die beispielsweise die Motivationskurve der Mitarbeitenden in Bezug auf die Nutzung betrafen.

Erkenntnisse aus der Evaluation

Die eingesetzte sprecherunabhängige Sprachsteuerung zeigte, dass sie in der Pflege in Kombination mit rechtlich erforderlichen Dokumentationssystemen ein wichtiger Treiber und Erfolgsfaktor sein kann. Im Projekt zeigte sich auf der strategischen Ebene:

- Die Umsetzung einer solchen hochinnovativen Lösung im Bereich der sozialen und pflegerischen Dienstleistungen bietet Unternehmen und ihren Beschäftigten

Lernerfahrungen, die sie befähigen, Herausforderungen der digitalen Transformation gemeinsam besser zu bewältigen.
- Die Chancen liegen in einer reflektierten und die sozialen und menschlichen Bezüge aufnehmenden und beachtenden Nutzung der digitalen Technik, die Be- und Entlastungen sowie die Qualität der Arbeit für Arbeitnehmer:innen gewichtet und für alle Betriebsparteien Kosten-Nutzen-Abwägungen ermöglicht.
- Es wurde durch die partizipative Entwicklung, Anpassung und Implementierung der Technologie eine Vorgehensweise gewählt, die die Einbeziehung der spezifischen Erwartungen der Beschäftigten sicherstellt und auf andere Anwendungsfälle, nicht nur für Dokumentationsarbeiten, übertragbar macht.

Dies führt auf der operativen Ebene zu folgenden Erkenntnissen/Ergebnissen:

- Zu verbesserten Arbeitsbedingungen durch den Einsatz adaptiver sprecherunabhängiger Spracherkennung in Verbindung mit den eingesetzten elektronischen Dokumentationssystemen (Bewohnerdokumente).
- Zur Reduzierung von Zeitaufwand und damit mehr Zeitanteilen für andere Aufgaben (Interaktion mit Bewohner:innen).
- Zu einer höheren Akzeptanz des Pflegepersonals gegenüber der Pflegedokumentation.
- Zur Verbesserung der zeitnahen Verfügbarkeit relevanter Dokumente.
- Zur Gestaltung eines sozialen Pflichtenhefts für Projekte der digitalen Transformation für die Sozial- und Betriebspartner, das auf andere Arbeitsfelder/Technologien übertragbar ist.

2.5.5 Pflege und Technologie

Professionelles Pflegehandeln wird durch eine doppelte Handlungslogik bestimmt, da pflegerisches Wissen sich aus zwei Quellen speist: einerseits aus empirischem Regelwissen und ethischen Grundsätzen, andererseits aus hermeneutischem Fallverstehen, also dem Verstehen und Deuten der jeweiligen Situation der Klient:innen. Dabei werden die Gepflegten zu Co-Akteur:innen in einer spezifischen Versorgungssituation (Friesacher 2008). Sie stehen in einem direkten Körper- und Leibesbezug (Uzarewicz und Moers 2012) innerhalb einer pflegerischen Konstellation, die als häufig unvorhersehbar, komplex, situativ- und kontextgebunden erlebt wird. Die Tatsache, dass Pflegesituationen durch viele Aspekte beeinflusst werden, macht pflegerisches Handeln nur in Grenzen standardisierbar (Hülsken-Giesler und Daxberger 2018).

Dem tritt nun ein Technikverständnis gegenüber, das von anderen Gesetzmäßigkeiten und Regeln ausgeht, insbesondere wenn die Handlungslogik von algorithmischen Grundlagen bestimmt ist. »Die Maschinisierung der Pflege vollzieht sich durch die strikte Einhaltung einer Logik der antizipierenden Reflexion des Handelns als Voraussetzung der Herstellung computergerechter Schnittstellen zwischen pflegerischem Handeln und maschineller Datenverarbeitung« (Hülsken-

Giesler 2008, S. 367). Diese Problematik ist insbesondere zu berücksichtigen, wenn Technologien auf den Kernbestand pflegerischer Tätigkeit zugreifen, der sich vor allem zeigt »in der Körperpflege, in der Unterstützung der Mobilisation, dem Essen anreichen, dem Verhindern von Komplikationen, dem Beraten, Aufklären, Informieren und Anleiten, dem Begleiten, Trösten und professionelle Nähe Zulassen« (Friesacher 2019).

Es ist ein subjektivierendes Interagieren nötig (Böhle 2017). Methoden zur subjektorientierten Modellierung und co-kreativen Einführung sind bekannt, aber nicht etabliert. Insbesondere im Spannungsfeld zwischen den Zwängen »objektiv korrekter Pflege« und moralischem Handeln kann Künstliche Intelligenz ein Korrektiv bilden, um beides in der Alltagslast zu vereinen.

Die KI, auf die die Spracherkennung im Projekt »Sprint-Doku« zugreift, bezieht sich aber auf administrative Aufgabenfelder der Pflege. Die Software nutzt einen Deep-Learning-KI-Ansatz. Dadurch erkennt und lernt die Technologie die Stimmmuster, Dialekte und Akzente des Anwenders und kann sich an die Akustik der mobilen Umgebungen anpassen (Deckert u. a. 2022). Ein direktes Eingreifen in die Interaktion zwischen Pflegenden und Gepflegten erfolgt in den Projektsettings nicht.

2.5.6 Fazit

Digitalisierung verändert, bietet aber neue Chancen. Die Projekterfahrungen zeigen, dass neben der konsequenten Ermittlung aller objektivierbaren Voraussetzungen für die Implementierung weitere Faktoren den Erfolg wahrscheinlich machen. Neben der kontinuierlichen Einbeziehung der Beschäftigten in den Veränderungsprozess stellten das Schulungskonzept mit Mikroschulungen und intensiven Begleitungen am Arbeitsplatz Kernfaktoren für ein Gelingen dar. Auch die Umgebungsfaktoren, Usability der Technik, organisationale und strukturelle Einflussgrößen mussten berücksichtigt werden. Im Kern konnte festgestellt werden, dass die Beschäftigten den Nutzen der Technologie in konkreten Arbeitsprozessen für sich selbst erkennen und daraus eine Lust zur Nutzung entwickeln müssen. Für die betriebliche Ebene wurden ein Handlungsleitfaden, Checklisten und ein soziales Pflichtenheft entwickelt. Die Ergebnisse zeigen auch die Veränderungen der qualifikatorischen Anforderungen und stellen heraus, welche Lernprozesse insbesondere im Bereich der »Anwenderkompetenz Digitalisierung« bei Implementierung und Einsatz von »Sprachsteuerung« mit »elektronischen Akten« und »Deep Learning« zu berücksichtigen sind.

Literatur

Böhle F (2017). Arbeit als Subjektivierendes Handeln. Wiesbaden: Springer Gabler
Deckert R, Rascher I & Recken H (2022). Digitalisierung in der Altenpflege. Wiesbaden: Springer Gabler
Friesacher H (2008). Theorie und Praxis pflegerischen Handelns. Begründung und Entwurf einer kritischen Theorie der Pflegewissenschaft. Göttingen: V&R unipress.

Friesacher H (2019). Ein Plädoyer für die Wertschätzung der Körperpflege. Arbeit, die Würde schafft. In: CNE.magazin 19(5), S. 6–8

Hülsken-Giesler M (2008). Der Zugang zum Anderen. Zur theoretischen Rekonstruktion von Professionalisierungsstrategien pflegerischen Handelns im Spannungsfeld von Mimesis und Maschinenlogik. Göttingen: V&R unipress.

Hülsken-Giesler M & Daxberger (2018). Robotik in der Pflege aus pflegewissenschaftlicher Perspektive. In: Bendel O (Hrsg.) (2018). Pflegeroboter. Wiesbaden: Springer Gabler. https://doi.org/10.1007/978-3-658-22698-5_7, S. 125–139

IGES Institut GmbH (2020). Umfrage zum Technikeinsatz in Pflegeeinrichtungen. Berlin: IGES.

Ohm C (1986). EDV in der Pflege. Krise einer beruflichen Identität. In. Das Argument: Technologie und Medizin. Berlin: Argument Verlag.

Roes M (2014). Fachlich, übersichtlich, praxistauglich. In: Die Schwester Der Pfleger. Bibliomed 53(7), S. 694–698.

Uzarewicz C & Moers M (2012). Leibphänomenologie für Pflegewissenschaft – eine Annäherung. Pflege & Gesellschaft 17(2), S. 101–119.

2.6 Welche Personalentwicklung braucht die Digitalisierung?

Wolfram Gießler, Peter Dehnbostel

2.6.1 Einleitung

Die Digitalisierung hat in der Berufsausbildung und im Studium der medizinischen und pflegerischen Berufe nur einen untergeordneten Stellenwert. Gleichwohl wird die Unterstützung der Versorgungsprozesse im Krankenhaus durch digitale Techniken sowohl von den Kostenträgern, der Gesundheitspolitik und den Krankenhausträgern als unverzichtbare Innovation und Verbesserung der Versorgung postuliert. Dies trifft auf eine Unternehmenskultur, die Lernen und Kompetenzentwicklung immer noch sehr berufsgruppenspezifisch betrachtet. Notwendig ist jedoch eine systematische betriebliche Personalentwicklung, die Lernen im Prozess der Arbeit mit der beruflichen Entwicklung für alle Beschäftigten ermöglicht, damit sie die Digitalisierung aktiv gestalten können. Im Beitrag wird dargestellt, welches Verständnis der Personalentwicklung hierzu notwendig ist und welche praktischen Beispiele es hierzu schon in Krankenhäusern gibt. Dabei bleibt die Digitalisierung bei aller Relevanz für das Krankenhaus im Unterschied zu industriellen und informationstechnischen Branchen eingegrenzt. Denn die im Mittelpunkt stehende patientenorientierte, emotionale und humane Arbeit ist nicht digital zu substituieren. Berufliche Handlungsfähigkeit und Expertise sind vorrangig an situative und erfahrungsbezogene Arbeit gebunden, die nicht durch algorithmische Vorgehensweisen substituiert werden kann. Gleichwohl sind digitale Technologien zur Unterstützung für viele Arbeitstätigkeiten unerlässlich und eine moderne Krankenhausversorgung erfordert digitales Arbeiten und Lernen. Dabei muss das Augenmerk auf die Anerkennung informell erworbener Kompetenzen in der

Verbindung mit formalen Bildungsprozesse gelenkt werden, um den Bezug zur Beruflichkeit zu gewährleisten.

2.6.2 Digitalisierung in der pflegerisch-medizinischen Berufelandschaft im Krankenhaus

Die Berufelandschaft im Krankenhaus verändert sich. So werden mit der generalistischen Pflegeausbildung die Berufsbilder der bisherigen Gesundheits-/Kranken- und Gesundheits-/Kinderkrankenpflege sowie der Altenpflege zusammengeführt. Berufs- und versorgungspolitisch werden damit hohe Erwartungen an eine Aufwertung der Pflegeberufe und einer Verbesserung der Gesundheitsversorgung insbesondere von multimorbiden und chronisch Erkrankten geknüpft. Insbesondere der damit verbundene hohe Pflegebedarf mit wenig systematisch entwickelter multiprofessioneller tertiärer Prävention stellt eine Herausforderung für die Gesundheitsversorgung dar. Hierbei soll die neu geschaffene akademische Ausbildung der Pflegekräfte auf Bachelorniveau einen zentralen Beitrag leisten. Grundlegend neu ist die Kompetenzorientierung der theoretischen und praktischen Ausbildung bzw. der neu geschaffenen Studiengänge. Ähnlich verändern sich Studium und Ausbildung für die Berufsgruppe der Ärztinnen und Ärzte, die mit dem 2020 erlassenen »Nationalen Kompetenzbasierten Lernzielkatalog Medizin« (NKLM) (IMPP 2020) einen Rahmen haben, in dem festgelegt ist, welche Kompetenzen und Fertigkeiten in Studium und klinischer Ausbildung erworben werden sollen.

Zugleich ist die Digitalisierung der Krankenhausversorgung und ihrer Nahtstellen in die anderen Sektoren des Gesundheitssystems erklärtes gesundheitspolitisches und gesundheitsökonomisches Ziel, um Versorgungsleistungen patientenorientierter und effizienter zu erbringen. Krankenhausträger greifen dies mit unterschiedlicher Strategie und Qualität auf, wie auch in Beiträgen dieser Publikation dargestellt.

Auffällig ist, dass sowohl in der Ausbildungs- und Prüfungsverordnung der Pflegeberufe (PflAPrV) als auch in den Curricula für das Medizinstudium (NKLM) Kompetenzen für den Einsatz und die Gestaltung digitaler Technik in der Versorgung kaum vorhanden sind. So wird in der PflAPrV vorgegeben, dass Absolventinnen und Absolventen der Ausbildung »analoge und digitale Pflegedokumentationssysteme [nutzen], um ihre Pflegeprozessentscheidungen in der Pflege von Menschen aller Altersstufen selbständig und im Pflegeteam zu evaluieren« (BGBl. 2018). Im NKLM ist formuliert, dass »neuere ›Themen‹ wie Rehabilitation, Patientensicherheit, Digitalisierung, öffentliches Gesundheitswesen, Kommunikation, Interprofessionalität etc. konsequent in den gesamten Katalog integriert« sind. In der im Absolvent:innenprofil beschriebenen Rolle »Die Ärztin/der Arzt als Verantwortungstragende und als Managerin/Manager« wird herausgestellt, dass »Ärztinnen und Ärzte mit den Aufgaben und Funktionen der Institutionen, Organisationen, Verbände und Versorgungsstrukturen im Gesundheitssystem vertraut sind und die wesentlichen gesetzlichen Grundlagen der Gesundheits- und Krankenversorgung kennen« (IMPP 2020, S. 5). Explizite Verweise auf den Einsatz und die Gestaltung digitaler Techniken sind lediglich im Rahmen von wissenschaftlicher

Forschung mit Verweis auf Datenschutzkonzepte, der elektronischen Patientenakte und digitaler Anwendungen zur Gesundheitskompetenz aufgeführt.

Im Vergleich zu Pflege und Medizin finden sich in der Ausbildung der Medizinischen Fachangestellten mehr Vorgaben, was im Kontext digitaler Technik gelernt und vermittelt werden soll. So gibt es einen eigenen Teil »Informations- und Kommunikationssysteme« im Ausbildungsrahmenplan, zu dem u. a. der Einsatz der Standard- und Branchensoftware und alle Möglichkeiten des internen und externen elektronischen Datenaustausches gehören (Ärztekammer 2006).

Die hier nur angerissene Unterschiedlichkeit der Ausbildungen und Kompetenzentwicklungen hinsichtlich des Einsatzes digitaler Techniken und der Digitalität in der Gesundheitsversorgung führen dazu, dass die Organisation Krankenhaus nicht davon ausgehen kann, dass digitale Kompetenzen von den patientennahen Berufsgruppen beherrscht werden und antizipierend gestaltet werden können. Daher ist eine Personalentwicklung notwendig, die diese Differenz zwischen formaler Bildung und betrieblichen Anforderungen im Kontext der Digitalisierung und der damit verbundenen Stärkung der Kompetenzentwicklung in der Arbeit aktiv gestaltet. Dies geht weit über die Förderung der Anwenderkompetenz bei digitaler Technik hinaus und umfasst das gesamte Spektrum des betrieblichen Lernens.

2.6.3 Personalentwicklung als Mittler zwischen Digitalisierung und Beruflichkeit

Erweiterte, arbeitsbezogene Personalentwicklung

Digitalisierung im Krankenhaus erfordert neue Lern- und Qualifizierungskonzepte, in denen unterschiedliche Lernorte und arbeitsintegrierte Lernformen anforderungs- und gestaltungsorientiert verbunden werden. Die betriebliche Funktion, in dem diese Entwicklungen zusammenlaufen und in dem die Themen operativ und strategisch aufgestellt werden sollten, ist die Personalentwicklung (PE), die wiederum durch die Digitalisierung selbst in starkem Wandel begriffen ist. Personalentwicklung beginnt sich zunehmend von den immer noch vorherrschenden planungsgeleiteten, stark quantitativ ausgerichteten Personalaufgaben zu lösen und bezieht zusehends ungeplante, informelle und unvorhergesehene Entwicklungs- und Sozialisationsprozesse mit ein (Gießler und Dehnbostel 2019). Prozessorientierte und darüber hinaus agile und disruptive Methoden und Abläufe kommen so in den Blick, arbeitsintegriertes Lernen, informell erworbene Kompetenzen sowie lern- und kompetenzförderliche Maßnahmen werden zum Thema der Personalentwicklung. Damit wird zugleich die herkömmliche Auffassung abgelöst, wonach die PE nur geplante, auf Regeln und formale Abläufe gerichtete Maßnahmen zum Gegenstand hat. Es wird anerkannt, dass die Qualifizierung der Ressource Personal am stärksten in und bei der Arbeit mit den dort stattfindenden Sozialisations- und Lernprozessen erfolgt.

Im Kern dieser erweiterten PE werden die qualifizierenden, sozialen und personalen Entwicklungen im Prozess der Arbeit und in der sich entwickelnden Beruflichkeit einbezogen. Anstelle der herkömmlich dominierenden Planungs- und Angebotsorientierung rückt die Nachfrageorientierung in den Vordergrund. Die Interessen und Bedarfe der Beschäftigten werden gezielt aufgenommen. Dem liegt die Erkenntnis zugrunde, dass die in der digitalisierten Arbeitswelt geforderte Selbstständigkeit und Teamfähigkeit subjektiv motivierte Mitarbeiter:innen voraussetzt, die sich mit der Arbeit unter Einbeziehung der eigenen Entwicklung identifizieren können.

Schwerpunktmäßig umfasst diese PE die folgenden Teilbereiche betrieblicher Personalentwicklung (Gießler und Dehnbostel 2019): die »Qualifikationsbezogene Personalförderung«, die »Subjektbezogene Personalbildung« und die »Organisationsbezogene Personalförderung«. Dabei adressiert die PE Beschäftigte aller Hierarchieebenen, wenn auch mit unterschiedlicher Intensität.

- Qualifikationsbezogene Personalförderung, u. a.:
  – Formaler, nichtformaler und informeller beruflicher Kompetenzerwerb
  – Bedarfsanalysen, Kompetenzbilanzen und -analysen
  – Anerkennungen und Validierungen
  – Entwicklungs- und Aufstiegswege
- Subjektbezogene Personalbildung, u. a.:
  – Berufsausbildungsvorbereitung
  – Berufsausbildung
  – Anpassungsfortbildung und höherqualifizierende Berufsbildung
  – Berufliche Umschulung
  – Lernkonzepte
  – Lernbegleitungsformen
- Organisationsbezogene Personalförderung, u. a.:
  – Arbeitsorganisationsformen
  – Lernorganisationsformen
  – Lern- und kompetenzförderliche Arbeitsgestaltung
  – Lernort- und Lernraumentwicklung

Die »Qualifikationsbezogene Personalförderung« bringt das erweiterte Verständnis der Personalentwicklung besonders durch die Aufnahme von in der Arbeit informell erworbenen Kompetenzen und darauf bezogenen Kompetenzanalysen und Validierungen zum Ausdruck. Im Mittelpunkt steht die Qualifizierung mit dem Erhalt und Ausbau der beruflichen Handlungskompetenz und reflexiven Handlungsfähigkeit (Dehnbostel 2022). Dies wird mit qualifikationsbasierten Entwicklungs- und Aufstiegswegen verbunden, die weniger vertikal, dafür aber verstärkt horizontal und diagonal verlaufen.

Die »Subjektbezogene Personalbildung« wird wesentlich durch die in der mittleren Spalte ausgewiesene Berufs- und Weiterbildung geprägt. Die im novellierten BBiG von 2021 aufgenommene höherqualifizierende Berufsbildung ist auf den Pflege- und Gesundheitsbereich zu übertragen. Die darüber zu erreichenden Abschlüsse sind auf Assistenten-, BA- und MA- Ebene in den Deutschen Qualifikationsrahmen (DQR) einzuordnen. Mit der Einführung und Verbreitung von Lernkonzepten und Lernbegleitungsformen wird die personalisierte Qualifizierung und Berufsbildung zudem erheblich unterstützt und vorangetrieben.

Die »Organisationsbezogene Personalförderung« bezieht sich in Überschneidung mit der Organisationsentwicklung (Hiestand 2017) aktuell besonders auf Arbeitsorganisationsformen wie Teamarbeit und Projektarbeit sowie auf Lernorganisationsformen wie Online-Communities und Lernplattformen. Auch die lern- und kompetenzförderliche Arbeitsgestaltung und die Entwicklung von Lernorten und Lernräumen, zumal in virtuellen und hybriden Formen, sind wichtige organisationsbezogene Personalentwicklungsaufgaben.

Die aufgezeigte erweiterte PE basiert auf grundlegenden Neuausrichtungen in der betrieblichen Bildungsarbeit, von denen hier drei skizziert werden:

1. Arbeitsintegriertes Lernen und Kompetenzentwicklung
2. Digitalisierung und der Erwerb digitaler Kompetenzen
3. Validierung nichtformal und informell erworbener Kompetenzen

Arbeitsintegriertes Lernen und Kompetenzentwicklung

Die Arbeitswelt erlebt seit den 1970er-Jahren einen grundlegenden Wandel, der auf dem Einsatz digitaler Systeme und Technologien basiert und mit restrukturierten Organisationen einhergeht. Es findet eine epochale Veränderung der Arbeit an, die auch unter dem Label der 3. und 4. industriellen Revolution gefasst wird. Das Lernen in der Arbeit wird neu aufgestellt, es erhält als digitales, arbeitsintegriertes Lernen einen zuvor nicht gekannten Stellenwert im Betrieb (Dehnbostel 2020).

Das arbeitsintegrierte Lernen tritt als konstitutiver Bestandteil digitaler Arbeit deutlich in Erscheinung. Es ist aber bereits zuvor mit dem Lernen im Prozess der Arbeit aufgekommen. Mit der Unterscheidung des Lernens in formale, informelle und nichtformale Lernkontexte bietet sich eine genauere Kennzeichnung des arbeitsintegrierten Lernens an. Danach differenziert es sich in ein rein informelles Lernen und ein mit nichtformalem und formalem Lernen in der Arbeit verbundenes informelles Lernen. Beispiele für die Verbindung von informellem mit nichtformalem oder formalem Lernen sind Lernformen wie Online-Communities, Lernplattformen, Coaching, Lernbegleitung und Lerninseln.

Sicherlich ist das digitale arbeitsintegrierte Lernen mit der Zusammenführung von Arbeiten und Lernen ein Meilenstein in der Geschichte neuzeitlicher Qualifizierung. Gleichwohl bedeutet dies nicht, dass damit per se eine ausgewiesene Kompetenzentwicklung erfolgt und Lernhemmnisse und Lernwiderstände beseitigt sind. Auch ist arbeitsintegriertes Lernen nicht per se qualifizierend und lern- und persönlichkeitsfördernd. Es ist ein betrieblich begrenztes, vor allem im rein informellen Lernkontext ein beliebiges, zufälliges und situationsverengtes Lernen. Um zu einer umfassenden beruflichen Handlungskompetenz und zu einer reflexiven Handlungskompetenz zu kommen, bedarf es einer systematischen Kompetenzentwicklung.

Kompetenz und Kompetenzentwicklung sind seit den 1980er-Jahren in allen Bildungsbereichen intensiv verwendete Begriffe, die sich durch vielfältige Verständnisse und Definitionen auszeichnen. National hat sich der Kompetenzbegriff ebenso wie international durchgesetzt. In der Berufs- und Weiterbildung und ebenso in der betrieblichen Bildungsarbeit gilt die berufliche Handlungskompetenz als dominierendes Kompetenzverständnis (Dehnbostel 2022).

Allgemein gilt für Kompetenzen, dass sie Kenntnisse, Fertigkeiten, Wissen, Einstellungen und Werte umfassen, deren Erwerb, Entwicklung und Verwendung sich auf die gesamte Lebenszeit eines Menschen bezieht. Es sind Dispositionen, die an das Subjekt und seine Fähigkeit und Bereitschaft zu eigenverantwortlichem und reflektiertem Handeln und darauf bezogene Entwicklungen gebunden sind. Kompetenzen weisen mit bildungstheoretischen Zielen und Inhalten eine Schnittmenge auf, ohne dass Bildung im Kompetenzbegriff aufgeht.

Kompetenzverständnisse und -modelle sind im Hinblick auf die unterschiedlichen Bildungsbereiche des Bildungssystems, im Hinblick auf Branchen und Unternehmen stark differenziert. Theoretisch ist vor allem zwischen handlungstheoretischen, kognitionspsychologischen, behavioristischen und organisationstheoretischen Kompetenzverständnissen zu unterscheiden.

Die Vielfalt ermöglicht es einerseits, den jeweiligen bereichs- bzw. domänenspezifischen Umgebungen, Zielsetzungen und Anforderungen nachzukommen. Domänen- und bereichsspezifische Kompetenzmodelle, ggf. auch unternehmensspezifische, sind notwendig. Andererseits muss die hohe und sich weiter entwickelnde Pluralität und Ausdifferenzierung von Kompetenzmodellen zugleich auf übergeordneter Ebene durch Vereinbarungen und Regelungen reorganisiert werden. Über bundesweit geltende Kompetenzmodelle und Bezugssysteme sind Identifikationen, Vergleichbarkeit, Qualität und Anerkennungen herzustellen. Für die Bildungsbereiche des Bildungssystems leisten dies die Kompetenzmodelle der Kultusministerkonferenz und zusätzlich für das Bildungs- und Beschäftigungssystem der Deutsche Qualifikationsrahmen für lebenslanges Lernen (DQR).

Für die betriebliche Bildungsarbeit einschließlich der Krankenhausarbeit und generell für die Berufs- und Weiterbildung schaffen die Kompetenzbegriffe und Kompetenzmodelle der Kultusministerkonferenz und des Deutschen Qualifikationsrahmens bundesweite Referenzen und Regelungen. Bereichs- und branchen- oder unternehmensspezifische Kompetenzmodelle sind, bei aller Differenzierung, hierzu kompatibel aufzustellen, um Anschlussfähigkeit, Anerkennung und Durchlässigkeit herzustellen.

Digitalisierung und der Erwerb digitaler Kompetenzen

Allgemein gelten für die digitale Transformation der beruflichen, insbesondere der betrieblichen Bildung zwei Grundsätze: Zum einen wird das Lernen in der Arbeit, vornehmlich das informelle und nichtintentionale, zum grundlegenden Bestandteil digitaler Arbeit. Mit anderen Worten: Das umrissene arbeitsintegrierte Lernen ist konstitutiver Bestandteil digitalen Arbeitens und erfolgt im Arbeitsvollzug. Zum anderen zeigt die Digitalisierung, vergleichbar mit vorherigen industriellen Revolutionen, dass technologische und größtenteils auch arbeitsorganisatorische Entwicklungen determiniert werden, Formen und Konzepte des Lernens und der

Qualifizierung hingegen weitgehend unbestimmt bleiben. Das heißt, die Qualifizierung und Positionierung des arbeitenden Menschen in der digitalen Arbeitswelt wird von uns bestimmt; sie ist nicht technikdeterminiert, sie ist menschengerecht zu gestalten.

Digitales Arbeits-Lern-Handeln generiert digitale Kompetenzen oder erweitert diese. Diese Kompetenzen stehen – analog zur digitalen Transformation – erst am Anfang ihrer Entwicklung. Sie finden im Sprachgebrauch von Unternehmen als die in einem digitalen Arbeitsumfeld angewandten und benötigten Kompetenzen zunehmend Eingang. In betrieblichen Einzelprojekten und auch in förderungspolitisch gestützten Pilotvorhaben werden digitale Kompetenzen und digitale Kompetenzmodelle entwickelt und entsprechende Qualifizierungen durchgeführt.

Die Definition dessen, was grundlegende digitale Kompetenzen in der beruflichen Bildung sind, ist in jedem Fall auf zwei Referenzpunkte zu beziehen: Zum einen auf das angesprochene Kompetenzmodell der KMK und das des DQR, zum anderen auf die inhaltliche Definition der digitalen Kompetenz durch die Europäische Union. Danach ist die »Digitale Kompetenz« eine von acht Schlüsselkompetenzen für lebensbegleitendes Lernen. »Digitale Kompetenz umfasst die sichere, kritische und verantwortungsvolle Nutzung von und Auseinandersetzung mit digitalen Technologien für die allgemeine und berufliche Bildung, die Arbeit und die Teilhabe an der Gesellschaft. Sie erstreckt sich auf Informations- und Datenkompetenz, Kommunikation und Zusammenarbeit, Medienkompetenz, die Erstellung digitaler Inhalte (…), Sicherheit (…), Urheberrechtsfragen, Problemlösung und kritisches Denken« (Empfehlung des Rates 2018).

Im Pflege- und Gesundheitsbereich kommt ein breites Spektrum digitaler Technologien zum Einsatz. Es reicht von PCs und Tablets über Plattformen und Managementsysteme bis hin zum Einsatz von Robotik und Assistenzsystemen mit Künstlicher Intelligenz. Digitale Technologien können für die Mitarbeitenden Unterstützung und Entlastung schaffen und die Versorgung verbessern. Unabdingbar dafür ist der Erwerb digitaler Kompetenzen und die Gestaltung des Einsatzes digitaler Technik im Arbeits- und Versorgungsprozess. Isolierte Anwendungsschulungen oder auch »Key-user-Verfahren« reichen deshalb nicht für den Erwerb digitaler Kompetenzen aus. In informellen Lernprozessen müssen sich Beschäftigte den Umgang und den Einsatz digitaler Technik subjektiv aneignen und mit ihrem bisherigen Erfahrungswissen verknüpfen. Dies ist die Basis, damit sie einerseits digitale Techniken anwenden können und andererseits deren Wirkungen berufsfachlich beurteilen können. Dabei gilt: »Informelles Lernen kann nicht erzeugt werden, es entsteht individuell in unorganisierten Alltagsbedingungen und braucht genau diese. Unterstützt werden soll und kann vielmehr das Design im Sinne einer attraktiven und herausfordernden Lernlandschaft als ein kreativer Möglichkeitsraum, in dem individuelle Um- und Abwege nicht nur in Kauf genommen, sondern als genuin eigene Such- und Erkenntnisprozesse ermöglicht werden und erwünscht sind« (Kirchhoff 2007).

Am Beispiel digitaler Eingaben zum Pflegeassessment im Krankenhaus wird dies deutlich. So ist der Barthel-Index (BI) ein Assessmentinstrument zur Beurteilung der Selbstständigkeit eines Patienten und wird von den Kostenträgern für die Gewährung von Rehabilitationsleistungen gefordert. Zeigen die erhobenen Werte des BI ein höheres Maß an selbstständiger Ausübung bei Mobilität und Übernahme der Körperpflege durch den Patienten, wird dies als Indikator für die Wirksamkeit beispielsweise aktivierender Pflege angesehen und zugleich gegenüber den Kostenträgern die Rehabilitationsfähigkeit des Patienten für eine geplante Anschlussheilbehandlung dokumentiert. Die digital erhobenen Daten sind also sowohl für den Qualitätsnachweis als auch für die leistungsrechtliche Gewährung der Versorgung relevant. Der erhobene Punktwert des Barthel-Index müsste im Idealfall aus dokumentierten Beobachtungen und Maßnahmen im digitalen Pflegebericht nachweisbar sein. An dieser Stelle kommen jedoch die realen Arbeitshandlungen der Pflegekräfte und die individuelle Situation des Patienten ins Spiel, die durch die digital vorgegebenen Skalen des BI und Eingabefelder nicht abgebildet werden. Um die Versorgungssituation adäquat fachlich einzuschätzen, wären neben der digitalen Eingabe u. a. folgende Fragen relevant:

- In welchen Situationen zeigt der Patient einen erhöhten Selbstständigkeitsgrad und wodurch wird dieser begünstigt oder auch wieder eingeschränkt?
- Welche Rolle spielen die Umgebung, die Arbeitsorganisation oder die unterschiedliche fachliche Kompetenz im Pflegeteam?
- Wie lösen Pflegekräfte das fachliche Spannungsfeld auf, dass in den Expertenstandards standardisierte Assessmentinstrumente von ihrer Evidenz eher kritisch gesehen werden, jedoch als kostenträger- und abrechnungsinduzierte Vorgaben für den Einsatz des Barthel-Index in der Einschätzung von Patienten eingesetzt werden müssen?

Aus der Perspektive einer kostenträgerrelevanten Datenerfassung steht in dieser Arbeitssituation die formalisierte Eingabe von Assessmentdaten im Vordergrund. Die dahinter liegende berufsfachliche Anforderung und Kompetenz, den Patienten, die Versorgungssituation und den institutionellen Kontext in die Beurteilung des Pflegebedarfs mit einzubeziehen, wird über die digitale Ebene dieses Arbeitsprozesses möglicherweise nicht abgebildet. Dies hat einerseits zur Folge, dass vorhandenes berufliches Erfahrungswissen zur Einschätzung der Selbstständigkeit eines Patienten nicht sichtbar wird, weil es für die digitale Ebene nicht relevant ist. Andererseits wird eine komplexe pflegerische Arbeitssituation auf die formale digitale Ebene reduziert, in der eine reflexive fachliche Einschätzung nicht vorgesehen ist. Digitalisierung ohne eine gesicherte berufsfachlich-reflexive Rahmung, die in den Arbeitsprozessen selbst verankert und organisatorisch unterstützt wird, birgt die Gefahr, das berufliche Kompetenz entwertet wird und Versorgungsmängel für Patienten entstehen (Schulz und Urban 2020).

An diesem Beispiel wird deutlich, dass Personalentwicklung die Expertise entwickeln muss, reflexive Lern- und Gestaltungsräume für die Aneignung digitaler Technik in der Krankenhausarbeit zu schaffen. Darin liegt zugleich ein pädagogisches Paradoxon, das Bauer so beschreibt: »Man lernt Handlungen dadurch, dass man tut, was man erst lernen will, und man lehrt Handlungen dadurch, dass man die Lernenden in Situationen bringt, die zu bewältigen sie lernen sollen« (Bauer 2006). Dieses Paradoxon betrieblich so zu gestalten, dass Beschäftigte Neues ausprobieren und reflexiv gestalten können, ist der Kernauftrag der PE für die Digitalisierung im Krankenhaus. Dabei wird ein weiterer Bedarf für die Personalentwicklung und berufliche Bildung erkennbar. Wenn Digitalisierung informell arbeitsintegrierte Lernprozesse sowohl implizit induziert und die PE dazu eine explizite Gestaltungskompetenz fördert, erwerben Beschäftigte Wissen und Können, das formal nicht anerkannt ist. Formale Anerkennung von Kompetenzen ist jedoch im beruflichen System und am Arbeitsmarkt entscheidend für den Wert und die Entwicklungsmöglichkeiten von Beschäftigten. Die Anerkennung informell erworbener Kompetenzen wird durch die Digitalisierung auch im Krankenhaus deshalb drängender denn je.

Validierung von nichtformal und informell erworbener Kompetenzen

Systematisch betrachtet, gehören Validierungsverfahren zum breiten Spektrum der Verfahren zur Feststellung von Kompetenzen und Bildungsleistungen. Sie reichen von biographischen Portfolioverfahren über die Beobachtung von Handlungen bis hin zu Feedback-Fragebögen, von Selbst- und Fremdeinschätzungen in Kompetenzbilanzen bis hin zu psychometrisch basierten Leistungsfeststellungen. Kompetenzfeststellungen umfassen Verfahren und Instrumente, die Kompetenzen erfassen, analysieren und bewerten. Während Kompetenzfeststellungsverfahren im Allgemeinen die formal erworbenen Qualifikationen zentral einbeziehen, geht es bei Validierungsverfahren ausschließlich um die Erfassung und Bewertung informell und nichtformal erworbener Kompetenzen mit bestimmten Optionen (Dehnbostel 2022).

Prinzipiell erfasst die Validierung die auf informellen und nichtformalen Wegen gemachten Lernerfahrungen und Lernergebnisse von Einzelpersonen in einem strukturierten Verfahren; sie beurteilt und bewertet diese im Abgleich zu festgelegten Standards. Die Standards beziehen sich vor allem auf Branchen, Berufe, übergreifende und betriebliche Kompetenzmodelle, Qualifikationsrahmen, auf berufliche oder akademische Bildungsgänge oder Teile davon.

Für Betriebe und Beschäftigte ist die Analyse und Bewertung informell und nichtformal erworbener Kompetenzen unmittelbar von großem Vorteil. Einerseits wird damit der Ist-Stand vorhandener personeller Qualifikationen festgestellt und eine daran anknüpfende Personalentwicklung ermöglicht; andererseits ist für Beschäftigte die Erfassung, Bewertung und Anerkennung ihrer in der Arbeit erworbenen Kompetenzen eine wichtige Grundlage für die weitere berufliche und individuelle Entwicklung. Die Validierung gibt den über betriebliches Lernen gesammelten Erfahrungen einen sozial und individuell anerkannten Wert; sie ermöglicht es für die Beschäftigten, ihre erworbenen Kompetenzen auf weiterführende Bildungsgänge und auf individuelle Entwicklungswege anrechnen zu lassen.

Bildungspolitisch ist die Validierung vor allem im Zusammenhang mit der europäischen Bildungspolitik schon seit den 1990-Jahren ein Thema. Für die Diskussion und Implementierung von Validierungen ist die Empfehlung des Europäischen Rates »zur Validierung« nichtformalen und informellen Lernens« von 2012 (Amtsblatt der Europäischen Union 2012) auch Jahre nach ihrer Veröffentlichung noch maßgeblich. Sie sieht vor, dass auf Antrag einzelner Personen und unter Beteiligung von Kammern, Sozialpartnern, Verbänden und Bildungsanbietern nichtformal und informell erworbene Kenntnisse, Fertigkeiten und Kompetenzen innerhalb einer bestimmten Frist durch eine zuständige Stelle validiert werden können. Eine Anerkennung und Anrechnung auf Bildungsgänge und Abschlüsse ist damit nicht per se verbunden. Hierzu bedarf es weitergehender, national vorzunehmender bildungspolitischer Voraussetzungen.

In der bisherigen Validierungspraxis hat sich, unterlegt durch europäische Empfehlungen, ein vollständiges Fünf-Stufen-Verfahren zur Identifizierung und Bewertung informell und nichtformal erworbener Kompetenzen sozusagen als Prototyp durchgesetzt. Dieser liegt auch dem seit 2004 gesetzlich abgesicherten Validierungsverfahren in der Schweiz zugrunde (Dehnbostel 2022).

Abbildung 14 zeigt die fünf Stufen in ihrer Abfolge einschließlich einer zwischen Beurteilung und Bewertung angesiedelten Zusatzstufe der ergänzenden Qualifizierung (▶ Abb. 8).

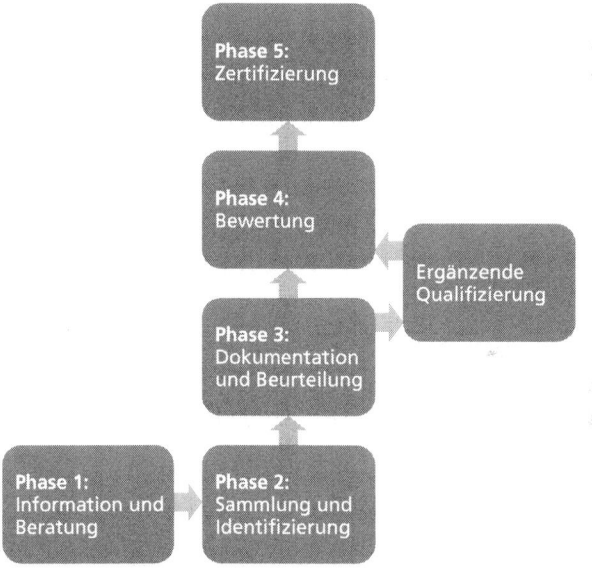

Abb. 8: Vollständiges fünfstufiges Validierungsverfahren

Kern des Verfahrens sind die mittleren drei Stufen der »Sammlung und Identifizierung«, der »Dokumentation und Beurteilung« sowie der »Bewertung«. Die Validierung muss nicht zwingend fünf Stufen und auch nicht die Zwischenstufe »Ergänzende Qualifizierung« umfassen. Ein nicht vollständiges Verfahren kann ohne Information und Beratung beginnen und mit einer Bewertung abschließen, so z. B. in betrieblichen Kompetenzfeststellungen.

Auch im Krankenhausbereich finden erste Validierungen statt. So ist im Projekt FifPE »Fit für Personalentwicklung im Krankenhaus«, an dem zwei somatische Krankenhäuser der Maximalversorgung und ein psychiatrisches Krankenhaus beteiligt waren (Hiestand und Gießler 2018), ein Validierungsinstrument, der »Kompetenzreflektor Krankenhaus (KH)«, in einem der beteiligten Krankenhäuser erfolgreich entwickelt und erprobt worden. Er dient der Selbstreflexion und der Bewertung der Kompetenzen der Beschäftigten und besteht aus drei Teilen: dem Kompetenzfeststellungsinstrument (Formblätter), einem Interviewleitfaden und einer Ergebnisübersicht (Formblatt). Das fünfstufige Verfahren enthält einen Rückblick in die eigene Berufsbiografie, eine Analyse von Stärken und Schwächen, einen Blick auf mögliche Entwicklungsperspektiven und die Formulierung konkreter Schritte zur weiteren beruflichen Entwicklung. Der Kompetenzreflektor KH ist ein entwicklungsorientiertes Verfahren, das eine Selbsteinschätzung und Fremdeinschätzungen umfasst und nun auch in anderen Kliniken eingesetzt wird.

Der Kompetenzreflektor KH rundet den ganzheitlichen Qualifizierungsprozess von der Bedarfsanalyse über den Einsatz von Qualifizierungsformen bis zur Bewertung ab. Er ist zudem mit den zurzeit auf bundesweiter Ebene entstehenden Instrumenten und Regelungen für die Anerkennung und Zertifizierung von in der Arbeit erworbenen Kompetenzen kompatibel und eröffnet damit neue Entwicklungs- und Aufstiegswege.

2.6.4 Formale Bildung und arbeitsintegriertes Lernen verbinden

Vor dem Hintergrund der eingangs skizzierten wenig systematischen Verankerung der Digitalisierung und des Erwerbs digitaler Kompetenzen in den pflegerischen und medizinischen Berufen und der durch die Digitalisierung beschleunigten Zunahme informeller Lernprozesse stellt sich die Frage, wie formale Bildungsgänge und betrieblich arbeitsintegrierte Lernformen miteinander verbunden werden können. Dies ist am Beispiel von zwei Lernorganisationsformen inmitten der Arbeit zu verdeutlichen, die für Auszubildende und Studierende der formalen Bildung zuzuzählen sind.

In Lerninseln findet ebenso wie bei anderen Lernorganisationsformen in der Arbeit ein weitgehend selbstgesteuertes Arbeiten und Lernen statt. Die Arbeitsaufgaben werden eigenverantwortlich und in Teamarbeit durchgeführt, wobei es sich um die gleichen Arbeitsaufgaben handelt wie im Lerninselumfeld. Die Lernenden handeln im Rahmen vorgegebener Strukturen und Anforderungen und füllen diese nach eigenen Zielorientierungen und Überlegungen aus. Sie erkennen und entscheiden, was an fachlichem Wissen und Können benötigt wird und wofür Experten hinzuzuziehen sind. Gelernt wird also nicht vorrangig nach Regeln und Regelanwendungen, gelernt wird vielmehr, Problemstellungen selbstständig und in Gruppen zu lösen und dabei mit den Unbestimmtheiten und Unsicherheiten von Arbeits- und Sozialsituationen umzugehen. Lerninseln zeichnen folgende Merkmale aus:

- Lerninseln sind mit Lernausstattungen angereicherte Arbeitsplätze, an denen reale Arbeitsaufträge mit Möglichkeiten zum Lernen bearbeitet werden und eine Qualifizierung stattfindet.
- Die Qualifizierung in der Lerninsel zielt auf die Kompetenzentwicklung und den Erwerb oder die Stärkung der beruflichen Handlungsfähigkeit der Lernenden.

- Die Lerninsel-Gruppe arbeitet nach kollaborativen und auf Gruppenarbeit gerichteten Prinzipien; sie ist im Allgemeinen berufsübergreifend zusammengesetzt.
- Lerninseln werden von einer Fachkraft betreut, die vorrangig die Rolle eines Prozess- und Entwicklungsbegleiters der Lerninsel wahrnimmt und zusätzlich zu ihrem Berufsabschluss berufspädagogisch qualifiziert ist.
- Lerninseln dienen auch der Innovationsentwicklung im Arbeitsprozess, vor allem arbeitsorganisatorischen und digitalen Entwicklungen.

Die Bedeutung und den Erfolg von Lerninseln als Arbeiten und Lernen verbindende Lernorganisationsform zeigt beispielhaft deren Einführung in der Pflegeausbildung am Universitätsspital Basel im Jahr 2001 (Haefeli und Dehnbostel 2017).

In der Lerninsel einer Station des Krankenhauses arbeiten durchschnittlich sechs Lernende, die von zwei Berufsbildnern betreut werden. Die Berufsbildner sind zusätzlich zu ihrem Abschluss als Dipl.-Pflegefachfrau/-mann pflegepädagogisch qualifiziert.

Ihnen kommt die besondere Aufgabe zu, das in der Arbeit weitgehend selbstgesteuert stattfindende Lernen zu fördern. Die Entwicklung hat dazu geführt, dass im Jahr 2018 in allen 33 Pflegestationen des Universitätsspitals Lerninseln eingerichtet waren, in denen die gesamte fachpraktische Ausbildung für fünf Pflegeberufe stattfindet. In dem Prozess der über 15-jährigen Personal- und Organisationsentwicklung hat sich diese Arbeiten und Lernen verbindende Lernorganisationsform nach Einschätzung der Verantwortlichen zum »Ausbildungsstandard Lerninsel im Pflegebereich« entwickelt (Haefeli und Dehnbostel 2017).

Ein ähnlicher Ansatz wird im Universitätsklinikum Mannheim mit der »Mannheimer Interprofessionellen Ausbildungsstation (MIA)« (Mette 2022) seit 2017 umgesetzt. Dabei lernen und arbeiten Studierende und Auszubildende der Berufsgruppen Medizin, Pflege und Physiotherapie gemeinsam auf der Station. Sie übernehmen gemeinsam in ihren Funktionen die komplette Patientenversorgung und werden von fachlich erfahrenen Supervisor:innen der jeweiligen Berufsgruppe unterstützt. Bisher sind für die Lernenden die interprofessionelle Kommunikation und Zusammenarbeit die wichtigste Erkenntnis und Erfahrung. Dabei sind für Medizinstudierende die Organisation und Abläufe der Station ein wichtiges Lernthema und bei den Auszubildenden in der Pflege die Selbstorganisation und Prioritätensetzung (ebd.).

Diese beiden Praxisbeispiele zeigen, wie arbeitsintegriertes Lernen in der Ausbildung verankert werden kann und zugleich die Arbeitsorganisation kompetenzfördernd beeinflusst wird. Gleiches ließe sich auch auf formale und nichtformale Fort- und Weiterbildungen übertragen, in dem komplexe Lern- und Praxisaufgaben von Teilnehmenden im Arbeitsprozess übernommen werden und durch Lernprozessbegleitungen des Lehr- und Bildungspersonals flankierend unterstützt werden. Für die Digitalisierung bieten diese Ansätze einen guten Rahmen, um die benötigten reflexiven Lern- und Gestaltungsräume einzurichten. Digitalisierung trägt auf diese Weise dazu bei, dass Lernen zum selbstverständlichen und anerkannten Teil der Arbeit im Krankenhaus wird.

2.6.5 Fazit und Ausblick

Digitale Technik kann dann zur Arbeitserleichterung und zu verbesserter Versorgungsqualität führen, wenn Beschäftigte sich diese im Prozess der Arbeit aneignen und in ihren Wirkungen berufsfachlich reflektieren und gestalten können. Hierfür sind interprofessionelle Arbeits- und Lernformen notwendig, damit Lernen und Veränderung ein selbstverständlicher Teil der Arbeit im Krankenhaus wird. Für die Digitalisierung muss Personalentwicklung die Brücke herstellen zwischen formalen Bildungswegen und arbeitsintegrierten Lernprozessen, damit diese aneignende Gestaltung gelingen kann. Betriebliches Bildungspersonal muss daher in die Lage versetzt werden, Beschäftigte bei der Feststellung und Anerkennung informeller Kompetenzen zu beraten und zu unterstützen. Personalentwicklung im Krankenhaus muss nicht zuletzt die Kompetenzen von Führungskräften, IT-Abteilungen, des QM und der betrieblichen Interessenvertretungen in der Gestaltung von Projekten und Veränderungsprozessen für die Digitalisierung systematisch fördern und aufbauen. Leitkriterium für die Personalentwicklung und Digitalisierung muss jedoch nach wie vor die Qualität der Patientenversorgung sein.

Literatur

Amtsblatt der Europäischen Union (2012). Empfehlung des Rates vom 20. Dezember 2012 zur Validierung nichtformalen und informellen Lernens (2012/C 398/01).

Ärztekammer Nordrhein (2006). Ausbildungsrahmenplan für die Berufsausbildung zum Medizinischen Fachangestellten/zur Medizinischen Fachangestellten. URL: https://www.aekno.de/mfa/informationen-fuer-ausbilderinnen-und-ausbilder/ausbildungsrahmenplan (letzter Zugriff: 13.07.2023).

Bauer HG, Brater M, Büchele U, Dufter-Weiß A, Munz C & Maurus A (2006). Lern(prozess)begleitung in der Ausbildung: Wie man Lernende begleiten und Lernprozesse gestalten kann. Ein Handbuch. Bielefeld: Bertelsmann Verlag.

BGBI. (2018). Ausbildungs- und Prüfungsordnung für die Pflegeberufe (Pflegeberufe-Ausbildungs- und Prüfungsordnung – PflAPrV) Anlage 2 (zu § 9 Absatz 1 Satz 2) Kompetenzen für die staatliche Prüfung nach § 9 zur Pflegefachfrau oder zum Pflegefachmann. Bundesgesetzblatt 2018. S. 1596–1600. URL: https://www.gesetze-im-internet.de/pflaprv/anlage_2.html (letzter Zugriff: 13.07.2023).

Dehnbostel P (2020). Lernorte, Lernräume und Lernarchitekturen in der digitalen Transformation der Arbeit. In: Richter G (Hrsg.) (2020). Lernen in der digitalen Transformation der Arbeit. Stuttgart: Schäffer-Poeschel, S. 19–34.

Dehnbostel P (2021). Digitales Lernen, digitale Kompetenzen und digitale Bildung in der transformierten Arbeitswelt. In: Dehnbostel P, Richter G, Schröder T & Tisch, A (Hrsg.) (2021). Kompetenzentwicklung in der digitalen Arbeitswelt. Stuttgart: Schäffer-Poeschel, S. 191–204.

Dehnbostel P (2022). Betriebliche Bildungsarbeit. Kompetenzbasierte Aus- und Weiterbildung im Betrieb 1(3). Baltmannsweiler: Schneider.

Europäischer Rat (2018). Empfehlung des Rates vom 22. Mai 2018 zu Schlüsselkompetenzen für lebenslanges Lernen. URL: https://www.kmk-pad.org/fileadmin/Dateien/download/v_na/10_EU_Schluesseldokumente/Empfehlung_Schluesselkompetenzen_2018.pdf (letzter Zugriff: 13.07.2023).

Gießler W & Dehnbostel P (2019). Qualifizierungsbedarfsanalyse und Formen arbeitsintegrierten Lernens – Beispiel Krankenhaus. In: Laske S, Orthey A, Schmid M (Hrsg.) (2019). Personal Entwickeln. Köln: Wolters Kluwer Deutschland, S. 1–62.

Haefeli O & Dehnbostel P (2017). Lerninseln im Gesundheits- und Pflegebereich – Konzeption und Entwicklung am Universitätsspital Basel. In: Berufsbildung in Wissenschaft und Praxis 46 (1), S. 26–29.
Hiestand S (2017). BITs & BIER. Eine empirische Analyse im Brauwesen und in der IT-Branche zu Verknüpfung individueller Kompetenz- und betrieblicher Organisationsentwicklung. Augsburg, München: Rainer Hampp.
Hiestand, S & Gießler W (2018). Vom Lehren zum Lernen. Weiterbildung für betriebliches Bildungspersonal im Gesundheitswesen. In: Berufsbildung. Zeitschrift für Theorie-Praxis-Dialog 174 (72), S. 20–22.
IMMP Institut für medizinische und pharmazeutische Prüfungsfragen (2020). 1. Kompetenzorientierter Gegenstandskatalog Medizin. 1. Auflage. Mainz.
Kirchhof S (2007). Informelles Lernen und Kompetenzentwicklung für und in beruflichen Werdegängen. Münster: Waxmann.
Mette M (2022). Mit- statt nebeneinander lernen. Die Zusammenarbeit auf interprofessionellen Ausbildungsstationen üben. In: Dr. med. Mabuse Ausgabe 256 (2), S. 29–31.
Schulz L & Urban M (2020). Digitale Patientendokumentationssysteme. Potenziale, Herausforderungen und Gestaltungsmöglichkeiten. In: Bleses P, Busse B, Friemer A (Hrsg.) (2020). Digitalisierung in der Langzeitpflege als Veränderungsprojekt. Berlin: Springer Vieweg.

2.7 Innovationsgehalt DigiKIK: Erfahrungen zum Experimentierraum

Alfons Schröer, Laura Schröer, Christopher Schmidt, Christoph Bräutigam

Das Projekt DigiKIK (Digitalisierung – Krankenhaus – Interaktion – Kompetenz) wurde von 2018 bis 2021 durch das Bundesministerium für Arbeit und Soziales unter dem Dach der Initiative Neue Qualität der Arbeit (INQA) gefördert und ist einer der INQA-Experimentierräume der Förderrichtlinie »Zukunftsfähige Unternehmen und Verwaltungen im digitalen Wandel«. Neben dem Institut Arbeit und Technik (IAT) waren die BiG (Bildungsinstitut im Gesundheitswesen gemeinnützige GmbH), das ver.di Bildungswerk und die Agentur Wok am Projekt beteiligt.

Zielsetzung war die Entwicklung und Erprobung von Konzepten, Lösungen und Instrumenten zur arbeitsorientierten Gestaltung des digitalen Wandels. Hierfür sollten Experimentierräume geschaffen werden, um die Chance zu eröffnen, Gestaltungsspielräume zu identifizieren und Umsetzungsstrategien zu erproben.

Programmatische Zielsetzungen des Projektes waren:

- Die Sensibilisierung von Krankenhäusern (Management, Personalvertretungen, Beschäftigte) für Gestaltungsspielräume betrieblicher Digitalisierungsstrategien und vorausschauender Personalarbeit.
- Verknüpfung technologischer Innovationen und sozialer Innovationen.

- Entwicklung und Erprobung sozialpartnerschaftlicher und partizipativer Strukturen, Verfahren und Instrumente für die Personalarbeit im digitalen Wandel in Krankenhäusern.
- Entwicklung von Lösungen, die Krankenhäuser darin stärken, Herausforderungen der Personalentwicklung infolge des technologischen Wandels systematisch zu erfassen, zu analysieren sowie zu evaluieren und dabei die Beschäftigten mit einzubeziehen.
- Gewinnung vertiefender Erkenntnisse zum Zusammenhang von Nutzung digitaler Technik, Kompetenzen und Arbeitsbelastung.

Das Projekt DigiKIK setzte ein modulares und integriertes Gestaltungskonzept um, das neue betriebliche Strukturen, Verfahren und Instrumente für eine vorausschauende Personalarbeit implementieren sollte. Ausgehend hiervon verknüpfte das Projekt technologische und soziale Innovationen in der betrieblichen Personalarbeit für Krankenhäuser im digitalen Wandel. In der wissenschaftlichen Ausrichtung des Vorhabens ging es darum, das Wissen um den Zusammenhang zwischen digitalem Technikeinsatz, subjektiven Nutzungspraktiken und Kompetenzen der Beschäftigten mit Blick auf die Arbeitsbelastungen zu vertiefen.

Praxis- und Erprobungspartner des Projektes DigiKIK waren:

- Asklepios Westklinikum Hamburg GmbH: 517 Betten, 1000 Beschäftigte
- Asklepios Kliniken Langen-Seligenstadt GmbH: 433 Betten, 800 Beschäftigte
- Klinikum Osnabrück GmbH: 624 Betten, 2200 Beschäftigte
- LVR-Klinik Viersen: 448 Betten, 1300 Beschäftigte

Um Kenntnisse über Verwendungsfelder und Effekte von digitaler Technik im Krankenhaus gewinnen zu können, wurde eine Befragung in den vier teilnehmenden Kliniken durchgeführt. Auf die Befragungsergebnisse wird in den einzelnen Kapiteln eingegangen, um diese für den Transfer nutzbar zu machen. Die Erkenntnisse wurden auf Basis eines eigens konzipierten Fragebogens erhoben, welcher folgende thematische Kategorien enthielt:

1. Anwendung und Einsatzbereiche von digitaler Technik
2. Individuelle Einstellungen zu Technik
3. Einschätzung der Kompetenz im Umgang mit digitaler Technik
4. Betriebliche Qualifizierung und Aneignung von Technik
5. Anregungen für den Arbeitsplatz
6. Auswirkungen auf Arbeitsprozesse
7. Auswirkungen auf Ressourcen und Belastungen
8. Beteiligung und Partizipationskultur

An der Befragung haben insgesamt 1.214 Beschäftigte teilgenommen. Das Sample wird die Abbildung 9 dargestellt (▶ Abb. 9).

Für Veränderungen, wie beispielsweise dem verstärkten Einzug von digitaler Technik am Arbeitsplatz, gibt es häufig noch keine etablierten und geregelten Abläufe und Vereinbarungen. Im Konstrukt des Experimentierraumes können Prozesse

Berufsgruppen:

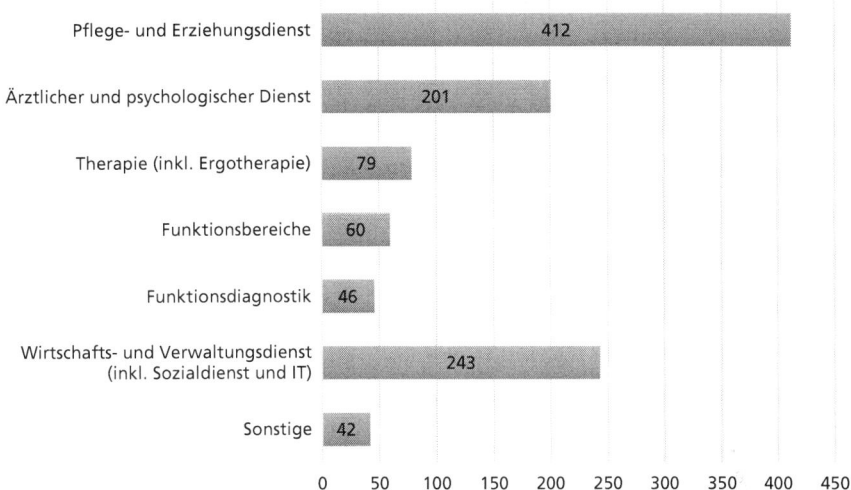

Rücklauf
N = 1.214 (Beschäftigte in den Kliniken: 5.300)
Sample
Beschäftigungsverhältnis: Vollzeit: 68,4% (n = 760), Teilzeit: 31,16% (n = 344)
Geschlecht: weiblich: 718, männlich: 361, divers: 16
Altersgruppen: bis 25: 5,2%, 46-60: 38,3%, 26-35: 22,2%, 36-45: 18,7%, über 60: 5,7%

Abb. 9 Darstellung der Befragungssamples (DigiKIK)

ergebnisoffen ausprobiert werden. Es muss sozusagen ein Experiment gewagt werden, das über die »normalen« Veränderungen hinausgeht. Innerhalb eines Experimentierraumes können auch neue Beteiligungsformate für die betriebliche Interessenvertretung entwickelt und ausprobiert werden. Wird die Perspektive der Beschäftigten gestaltend einbezogen, können negative Technikfolgen vermieden werden: Die Akzeptanz aller Beteiligten erhöht sich und die Effektivität und die Effizienz steigen. Im Rahmen des Projektes wurden die Kriterien für das Priorisieren von Lösungsansätzen sowie für den Lern- und Entwicklungszyklus im Experimentierraum festgelegt und dieser wurde betrieblich eingerichtet.

Im Projekt DigiKIK wurden u. a. folgende Themen in den Experimentierräumen bearbeitet:

Verbesserung der internen Kommunikation durch ein digitales System: Zielsetzung eines Experimentierraumes war es, die interne Kommunikation durch Vernetzung und eine bessere Auffindbarkeit von Informationen zu verbessern. Gegenstand des Prozesses war eine Analyse des Nutzungsverhaltens, wofür eine Beschäftigtenbefragung durchgeführt wurde. Fehlende Zeitressourcen und Informationen über mögliche Funktionen des Programms sowie Unsicherheiten bezüglich des Datenschutzes waren nur einige Hinweise darauf, warum das Programm bislang nicht von den Beschäftigten angenommen wurde. Verbesserungsvorschläge wurden vor allem hinsichtlich der Nutzerfreundlichkeit und der technischen Funktionalität genannt. Die Ergebnisse der Befragung wurden mit dem Projektteam, d. h. Vertreter:innen der Geschäftsführung, der betrieblichen Interessenvertretung, der IT, der Pflegedirektion, der Personalentwicklung und des Marketings, besprochen und entsprechende Maßnahmen vereinbart. Im nächsten Schritt wurden Workshops für Stationsleitungen umgesetzt, um diesen das Programm und dessen Funktionen näher zu bringen. Außerdem wurden erneut Befragungen der Mitarbeitenden durchgeführt, um mit ihrer Beteiligung und ihren Ideen das Programm immer weiter zu verbessern, nutzerfreundlicher zu machen und in seinen Funktionen weiter auszubauen. Der Betriebsrat richtete eine eigene Seite innerhalb des Systems ein und nahm dort Stellung zur Datensicherheit.

Ein Experimentierraum zum *mobilen Arbeiten* wurde von Beschäftigten aus dem Bereich der Pflege initiiert, da diese nicht die Möglichkeit hatten, fernab der Betriebsstätte zu arbeiten. Im Rahmen von moderierten Workshops wurde gemeinsam erarbeitet, welche Tätigkeiten von pflegerischen Stationsleitungen auch außerhalb der Klinik durchgeführt werden konnten. In einer abschließenden Evaluation wurden dann positive und negative Effekte beschrieben und die Idee weiter vorangetrieben, in Zukunft mobiles Arbeiten auch für die weiteren Pflegekräfte zu realisieren.

Die *digitale Dokumentation* war Thema eines weiteren Experimentierraumes. Teilnehmende des Experimentierraumes waren Pflegefachkräfte sowie Personen aus dem Fall- und dem Dokumentationsmanagement. Schnell wurde deutlich, dass es diverse Verständigungsschwierigkeiten zwischen der Klinik und den Mitarbeitenden bezüglich der Software gegeben hatte, wodurch am Anfang des Experimentierraumes erst eine Momentaufnahme der Situation durchgeführt werden musste. Deutlich wurde dabei, dass die Beschäftigten vor allem durch die gegenseitige Unterstützung in ihren Teams auf den jeweiligen Stationen mit der neuen Software arbeiten konnten. Die vorher durchgeführten Schulungen für Key-User und die Weitergabe an die Beschäftigten erreichten nicht den gewünschten Effekt. Daher wurde im Experimentierraum auf die Problematiken eingegangen und gemeinsam versucht, etablierte Standards, die vor der Neueinführung der neuen Software genutzt wurden, auch auf diese zu übertragen. Die gemeinsamen Erarbeitungen gingen dabei so weit, dass die Änderungen und die Wiedereinführung der vorher etablierten Standards nicht nur für die Klinik selbst, sondern für alle Kliniken des Konzerns überprüft wurden.

Eine *Lernerfahrung* des Projektes war, dass es viel Zeit braucht, um berufsgruppenübergreifend und beteiligungsorientiert kleine Veränderungen in der betrieblichen Realität umzusetzen. Eine solche »experimentierraumförmige« Partizipation beinhaltet die Chance, starre Projektplanungen zu vermeiden und flexibel Lösungen für tatsächliche Probleme zu entwickeln. Ein Experimentierraum erhöht die Wahrscheinlichkeit, dass auch Ziele und Problemdefinitionen ebenso wie Teilschritte des Vorhabens im laufenden Prozess situativ angepasst werden können.

Die von INQA ins Spiel gebrachte Struktur des Experimentierraumes ist keineswegs eine vollkommen neuartige Strategie. Die Idee und die Umsetzung haben große Schnittmengen mit dem Instrument des Gesundheitszirkels. Die Entwicklung der Gesundheitszirkel ist eng mit einem Grundsatzdokument der Gesundheitspolitik verknüpft – der Ottawa Charta der Weltgesundheitsorganisation (WHO). Die Ottawa Charta definiert »Partizipation« als zentrales Element von Gesundheitsförderung und Gesundheitspolitik (Rosenbrock 1998). Partizipation im Verständnis der Gesundheitsförderung ist mehr als nur passives »Dabei-Sein«. Sie umfasst die aktive Teilhabe mit der Möglichkeit, Entscheidungen und deren Umsetzung zu unterstützen. In einer psychologischen Perspektive könnte man dieses Konzept der WHO als eine Verstärkung oder Förderung der »Selbstwirksamkeit von Menschen« übersetzen (Wright 2016). In einem partizipativen Gesundheitsmanagement geht es um eine Erweiterung bzw. Optimierung des vorhandenen Arbeits- und Gesundheitsschutzes. Beschäftigte sind in dieser Perspektive bereits Expert:innen ihrer Arbeit und ihrer Gesundheit, allerdings mit wichtigen Einschränkungen. Ein Unternehmen ist immer auch ein Herrschaftszusammenhang, in dem das Recht der Gestaltung überwiegend dem/der Eigentümer:in bzw. dem Management zusteht. Dieses Direktionsrecht, wie man es im Arbeitsrecht nennt, wird durch die Betriebsverfassung und durch Schutzgesetze im Arbeitsschutz modifiziert bzw. begrenzt. Eine zweite Einschränkung der Beteiligung der Beschäftigten bewirkt die Professionalisierung des Arbeitsschutzes durch Medizin, Arbeitswissenschaft und Technik. Vertreter:innen dieser Professionen betrachten das Erfahrungswissen der Beschäftigten oft als irrelevant. In diesem Spannungsfeld sind die Gesundheitszirkel als ein Verfahren entwickelt worden, um das Erfahrungs- und Veränderungswissen der Beschäftigten zur Geltung zu bringen und mit dem technologischen und wissenschaftlichen Wissen der Expert:innen zu verknüpfen. Konkret wird mit Hilfe von Gesundheitszirkeln eine spezifische Situation an einem Arbeitsplatz unter den aktuellen Bedingungen betrachtet. Dies impliziert die gemeinsame Suche nach vermeidbaren Erschwernissen im Arbeitsprozess und nach einer Optimierung der Arbeitssituation. Dieser moderierte Suchprozess bedient sich folgender Fragestellungen:

- IST: Welche *Arbeitsbedingungen* führen bei den Beschäftigten zu vermeidbaren Belastungen?
- SOLL: Welche *Vorschläge* können gemacht werden, um diese Situation zu verbessern?

Im Rahmen der Analyse von Digitalisierungsprozessen lag der Akzent auf der Analyse bestehender *Prozesse und Strukturen* und nicht (in erster Linie) auf der Entwicklung bzw. Implementierung einer neuen Technik. Die Ursache hierfür liegt in der Entstehung des Konzeptes der Gesundheitszirkel im Kontext der Prävention arbeitsbedingter Erkrankungen und der Suche nach vermeidbaren Belastungen als Teilursachen von Erkrankungen. In einer prospektiven Perspektive adressiert ein Gesundheitszirkel neben der Suche nach den Ursachen von Belastungen – retrospektiv – bei der Entwicklung von Vorschlägen zur Optimierung – prospektiv – die Arbeitssituation, stellt quasi ein Anforderungsprofil oder Lastenheft für eine neue Lösung auf und/oder geht von einer pilothaften Implementierung aus und evaluiert diese vor der Einführung in den gesamten Betrieb.

Gemeinsamkeit von Experimentierraum und Gesundheitszirkel ist die *Analyse der Organisation* als Ansatzpunkt zur Verbesserung von Arbeitsbedingungen.

Eine Organisation besteht aus *Strukturen und Prozessen*, welche an die Zielsetzung der Organisation fortlaufend angepasst werden. Strukturen und Prozesse existieren aber nur dadurch, dass die dort arbeitenden Menschen sie durch ihr Handeln aufrechterhalten. Demzufolge haben Organisationen spezifische Voraussetzungen für die Umsetzung von Digitalisierungsstrategien (Büchner 2018), etwa die Organisationskultur, deren Analyse Bestandteil von Reorganisationsprozessen sein sollte. Die Organisationskultur wird als multiples, dynamisches Konstrukt angesehen, als ein komplexes Phänomen, was nicht automatisch vorhanden ist, sondern von den Kulturpräger:innen erst geschaffen bzw. konstruiert wird und nur bedingt sichtbar ist (Sackmann 2017). Organisationskultur wird nach Badura (2016) definiert als ein Merkmal des sozialen Systems der Organisation, welches Gemeinsamkeiten, gemeinsame Normen und Werte sowie Erfahrung umfasst.

Um Kenntnisse zum *Organisationsaufbau* und zur betrieblichen Digitalisierungsstrategie zu erlangen, wurden eingangs – im Rahmen der Projektaktivitäten von DigiKIK – folgende Fragen an die jeweiligen Verantwortlichen in den Praxiseinrichtungen gestellt:

- Wie ist die strategische Ausrichtung der Klinik?
- Welche Handlungsspielräume bestehen im Zuge digitaler Veränderungsprozesse?
- Wie sind Digitalisierung und Personalentwicklung verknüpft?
- Gibt es Konzepte im Hinblick auf digitale Kompetenzentwicklung der Mitarbeitenden?
- Gibt es eine Digitalisierungsstrategie?
- Welche Ziele werden verfolgt?
- Gibt es Bezüge auf rechtliche Rahmenbedingungen/Regulierungsanforderungen?
- Welche Rolle spielt Partizipation im betrieblichen Veränderungsmanagement?
- Wie werden Beschäftigte in die betriebliche Digitalisierungsstrategie eingebunden?
- Wie sieht das betriebliche Ideenmanagement/betriebliche Vorschlagswesen aus?
- Wie lassen sich die Praktiken und die Reichweite der Beteiligung der betrieblichen Interessenvertretung klassifizieren?

Das Verfahren des Experimentierraum folgt der Erkenntnis, dass die Techniknutzer:innen, die Beschäftigten, als handlungsfähige Akteur:innen verstanden werden müssen, welche die Art und Weise der Nutzung von Technik in ihre sozialen Praktiken integrieren (Carstensen 2017). Dieser Prozess der Aneignung erfordert auf der individuellen Ebene verschiedene Kompetenzen, die bei Technikimplementierungsprozessen mitberücksichtigt werden müssen. Zum Empowerment der Beschäftigten ist eine ausreichende Qualifizierung und Kompetenzentwicklung notwendig, begleitend zu der neben der allgemeinen informationstechnologischen Grundlagenvermittlung auch ein kompetenter Umgang mit der eingesetzten Hard- und Software gehört sowie eine Reflexion dieser neuen Arbeitsmittel vor dem Hintergrund berufsfachlicher Interessen (Urban und Schulz 2020). Die Beschäftigten benötigen also nicht nur Anwenderkompetenzen im engeren Sinne, sondern auch solche Kompetenzen, die notwendig sind, um angesichts veränderter Praktiken anforderungsorientiert handeln zu können (Hirschauer 2016). Dies schließt die

Reflexion über den Sinn und die Funktion der eingesetzten Technik sowie eine Verortung der Technikanwendung im Arbeitsprozess mit ein. Digitalisierungsprozesse können demnach als betriebliche Aushandlungsprozesse verstanden werden (Carstensen 2017).

Literatur

Badura B (2016). Unternehmenskultur und Gesundheit: Ein Überblick. In: Badura B, Ducki A, Schröder H, Klose J & Meyer M (Hrsg.) (2016). Fehlzeiten Report 2016. Wiesbaden: Springer Fachmedien.

Büchner S (2018). Zum Verhältnis von Digitalisierung und Organisation: On the Relationship of Digitization and Organization. In: Zeitschrift für Soziologie 47(5), S. 332–348. https://doi.org/10.1515/zfsoz-2018-0121

Carstensen T (2017). Digitalisierung als eigensinnige soziale Praxis: Empirische Ergebnisse zur Social-Media-Nutzung in Unternehmen. In: Arbeit 26(1), S. 87–110. https://doi.org/10.1515/arbeit-2017-0005

Hirschauer S (2016). Verhalten, Handeln, Integrieren. Zu den mikrosoziologischen Grundlagen der Praxistheorie. In: Schäfer H (Hrsg.) (2016). Praxistheorie. Ein soziologisches Forschungsprogramm. Bielefeld: transcript Verlag, S. 45–70. https://doi.org/10.14361/9783839424049-003

Rosenbrock R (1998). Die Umsetzung der Ottawa Charta in Deutschland: Prävention und Gesundheitsförderung im gesellschaftlichen Umgang mit Gesundheit und Krankheit. WZB Discussion Paper, No. P 98–201. Berlin: Wissenschaftszentrum Berlin für Sozialforschung (WZB).

Sackmann S (2017). Unternehmenskultur: Erkennen – Entwickeln – Verändern: Erfolgreich durch kulturbewusstes Management (2. Aufl.), Wiesbaden: Springer Gabler. https://doi.org/10.1007/978-3-658-18634-0

Urban M & Schulz L (2020). Digitale Patientendokumentationssysteme. Potenziale, Herausforderungen und Gestaltungsmöglichkeiten. In: Bleses P, Busse B & Friemer A (Hrsg.) (2020). Digitalisierung der Arbeit in der Langzeitpflege als Veränderungsprojekt. Berlin, Heidelberg: Springer.

Wright MT (2016). Partizipative Gesundheitsforschung. In: Bundeszentrale für gesundheitliche Aufklärung (BzgA) (Hrsg.) (2016). Leitbegriffe der Gesundheitsförderung und Prävention: Glossar zu Konzepten, Strategien und Methoden. Köln: E-Book, S. 712–722.

3 Beruflichkeit, Organisation und Arbeit im digitalen Transformationsprozess – Anforderungen aus Perspektive unterschiedlicher Berufsgruppen im Krankenhaus

3.1 Herleitung zu Berufen und Tätigkeitsfeldern der Gesundheitswirtschaft in der digitalen Transformation

Silke Völz, Laura Schröer

Der digitale Transformationsprozess führt zu tiefgreifenden Veränderungen auf den Ebenen von Beruflichkeit, Organisation und Arbeit im Setting Krankenhaus. Das folgende Kapitel stellt die Auswirkungen der Digitalisierung von Arbeitsmitteln oder -prozessen dar und geht sowohl auf konfligierende als auch auf gemeinsame Handlungsziele von verschiedenen Akteursgruppen ein. Gemeint ist damit, dass die Beschäftigten unterschiedlicher Berufsgruppen in unterschiedlichen Arbeitskontexten mit Digitalisierung konfrontiert werden und in einem unterschiedlichen Ausmaß mit Veränderungen in ihren jeweiligen Arbeitskontexten umgehen müssen bzw. können (Frey und Osborne 2017). Daraus ergeben sich spezifische Chancen und Risiken im Digitalisierungsprozess. Unterschiede resultieren beispielsweise allein aus der Tatsache, dass sich nicht alle Arbeitstätigkeiten gleichermaßen digitalisieren lassen.

Insbesondere für die Arbeitswelt der Zukunft wird prognostiziert, dass Arbeitstätigkeiten zunehmend von Computern oder computergesteuerten Maschinen übernommen werden (können) (Wörwag und Cloots 2020; Dengler und Mathes 2021). Daraus lässt sich das *Substitutionspotenzial* menschlicher Arbeitskraft ableiten. Vorliegende Prognosen gingen zunächst davon aus, dass der digitale Wandel in seinen Substitutionseffekten primär routinefähige Tätigkeiten betreffen würde (Dengler und Matthes 2015). Dementsprechend zeigen sich auch Unterschiede in Substituierbarkeitspotenzialen: Je höher beispielsweise das Anforderungsniveau eines Jobs ist, desto geringer wird das Potenzial angegeben, menschliche Tätigkeiten zu ersetzen (Dengler und Matthes 2021). An der Arbeitswelt Krankenhaus zeigt sich jedoch, dass diese Annahme zu kurz greift. Vielmehr werden durch den Einsatz digitaler Technik auch hochkomplexe Aufgabenfelder (v. a. Diagnostik, Beschaffung von Fachinformationen und Therapieentscheidungen, fachliche Weiterbildung) routinefähig und damit einer potenziellen technischen Rationalisierung zugänglich (Evans und Gießler 2016). Vorliegende Prognosen zu den beschäftigungsrelevanten Folgen des digitalen Wandels u. a. für zentrale Berufsgruppen des Krankenhaussektors basieren auf der Identifikation automatisierbarer Aufgaben und Tätigkeiten auf Berufsebene und ihrer Substitutionspotenziale. Substitution bezieht sich hierbei nicht auf einzelne Berufe, sondern auf isolierte Tätigkeiten innerhalb von Berufsbeschreibungen und wird vom IAB auf der Basis von Angaben aus dem Berufenet vorgenommen (Dengler und Matthes 2021).

Die Digitalisierung der krankenhäuslichen Arbeitswelt betrifft damit jegliche Berufsgruppen, wenn auch geringqualifizierten Beschäftigten eine besondere Rolle in den Debatten um technologische Wandlungsprozesse zugeschrieben wird (Eichhorst u. a. 2019). Auch branchenübergreifend wird diese Tendenz beobachtet: Technik kann zunehmend mehr Arbeitstätigkeiten übernehmen. Insbesondere die Komplexität automatisierbarer Tätigkeiten stieg in den letzten Jahren deutlich an (Dengler und Matthes 2021). Somit werden die Debatten um Substitutionspotenziale zunehmend auf alle Berufsgruppen, Branchen und Qualifikations- und Anforderungsniveaus ausgeweitet.

Arntz und andere (2018) argumentieren, dass sich der Arbeitsmarktwandel jedoch nicht nur durch Konzentration auf theoretisch automatisierbare Tätigkeiten erklären lässt. Ob eine Tätigkeit oder ein Arbeitsplatz tatsächlich automatisiert – und somit der hier tätige Mensch durch Maschinen (teilweise) ersetzt – wird, hänge primär von ökonomischen Kalkülen ab. Auch Wörwag und Cloots (2020) konstatieren, dass Menschen aktuell vor allem dann von Maschinen nicht ersetzt werden, wenn sie die Arbeit wirtschaftlicher bzw. in besserer Qualität erledigen können oder wenn die Arbeit erfordert, dass flexibel auf sich verändernde Umstände reagiert wird. Auch eine Substitution von personenbezogenen, interaktionsgeprägten Dienstleistungstätigkeiten (insbesondere im Sozial- und Gesundheitswesen) ist trotz aller temporeichen technischen Weiterentwicklungen (bisher) nicht möglich, da diese nur im Zusammenhang mit nicht-standardisierbarer Beziehungsgestaltung zwischen Dienstleister:innen und Klient:innen zu realisieren seien. Hier kann Technik jedoch zunehmend begleitende Arbeitsaufgaben übernehmen (Wörwag und Cloots 2020). Im Rahmen einer humanen Perspektive empfiehlt Wörwag (2020), Technik lediglich dann einzusetzen, wenn sie dazu dient, Arbeit für Menschen zu erleichtern bzw. wenn Arbeitsbedingungen nicht den Anforderungen humaner Arbeit entsprechen.

Für die professionelle Arbeit im digitalen Transformationsprozess folgt daraus die Anforderung, neue soziale Praktiken zu gestalten (Evans 2020). Hirsch-Kreinsen (2017) geht davon aus, dass eine unidirektionale, durch die Digitalisierung determinierte Veränderung des sozio-technischen Systems Arbeit nicht abzuleiten sei. Allgemein wird aber von einer Zunahme an digitalisierten Prozessen ausgegangen. Eine zunehmende Digitalisierung zieht nicht nur Veränderungen bezüglich der potenziellen Substitution von Aufgaben, Tätigkeiten oder Berufen nach sich, sondern beeinflusst zudem die Rollen und Kompetenzanforderungen der Beschäftigten. Wenn Maschinen Tätigkeiten übernehmen können, so verändern sich auch die Rollen der Menschen im Arbeitsprozess. Im Gesundheitswesen können digitale Tools Prozesse begleiten, dadurch vereinfachen, das Tempo erhöhen und neue Zeiträume für andere wichtige Tätigkeiten schaffen. Zudem kann Versorgungsqualität verbessert oder gesichert werden. Voraussetzung ist hierbei jedoch, dass die Beschäftigten Kompetenzen erwerben, mit diesen Tools erfolgreich umgehen zu können (Golz 2020). Digitalisierung im Gesundheitswesen erfordert somit Veränderungen auf verschiedenen Ebenen. Sie wird daher auch als »disruptiver Prozess« (Haslinger-Baumann 2022) bezeichnet, der eben weit über lineare Weiterentwicklungsprozesse der Branchen hinausgeht.

Wird das Untersuchungssetting Krankenhaus betrachtet, wird jedoch deutlich, dass nicht nur der Einzug von Technik Arbeitsprozesse und Inhalte in den letzten Jahren massiv verändert hat. Das Krankenhaus als Organisation unterscheidet sich u. a. durch den Organisationsaufbau von anderen Unternehmen und Behörden. Die Leitung der Organisation erfolgt hier in den meisten Fällen durch drei unterschiedliche Professionen (Appelt und Tacke 2012). Dazu zählen (1.) die kaufmännische Geschäftsführung, deren Rolle in den letzten Jahren zunehmend an Bedeutung gewonnen hat sowie (2.) die ärztliche als auch (3.) die pflegerische Leitung. Im Zuge der Privatisierung von Einrichtungen und der Zunahme einer Klassifizierung von Krankenhäusern als Unternehmen der Gesundheitswirtschaft hat die betriebswirtschaftliche Komponente, verbunden mit der Einführung von Managementkonzepten, in den Krankenhäusern an Bedeutung gewonnen (Bär 2011). Der spezifische Organisationsaufbau wurde bereits in Rohdes (1974) Forschung zum Krankenhaus als »überdeterminierte Organisation« untersucht. Rohde differenzierte damals noch zwischen *professioneller und rationaler Medizin* und der *Patienten- und Bedürfnisorientierten Pflege* (Rohde 1974).

Das Krankenhaus kann demnach als stark segmentierte Organisation mit unterschiedlichen Orientierungen der Segmente klassifiziert werden (Bräutigam u. a. 2013). Die Zusammenarbeit der verschiedenen Berufsgruppen und deren spezifische Handlungsorientierungen prägen – in einem integrativen Kulturverständnis – die *Krankenhauskultur* (Oswald u. a. 2017). Auch auf betrieblicher Ebene wird deutlich, dass Organisationen Entscheidungen viel seltener mit eigenen Interessen legitimieren, stattdessen verweisen sie auf die Gemeinwohlorientierung (Kratzer u. a. 2015). Für den Bereich der Pflege geht man auf der Basis von durchgeführten wissenschaftlichen Studien von einer hohen Berufsmotivation der Beschäftigten aus, welche mit den Ansprüchen der Beschäftigten an die Gestaltung und den Inhalt der Arbeit einhergehen (Jacobs u. a. 2016).

Im Projekt DigiKIK wurden die Projektsteuerungsgruppen durch Vertreter:innen aller Berufsgruppen besetzt, um berufsspezifische Interessen berücksichtigen zu können, basierend auf der Annahme, dass Digitalisierungsprozesse in Krankenhäusern oftmals durch vielfältige Interessenlagen geprägt sind. Insbesondere die IT-Abteilungen in den beteiligten Krankenhäusern formulieren den Anspruch, dass die Arbeitsprozesse vor einem Digitalisierungsvorhaben erfasst und optimiert werden sollten. Zudem gibt es die Erwartung der IT-Abteilungen, des Qualitätsmanagements oder des Medizincontrollings, dass Digitalisierung die erbrachten Leistungen transparent abbildet und die Abrechnung erleichtert. Betriebsräte sind in diesem Spannungsfeld mit Fragen des Datenschutzes, der Arbeitsgestaltung und Personalentwicklung, aber auch mit neuen (digitalen) Strategien für ihre Mitbestimmungsarbeit konfrontiert. Im Projekt DigiKIK wurde deutlich, dass betriebliche Digitalisierungsprozesse in Krankenhäusern erstens oftmals auf die Einlösung unmittelbarer Anforderungen ausgerichtet sind: Strategien einer vorausschauenden Personal- und Technikentwicklung, die antizipieren, welche künftig substituierten Aufgaben und Tätigkeiten von Beschäftigten durch Qualifizierungsmaßnahmen in anderen Aufgabenfeldern kompensiert werden könnten, werden dabei kaum berücksichtigt. Zudem zeigte sich zweitens, dass fehlende oder unzureichende betriebliche Qualifizierungsmaßnahmen dazu führen, dass die Kompetenzentwicklung im Zuge der Einführung neuer technischer Lösungen informell auf die Teamebene der Beschäftigten verlagert wird. Dies kann sich wiederum negativ auf den Anspruch der Beschäftigten, durch Techniknutzung mehr Freiräume für interaktive Arbeitsanteile zu haben, auswirken. Und schließlich erfordert eine vorausschauende Technik- und Kompetenzentwicklung drittens auch, dass die Perspektive der Patient:innen auf digital-gestützte Versorgungs- und Arbeitsprozesse zu einem integrierten Bestandteil für eine vorausschauende Kompetenz- und Technikentwicklung wird.

Literatur

Apelt M & Tacke V (Hrsg.) (2012). Handbuch Organisationstypen. Wiesbaden: Springer.
Arntz M, Gregory T & Zierahn U (2018). Digitalisierung und die Zukunft der Arbeit: Makroökonomische Auswirkungen auf Beschäftigung, Arbeitslosigkeit und Löhne von morgen. Mannheim: Zentrum für Europäische Wirtschaftsforschung (ZEW).
Dengler K & Matthes B (2021). Folgen des technologischen Wandels für den Arbeitsmarkt: Auch komplexere Tätigkeiten könnten zunehmend automatisiert werden. IAB-Kurzbericht No. 13/2021. Nürnberg: Institut für Arbeitsmarkt- und Berufsforschung (IAB).
Eichhorst W, Marx P, Schmidt T, Tobsch V, Wozny F & Linckh C (2019). Geringqualifizierte in Deutschland. Beschäftigung, Entlohnung und Erwerbsverläufe im Wandel. Gütersloh: Bertelsmann Stiftung.
Evans M (2020). Soziale Dienstleistungsarbeit im Spiegel der Digitalisierung. Ein Impuls zur Analyse der Arrangements von Organisationen, Profession und Klient. In: Ernst G, Zühlke-Robinet K, Finking G & Bach U (Hrsg.) (2020). Digitale Transformation. Arbeit in Dienstleistungssystemen. Baden-Baden: Nomos, S. 275–288.
Evans M & Becka D (2021). Neue Herausforderungen für Personalentwicklung und berufliche Bildung in der Pflege. In: Friese M (Hrsg.) (2021). Cate Work 4.0. Digitalisierung in der beruflichen und akademischen Bildung für personenbezogene Dienstleistungsberufe. Reihe Berufsbildung, Arbeit und Innovation 58 (1). Bielefeld: wbv, S. 91–104.
Frey CB & Osborne MA (2017). The future of employment: how susceptible are jobs to computerization? In: Technological Forecasting and Social Change 114(1), S. 254–280.
Gadatsch A (2017). Einfluss der Digitalisierung auf die Zukunft der Arbeit. In: Gadatsch A, Krupp A & Wiesehahn A (Hrsg.) (2017). Controlling und Leadership. Wiesbaden: Springer Gabler.
Golz C (2020). Nachhaltige Digitalisierung – neue Rollen für Gesundheitsfachpersonen. URL: https://web.archive.org/web/20211202111810id_/https://arbor.bfh.ch/11930/1/nachhaltige-digitalisierung-neue-rollen-fuer-gesundheitsfachpersonen.pdf (letzter Zugriff: 13.07.2023).
Harwardt M (2022). Management der digitalen Transformation. Wiesbaden: Springer Gabler.
Haslinger-Baumann E (2022). Rolle und Zukunft assistiver Technologien in der Gesundheits- und Krankenpflege (2022). In: Stronegger W J & Platzer J (Hrsg.) (2022). Technisierung der Pflege. 4. Goldegger Dialogforum Mensch und Endlichkeit. Baden-Baden: Nomos Verlag, S. 153–164.
Jacobs K, Kuhlmey A, Greß S, Klauber J & Schwinger A (Hrsg.) (2016). Pflege-Report 2016. Schwerpunkt: Die Pflegenden im Fokus. Stuttgart: Schattauer.
Kratzer N, Menz W, Tullius K & Wolf H (2015). Legitimationsprobleme in der Erwerbsarbeit. Gerechtigkeitsansprüche und Handlungsorientierungen in Arbeit und Betrieb. Forschung aus der Hans-Böckler-Stiftung, Bd. 173. Baden-Baden: Nomos.

Oswald J, Schmidt-Rettig B & Eichhorn S (Hrsg.) (2017). Krankenhaus Managementlehre. Theorie und Praxis eines integrierten Konzepts. 2., überarbeitete Auflage. Stuttgart: Kohlhammer.

Rohde JH (1974). Soziologie des Krankenhauses: zur Einführung in die Soziologie der Medizin. 2., überarb. Auflage, Stuttgart.

Wörwag S & Cloots A (Hrsg.) (2020). Human Digital Work – Eine Utopie? Wiesbaden: Springer Gabler.

Wörwag S (2020). Eine humane digitale Transformation der Arbeit. In Wörwag S & Cloots A (Hrsg.) (2020). Human Digital Work – Eine Utopie? Wiesbaden: Springer Gabler, S. 21–62.

3.2 Alles eine Frage der Haltung? Pflegefachpersonen im Spannungsfeld von ethischen, technologischen und wirtschaftlichen Anforderungen

Lena Marie Wirth, Manfred Hülsken-Giesler

3.2.1 Hintergrund

(Für-)Sorge und Pflegehandeln findet seit jeher in Form von Selbstpflege, aber auch intersubjektiv statt, indem wir/andere bewusst am Körper arbeiten, um ihn gegen die alltäglichen Verrottungsbefürchtungen in eine Form zu bringen, die uns/anderen zusagt (Behrens 2019). Mehr als die Hälfte aller pflegebedürftigen Personen in Deutschland werden heute allein durch ihre Sorgenetzwerke (von An- und Zugehörigen und/oder ehrenamtlichen Personen) in der eigenen Häuslichkeit versorgt (Destatis 2020). Unterstützt wird die meist familial getragene Pflege zunehmend von der institutionalisierten, also beruflichen Form der Pflege, die auf eine lange Tradition vor allem in kirchlicher und später in sozialstaatlicher Trägerschaft zurückgeht (Brandenburg 2015). Die großen Umwälzungen in der beruflichen Pflege können dabei grob in drei Phasen eingeteilt werden (Hülsken-Giesler 2017) und zwar als Pflege

- im vormodernen Pflegesystem von der Antike bis ins 19. Jahrhundert,
- im sozialstaatlichen Pflegesystem vom 19. Jahrhundert bis 1995,
- im vermarktlichten Pflegesystem von 1995 bis heute.

Pflegearbeit als Erwerbsarbeit findet demnach aktuell unter Quasi-Marktbedingungen statt. Jene vermarktlichen Bedingungen sind u. a. eine Folge der Einführung der dualen Finanzierung, des Gesundheitsstrukturgesetzes, der Pflegeversicherung, des DRG-Systems und weiterer jüngerer Strukturreformen im Gesundheits- und Pflegebereich (Molzenberger 2020; Manzei u. a. 2014; Hielscher u. a. 2013). Rationierung und Wirtschaftlichkeit im Sinne einer Verteilung von Gesundheitsleistungen ist seit jeher Teil der institutionalisierten Pflegearbeit, um fachlich fundierte

Pflege einer größtmöglichen Gruppe in guter Qualität zugutekommen lassen zu können (Becker u. a. 2016). Zur Mobilisierung von Effizienzreserven und zur Realisierung von Kostensenkungen wurde in den jüngsten Jahren jedoch zunehmend ein Quasi-Markt etabliert, der moderne ökonomische Denkfiguren aus gewinnorientierten Branchen auf den Gesundheits- und Pflegesektor überträgt (Vogd u. a. 2018).

Aktuell widmet sich das, was unter Ökonomisierung in der Pflege im Fachdiskurs gefasst wird, mehr dem wirtschaftlichen Druck (Slotala 2011) und einem Wettbewerb in/zwischen bspw. Kliniken, ambulanten Pflegediensten oder langzeitstationären Einrichtungen (Manzei u. a. 2014). Pflegebedürftige Personen werden dabei immer stärker als Kund:innen verstanden, welche Gesundheitsdienstleistungen nachfragen (Becker u. a. 2016). Effizienzressourcen kommen damit nicht per se mehr pflegebedürftigen Personen zugute oder entlasten die Gesundheits- und Pflegeklassen, sondern führen mitunter zu Dividenden von Aktionären oder Investitionskapital von gemeinnützigen GmbH-Konstrukten (Molzenberger 2020; Becker u. a. 2016). Alternativen werden bspw. im Rahmen einer »gemeinwohlorientierten Ökonomie« auch für den Bereich der Pflege diskutiert (Rosenthal und Fittkau 2022; Bode u. a. 2014; Felber 2014; Manzei und Schmiede 2014).

Doch was passiert konkret in den Gesundheitsorganisationen, die unter vermarktlichen Bedingungen die Sorgearbeit »Pflege« erbringen? Die Steuerung der Gesundheits- und Pflegearbeit wird neben der Zielstellung, die Versorgungsqualität zu steigern, immer stärker durch wirtschaftliche Effizienz und Einsparpotenziale bestimmt (Molzenberger 2020). Aus der Managementperspektive ist dieser Wandel am ehesten dem Konzept »New Public Management« zu rubrizieren (Vogd u. a. 2018; Schedler und Proeller 2011). Organisationen der Gesundheitsversorgung wurden zu Unternehmen und die Sorgeempfängerinnen und -empfänger zu Kund:innen, die dem »homo oeconomicus« entsprechen (Schedler und Proeller 2011). Die Steuerung wandelt sich analog zur Industrie oder anderen Dienstleistungssektoren verstärkt zu »Management by Objectives«, d. h. der Steuerung durch Zielvorgaben, bestenfalls -vereinbarungen (Sauer 2007; Drucker 1976). Für die Mitarbeitenden bedeutet das mehr Mitunternehmertum und folglich eine (Mit-)Verantwortung für die unternehmerischen Erfolge und Misserfolge, trotz abhängiger Arbeitsverhältnisse (Peters 2011; Laimer u. a. 2019).

Wirtschaftliche Steuerungsmechanismen bedingen eine Intensivierung der Standardisierung von Arbeitsprozessen, da diese so über Kennzahlen, Ziele und regelhafte Planungshorizonte zentral gesteuert werden können. Innerhalb von Gesundheitsorganisationen wird zunehmende Standardisierung neben Effizienzüberlegungen auch im Zusammenhang mit Qualitätsmaßstäben protegiert (Becker u. a. 2016). Inwiefern Sorgearbeit sich diesen Standardisierungsbestrebungen entzieht, kann hier nicht ausgiebig diskutiert werden (vgl. dazu etwa Maurer 2015; Slotala 2011; Hülsken-Giesler 2010, 2008).

Standardisierung begünstigt neben u. a. Kommodifizierung eine Digitalisierung von Arbeitsprozessen. So ist es nicht verwunderlich, dass neben neuen Steuerungsmechanismen auch immer mehr neue Technologien Einzug in die Pflegepraxis finden. Analog zur Kommodifizierung sollen neue Technologien eine Antwort auf die anstehenden demografischen Herausforderungen darstellen, wie bspw.

den Anstieg von pflegebedürftigen Personen bei gleichzeitig sinkender Anzahl an Pflegefachpersonen (Rothgang und Müller 2021; Hülsken-Giesler 2017).

Wirtschaftliche und digitale Anforderungen sind wiederum Produzent und Produkt von sich wandelnden ethischen Anforderungen. So ist etwa das für pflegespezifische Kontexte typische Spannungsfeld von Autonomie und Fürsorge bei sich stetig wandelnden gesellschaftlichen Rahmungen immer wieder neu zu bestimmen und auch neu auszutarieren.

Die ökonomischen, digitalen und ethischen Anforderungen verändern die Sorgearbeit »Pflege« zunehmend und erzeugen ein Spannungsfeld, dem die Mitarbeitenden in Pflegeeinrichtungen tagtäglich ganz konkret ausgesetzt sind. Grundsätzlich spielen dabei Anforderungen auf arbeitsprozessualer und situationsspezifischer (Mikro-), regionaler und institutioneller (Meso-) sowie gesellschaftlicher und politischer (Makro-) Ebene eine Rolle. Im Folgenden wird nicht stringent zwischen diesen Ebenen unterschieden. Mit dem vorliegenden Beitrag bewegen wir uns vielmehr zwischen den Ebenen, fokussieren jedoch eher die Mikro- und Mesoebene und widmen uns dabei den Fragen, wie professionell Pflegende in Organisationen in diesem Spannungsfeld nicht zum Spielball der Anforderungsdynamiken, sondern Akteur:innen der Weiterentwicklung werden und bleiben sowie welche Rolle Fragen der Professionalisierung und der professionellen Haltung dabei spielen können.

3.2.2 Anforderungen und Spannungsfeld

Das Spannungsfeld

Wie in der Einleitung skizziert, hat sich Sorgearbeit »Pflege« über den Zeitverlauf ausgehend von Familie, Religion und Staat hin zu einem Quasi-Markt entwickelt (Hülsken-Giesler 2017; Vogd u. a. 2018). Die Anforderungen an Organisationen und Mitarbeitende in der vermarktlichen Sorgearbeit »Pflege« haben sich analog dazu verändert. In den folgenden Ausführungen wird exemplarisch auf drei Anforderungsbereiche eingegangen: Wirtschaftliche Anforderungen, technologische Anforderungen und ethische Anforderungen.

Das Spannungsfeld entsteht durch konkurrierende Erfordernisse zur Bewältigung oder Abwehr von neuen Anforderungen aus den Dynamiken der einzelnen Bereiche sowie insbesondere auch aus dem Zusammenspiel dieser Bereiche (i. S. v. Verstärkung, Beschleunigung oder auch Neutralisierung). Die Darstellung innerhalb eines Dreiecks (▶ Abb. 10) ist u. a. inspiriert durch das Produktivitätsdreieck von Becker und Bleses (2015), die mit ihrem Modell zur Produktivitätsgestaltung sozialer Dienstleistungen ebenfalls ausgewählte Wechselwirkungen und einen Balanceakt von verschiedenen Anforderungen anhand eines Dreiecks beschreiben.

Gerahmt werden die hier betrachteten Anforderungen von einer stetigen Erhöhung des gesellschaftlichen Bedarfes an Sorgearbeit »Pflege«, da die Nachfrage auf Grund demografischer Entwicklungen sowie dem andauernden Wandel von Familienstrukturen steigt (Bundesagentur für Arbeit 2022). Der Bedarf an Fachpersonal steigt; da sich die Zahl der Fach- und Hilfspersonen jedoch nicht parallel entwickelt, kommt es zu einem Passungsproblem zwischen Nachfrage und Angebot

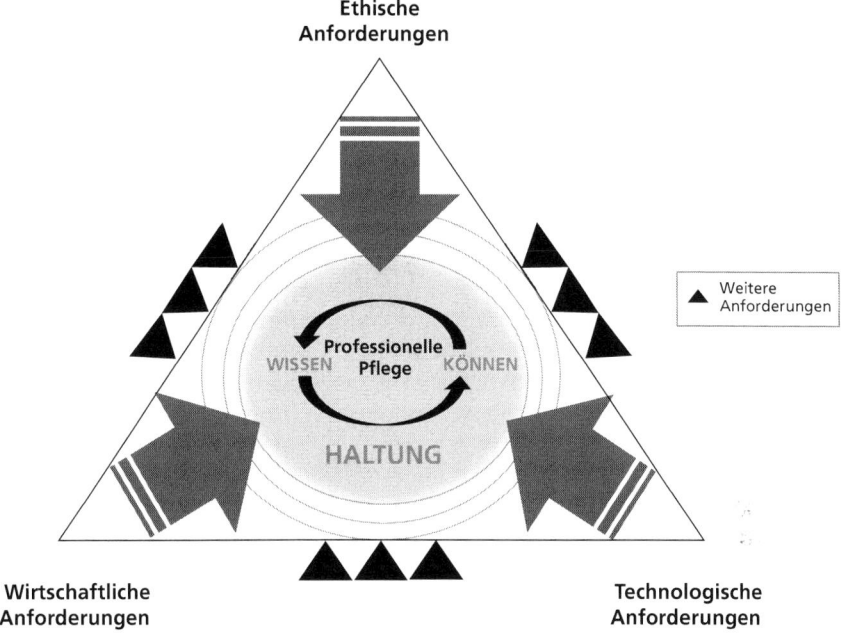

Abb. 10: Das Produktivitätdreieck (in Anlehnung an Becker und Blesses 2015)

(Auffenberg u. a. 2022). Diese Rahmenbedingung erzeugt bereits eine Grundspannung in diesem Bereich, da Fach- und Hilfspersonen auf Grund dieser Prämisse nicht einfach ersetzt werden können, wenn sie, bspw. auf Grund stetig steigender Belastungen, das berufliche Handlungsfeld Pflege verlassen wollen.

Im Folgenden werden die identifizierten wirtschaftlichen, technologischen und ethischen Herausforderungen knapp skizziert. Neben den hier aufgeführten Anforderungen gibt es weitere, nicht minder relevante, die in Abbildung 10 mit den verschiedenen schwarzen Pfeilen verdeutlicht werden (▶ Abb. 10). Die gewählte Schwerpunktsetzung ist exemplarisch für die Verdeutlichung des Zusammenspiels im Spannungsfeld getroffen worden.

Wirtschaftliche Anforderungen

Pflegeorganisationen mussten immer schon ihr knappes Gut, die zur Verfügung stehenden Ressourcen (bspw. Materialen, Personal, Zeit), an so viele Personen wie möglich verteilen und dementsprechend »ökonomisch handeln«. Der Wechsel hin zu einer Vermarktlichung im Rahmen der Einführung der Pflegeversicherung in den 1990er-Jahren hat diese Verteilung neuen Gesetzen unterworfen. Fraglich ist jedoch, inwiefern diese neuen Gesetzmäßigkeiten dem Handlungsfeld »Pflege« mit seinen Arbeitscharakteristika gerecht werden (konnten). Die Sorgearbeit »Pflege« ist zu charakterisieren als (Hülsken-Giesler und Daxberger 2018):

- Interaktions- und Beziehungsarbeit, die neben funktionalen Verrichtungen u. a. auch Emotionsarbeit, Gefühlsarbeit, Kooperationsarbeit (vgl. Böhle u. a. 2015) umfasst;
- wissensbasierte Arbeit, die interne und externe Evidenz verbindet (Behrens und Langer 2010);
- körperorientierte Arbeit, die den ganzen Körper/Leib des Menschen betrifft (Hülsken-Giesler 2008; Remmers 1997);
- Arbeit in komplexen Zusammenhängen, die an den Grundbedürfnissen hilfebedürftiger Menschen ansetzt (Remmers 2010) und »die Wiederherstellung oder Aufrechterhaltung der Selbstständigkeit unter den Bedingungen der Selbstbestimmtheit« (Bartholomeyczik 2014, S. 82) sowie die Ermöglichung einer selbstbestimmten sozialen Teilhabe verfolgt;
- Arbeit in Ungewissheit, die nur bedingt standardisiert werden kann, da sie von Unwägbarkeiten und stetigen Aushandlungsprozessen geprägt ist (Rabe-Kleberg u. a. 1991).

Sorgearbeit »Pflege« besteht demzufolge neben klar strukturierten Prozessen zu einem relevanten Teil aus nur bedingt planbaren Arbeitsschritten und -abläufen. Organisationen, die ihre Leistungen am Markt anbieten, funktionieren hingegen über quantifizierbare Einheiten, die im Rahmen von Kennzahlensystemen gesteuert werden können. Unwägbarkeiten und schwer planbare Handlungsabläufe haben innerhalb von Steuerungssystemen keinen Platz und stellen Ausnahmen des Regelfalls dar. Patient:innen werden innerhalb von Steuerungsprozessen zu Kund:innen und darüber erhalten mehr und mehr betriebswirtschaftliche Begründungszusammenhänge (u. a. Marktpositionen, Wettbewerb und Kundenzufriedenheit) Einzug in das Arbeitsgebiet »Pflege« (Becker u. a. 2016). Mit ihnen entstehen sowohl klar formulierte, wie bspw. Kostenseitige, Zielsetzungen, als auch implizite wirtschaftliche Anforderungen, wie bspw. eine Verantwortungsübernahme für unternehmerische Entscheidungen, die bis zur »interessierten Selbstgefährdung« (Peters 2011) führen kann.

Interessierte Selbstgefährdung beschreibt das Phänomen, dass abhängig Beschäftigte die eigene Gesundheit für den unternehmerischen Erfolg oder zur Vermeidung eines Misserfolges in die Bresche werfen (Wirth und Hülsken-Giesler 2020; Laimer u. a. 2019; Wirth u. a. 2019; Peters 2011).

Technologische Anforderungen

Digitale, in der Regel computergestützte, Technologien erhalten u. a. durch den Druck, effizienter zu handeln, und durch die allgegenwertigen Innovationsdynamiken von Technologien im Alltag einen starken Aufwind innerhalb des Gesundheits- und Pflegesystems (Hülsken-Giesler u. a. 2022). Digitalisierung wird auf der Makroebenen auch als gesellschaftlicher Transformationsprozess oder »dritte technologische Revolution« beschrieben, welche die Lebens- und Arbeitswelt verändert sowie neue Normen und eine veränderte Regulation von sozialen Beziehungen hervorbringt (BMFSFJ 2020). In Gesundheits- und Pflegeorganisationen führt dieser

Wandel zur stetigen Implementierung von neuen Technologien. Mit diesen Implementierungen verändern sich neben der grundsätzlichen Wandlungsbereitschaft auch die konkreten Arbeitsanforderungen an die Sorgearbeit »Pflege«. Beispiele für neue Anforderungen auch im Bereich der Pflege sind bspw. der Umgang mit zunehmenden Entgrenzungserfahrungen von beruflichen und privaten Arbeitszusammenhängen etwa im Bereich der ambulanten Pflege (Daxberger 2018; Hülsken-Giesler 2015b), Phänomene der Aufmerksamkeitsverschiebung vom menschlichen Gegenüber hin zu technischen Artefakten (etwa aus Kontexten der Intensivpflege lange bekannt) oder die Auseinandersetzung mit neuen Formen der sozialen Kontrolle, wie sie über digitale Leistungserfassungen in der Pflege derzeit etabliert werden (ebd.; Bleses u. a. 2018).

Ethische Anforderungen

Sorgearbeit »Pflege« ist wie oben bereits beschrieben eine Interaktions- und Beziehungsarbeit, die in komplexen Situationsgeflechten und Ungewissheit an und mit dem Körper von pflegebedürftigen Personen unter dem Einbezug von Regelwissen und Fallverstehen erfolgt. Sie ist von Natur aus eine Form moralischer Praxis (Monteverde 2020) und changiert dabei zwischen lebensweltlicher und medizinisch-orientierter Sorge, die Daseinsvorsorge nicht nur funktionell, sondern u. a. unter Teilhabe und Selbstbestimmtheitsaspekten in einem sozialen System versteht (Remmers 1996). Pflegefach- und Hilfspersonen sind daher innerhalb ihrer Arbeit auch mit den ethischen Herausforderungen aus der Lebenswelt konfrontiert bspw. mit dem Wandel von Familienstrukturen (Maihofer u. a. 2001; Gehring u. a. 2001). Familiale Sorge ist weiterhin die große Säule unserer Gesellschaft und dennoch bedingen, bspw. die Erhöhung von Mobilität, neue Familienstrukturen und Individualisierung, dass sich Familienstrukturen verändern und mit ihnen die Möglichkeiten, als Familie die Sorge ihrer Familienmitglieder selbstverantwortlich zu bewältigen (Gehring u. a. 2001). Eine unterstützende oder einspringende formelle Sorge durch Institutionen erfordert neue Anforderungen in dem ethischen Selbstverständnis der »formellen Sorgearbeit Pflege« und bestenfalls einer Kooperationsarbeit mit regionalen und individuellen Sorgenetzwerken. Aushandlung von ethischer Praxis wird hier zu einem zentralen Arbeitsbestandteil. Weiterhin zeigt sich innerhalb der ethischen Anforderungen gut, dass wirtschaftliche und technologische Anforderungen auch Auswirkungen auf ethische Fragestellungen haben, sogar zu ethischen Dilemmata führen können, die Eckpunkte des Dreiecks aus Abbildung 17 sich also gegenseitig beeinflussen (bspw. Wirth u. a. 2021; Hülsken-Giesler und Remmers 2020; Remmers und Hülsken-Giesler 2011; Friesacher 2009). Auf konkurrierende Anforderungen im Spannungsfeld wird im folgenden Abschnitt näher eingegangen.

3.2.3 Das Spannungsfeld und neue Belastungsformen

Das hier thematisierte Spannungsfeld findet sich auch in anderen Handlungsfeldern und Diskursen wieder, was die starken Interdependenzen sowie Beschleunigungseffekte zwischen ökonomischen, technologischen und lebensweltlichen Aspekten noch verdeutlicht, da es kein pflegespezifisches Phänomen ist (Rosa 2007). In sämtlichen Lebensbereichen nimmt die Veränderungsdynamik zu und erzeugt so stetig neue Anforderungen, dabei gilt analog zu den Erkenntnissen für technologische Anforderungen, dass diese nicht nur unmittelbare Auswirkungen haben, sondern auch mittelbar über indirekte Wirkungspfade die Arbeit von Pflegenden beeinflussen (Melzer u. a. 2022; Wirth u. a. 2020).

Anforderungen sind vor allem in der Bewertung von Arbeitsbedingungen relevant, da sie dort gemeinsam mit (Fehl-)Belastungen und Ressourcen maßgeblich bestimmen, inwiefern Arbeit unter humanen Bedingungen ausgeübt werden kann (Bamberg u. a. 2022; Zapf und Semmer 2004). Die Bewältigung von Arbeitsanforderungen hat dementsprechend einen Einfluss auf die Gesundheit und ist folglich vor dem Hintergrund fehlender Fachpersonen und steigender Nachfrage von besonderer Relevanz für das formelle Arbeitsfeld »Pflege«.

Fraglich bleibt jedoch, wie eine gesunde Bewältigung innerhalb des Spannungsfeldes aussehen kann. Ansatzpunkte könnten wie folgt sein:

- **Anforderungen:** Anforderungen spielen sowohl auf der Makroebene als auch auf der Meso- und Mikroebene eine Rolle. Ein Wandel der Veränderungsgeschwindigkeit auf der Makroebene bspw. durch die Regulierung ausgewählten Bereiche ist eine Möglichkeit, den Druck auf das Feld zu verringern. Möglichkeiten sind hier, ökonomische, technologische oder ethische Anforderungen zu reduzieren, zu vereinfachen (Standards und Leitlinien) oder zu verlangsamen. Speziell für den Bereich der Vermarktlichung von Gesundheits- und Pflegeleistungen sind zahlreiche Maßnahmen denkbar, die den Druck auf das System und auf die in ihm Arbeitenden verringern könnten (bspw. weniger Quasi-Markt und Erhöhung staatlicher Regulierung). Weiterhin sind Anpassungen auf der Mesoebene in den Organisationen oder auf der Mikroebene der konkreten Versorgung denkbar. Schwierig wird es, wenn bspw. Mikro- und Mesoebene zu Veränderungen bereit sind, die Rahmenbedingungen auf der Makroebene diesen Wandel hingegen unmöglich machen.
- **Ressourcen:** Die Erhöhung von Ressourcen zur Bewältigung der sich wandelnden Anforderungen ist ebenfalls ein sinnvoller Ansatz, der jedoch an Grenzen stößt, wenn bspw. nicht augenscheinlich sichtbar ist, welche Ressourcen zur Kompensation benötigt werden oder individuell unterschiedliche Ressourcen erforderlich sind. Augenscheinliche Ressourcen wie personelle oder finanzielle Ausstattung sind dabei nicht immer das einzig sinnvolle Mittel. Es sollten bspw. auch qualifikatorische Ressourcen, Handlungsspielräume oder soziale Unterstützung eine Rolle spielen (Glunz 2014).

Es ist daher erforderlich, dass Führungspersonen in Organisationen in einen vertrauensvollen Austausch mit ihren Beschäftigten treten, um individuell passende Anforderungs-Ressourcen-Verhältnisse auszuhandeln, die nicht auf eine Selbstoptimierung durch personelle Anpassungen abzielen, sondern vor allem organisationale Ressourcen (im Sinne einer Gestaltung der Verhältnisse) fokussieren.

Aktuelle Erhebungen zur Belastungslage in den unterschiedlichen Handlungsfeldern »der Pflege« zeigen ein alarmierendes Bild (u. a. Auffenberg u. a. 2022; Petersen und Melzer 2022a; Petersen und Melzer 2022b). Wie bereits im Rahmen der Next-Studie (2005) deutlich und jüngst mit dem Arbeitswelt-Bericht (2021) erneut aufgeworfen wurde, bedarf es in der Arbeitsgestaltung von Pflegefachpersonen struktureller Änderungen, damit der Beruf nachhaltig gesund ausgeübt werden kann (Simon u. a. 2005; Rat der Arbeit 2021; Wirth u. a. 2023).

Bei der Gestaltung der Arbeitsbedingungen ist besonders auf inhaltliche Fragen und die Rahmenbedingungen der Sorgearbeit »Pflege« einzugehen, da gem. der Studie »Ich pflege wieder, wenn…« der Hans-Böckler-Stiftung (2022): »Mehr Zeit für gute Pflege durch mehr Personal«, gefolgt von »höherer Bezahlung« und »verlässlichen Arbeitszeiten« den höchsten Rangplatz bei den wichtigsten Arbeitsbedingungen für einen Wiedereinstieg einnehmen (Auffenberg u. a. 2022). In der (berufs-)politischen Debatte wird die Lösung des Fachpersonenmangels und der strukturellen Herausforderungen unter anderem über Professionalisierung, Verwissenschaftlichung, verstärkte Einbindung von Hilfspersonen, Pflege durch Sorgenetzwerke oder »Sorgende Gemeinschaften« sowie der Unterstützung der Pflege durch Digitalisierung gesucht (Hülsken-Giesler 2015a).

Die Ausführungen zum Spannungsfeld und dessen Auswirkungen auf die Gesundheit von Pflegefachpersonen machen deutlich, dass die Anforderungsvielfalt, die mitunter durch ökonomische, technologische und ethische Anforderungen entsteht, aktuell bereits ihren Tribut fordert. Fraglich bleibt, was »die Pflege« als Berufsfeld und Profession den aktuellen Belastungssituationen entgegenzusetzen hat, damit sie professionelle Sorgearbeit fachlich angemessen und gesundheitlich schonend ausüben kann. Im Folgenden wird vor diesem Hintergrund ein Blick auf die Profession Pflege geworfen.

3.2.4 Suchbewegung: Profession und Haltung

Professionalisierungsbewegung

Spätestens seit den 1990er-Jahren macht sich die berufliche Pflege auf den Weg zur Profession (Hülsken-Giesler 2014). Innerhalb der Professionalisierungsdebatte kann zwischen merkmals-, system- und interaktionsorientierten Ansätzen unterschieden werden (ebenda). Neben diesen drei Argumentationslinien wird der strukturtheoretische Ansatz von Oevermann (1996, 2002) diskutiert, der das professionelle Handeln als stellvertretende Krisenbewältigung definiert (Oevermann 2013; Hülsken-Giesler 2014). Professionalisierte Praxis setzt gem. Oevermann (2013) dort an, wo primäre Lebenspraxis mit konstitutiven Lebenskrisen nicht mehr fertig wird. Im Zentrum des professionellen Handelns steht demnach eine doppelte Handlungslogik, die zwischen Regelwissen, das sich entlang von standardisiertem Wissen und Methoden bewegt, und Fallverstehen, das wiederum nicht standardisierbar ist und sich an den individuellen Krisensituationen, der Rückübersetzung der Maßnahmen in diese und der Wahrung eines interventionspraktischen Arbeitsbündnis orientiert, zu vermitteln hat (Oevermann 2013).

Die doppelte Handlungslogik geht gemäß Garz und Raven (2015) auch mit einer doppelten Professionalisierung einher, die zum einen am Lernort »Hochschule« mit Einübung in den distanzierten, evidence-basierten wissenschaftlichen Diskurs vollzogen wird und zum anderen am Lernort »Praxis« mit einer Einübung der Handlungs- und Kunstlehre, die ein Einlassen auf die Lebenskrise ermöglicht.

Neben diesem Modell, das für die Sorgearbeit »Pflege« als gut adaptiert gelten kann (Weidner 2021; Hülsken-Giesler 2008; Remmers 1997) bleibt bei dieser Betrachtung ein Punkt unbeachtet, den Hülsken-Giesler (2015) als »innere und äußere Professionalisierung« beschreibt. Denn neben der inneren Professionalisierung, die zwischen Regelwissen (Wissen) und Fallverstehen (Können) auf der Binnenebene des Handelns vermittelt, ist ein Professionsverständnis auch äußerlich zu verankern. Diese Konturierung ist wichtig, damit u. a. die professionellen Grenzen ausgelotet werden können, um bspw. die Verantwortung in Sorgenetzwerken verteilen zu können. Hier wird es vor dem Hintergrund des Fachpersonenmangels hochrelevant werden, welche Aufgaben und Verantwortlichkeiten ausschließlich formell beruflich-professionellen Pflegenden obliegen und welche durch An- und Zugehörige sowie Pflegehilfspersonen und Ehrenamtliche übernommen werden können respektive müssen.

Als Bestandteil der Bemühungen um äußere Professionalisierung dürfen vor allem die Akademisierungsbestrebungen sowie auch die Durchsetzung einer generalistischen Pflegeausbildung gewertet werden, insofern damit Entwicklungen hin zu einer einheitlichen und akademisch fundierten Profession vorangetrieben werden. Dennoch weisen diese Wege auch neue Brüche und Fragen auf, wie bspw. danach, inwiefern eine akademische Ausbildung adäquat auf die lebensweltlichen Anforderungen im Bereich des »Fallverstehens« und entsprechender Anforderungen an Pflege als Interaktions- und Beziehungsarbeit vorbereiten oder, mit den Worten Schroeters (2013), den »pflegerischen Blick« ausbilden kann. Dies gilt insbesondere vor dem Hintergrund, dass methodisch geleitete Qualifizierungen zur Ausbildung eines lebensweltlich orientierten »Fallverstehens« in der Pflege konzeptionell noch keineswegs ausgereift sind (Hülsken-Giesler 2016). Unabhängig von diesen Herausforderungen bleibt die Aufgabe, Professionalisierung der Pflege über

- eine professionsinterne Handlungsorientierung an Regelwissen und Fallverstehen (innere Professionalisierung) sowie
- eine geschlossene Professionskommunikation über Verbände, Organisationen und weitere Interessenvertretungen (äußere Professionalisierung)

voranzutreiben (▶ Abb. 11), um den gesellschaftlichen Auftrag der Pflege konsistent begründen und kommunizieren zu können.

Flankierend möchten wir im Folgenden mit Eliot Freidson (1990, 1998) für eine »dritte Logik« votieren, um beruflich Pflegende für eine angemessene Auseinandersetzung mit den Anforderungen und Zumutungen des skizzierten Spannungsfeldes einer modernisierten Pflege zu präparieren. Konstitutiv für professionelles Handeln wäre damit neben der kunstfertigen Vermittlung einer doppelten Handlungslogik die Ausbildung einer professionellen »Haltung«, die die Durchsetzung professioneller Ansprüche an das Wissen und Können der Pflege im Spannungsfeld der aktuellen Transformationen erst ermöglicht.

Wissen, Können, Haltung

Eva-Maria Krampe (2015) weist darauf hin, dass der Professionalisierungsdiskurs in der Pflege teilweise in einen individualisierten Prozess umgeschlagen ist, in dem einzelne Expert:innen in den Fokus geraten und die Berufsprofession als Gemeinschaft aus dem Blick gerät. Für Freidson (1990, 1998) ist es aber eben diese gemeinschaftliche, konsistent nach außen kommunizierte Position, die den Unterschied zwischen Berufsgruppe und Profession markiert. Professionen teilen eine einende »Logik« und agieren geschlossen gegenüber Anforderungen aus bspw. Politik oder Organisationen, damit der Professionskern unversehrt bleibt (Freidson 1990, 1998).

Mit den Charakteristika der Pflegearbeit (s. o.) lässt sich der »Kern des pflegerischen Handelns« inhaltlich bestimmen. Abstrahierend lässt sich dieser Kern in eine spezifische Formation von Wissen und Können überführen, die die doppelte Handlungslogik der professionellen Dienstleistungsarbeit abbilden kann. Um professionelles Handeln zu erzeugen, ist diese Formation aber – und dies ist der wertvolle Hinweis aus den Freidsonschen Schriften – durch eine spezifische professionelle Haltung zu rahmen, die die innere und äußere Professionalisierung der Pflege zu integrieren vermag (▶ Abb. 11). Im Fachqualifikationsrahmen Pflege (FQR) für die hochschulische Bildung haben Hülsken-Giesler und Korporal (2013) die Trias »Wissen, Können, Haltung« über einen Kompetenzkatalog ausbuchstabiert. Im weiteren Gang der Argumentation soll vor diesem Hintergrund insbesondere das Konzept »Haltung« weiter geschärft werden.

»Wissen« wird hier zum einen als »Regelwissen« über (fach-)wissenschaftliche und methodische Zusammenhänge systematisiert (Behrens und Langer 2010, Garz und Raven 2015, Oeverman 2013), die insbesondere in Kontexten der Pflegearbeit explizit auch das Wissen um die Bedeutung sowie um konkrete Verfahren systematischer Fallrekonstruktionen beinhalten (Hülsken-Giesler 2016, Remmers und Hülsken-Giesler 2012). Zum anderen umfasst Regelwissen in Anlehnung an eine »Doppelte Professionalisierung« die Einübung in den wissenschaftlichen Diskurs, die je nach Ausbildungsweg (Studium oder berufliche Ausbildung) unterschiedlich ausgeprägt ist (Garz und Raven 2015) (▶ Tab. 4).

»Können« wird (neben handlungspraktischen Fertigkeiten der Pflege) als nicht standardisierbare (fall-)rekonstruktive und diagnostische Komponente systematisiert, die in modifizierter Anlehnung an Oevermann (2013) die folgenden Aspekte beinhaltet (▶ Tab. 4):

1. Die individuelle Sorge- und Krisenkonstellation als Ausgangspunkt.
2. Eine Rückübersetzung von regelgeleiteten Interventionsmaßnahmen in die individuelle Lebenspraxis (Krisen- und Sorgekonstellation).

3. Die Wahrung eines interventionspraktischen Arbeitsbündnisses, das möglichst viele Eigenkräfte (Selbstpflege) der Klient:in/des Sorgenetzwerks einbindet/verpflichtet.

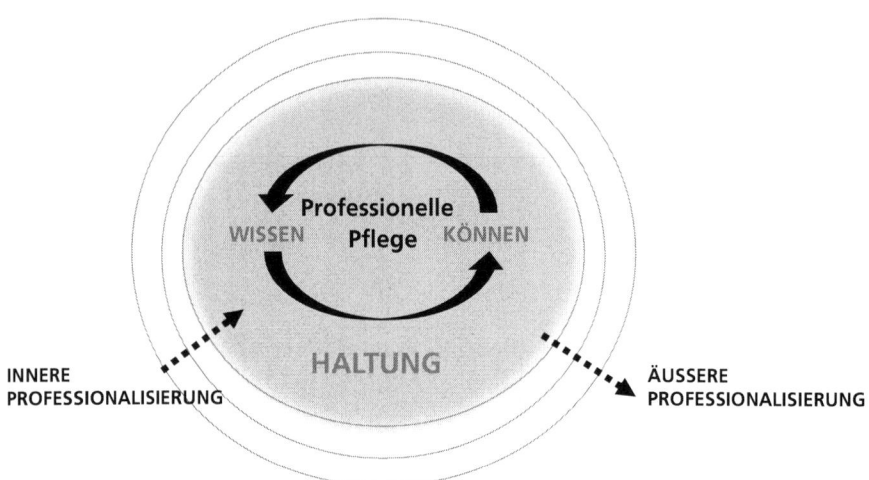

Abb. 11: Professionalisierungsbewegungen der Sorgearbeit »Pflege«

Mit »Haltung« wird an das über Pierre Bourdieu verbreitete Konzept des »Habitus« angeschlossen, als ein »System dauerhafter und übertragbarer Dispositionen, die als Erzeugungs- und Ordnungsgrundlage für Praktiken und Vorstellungen fungieren und zwar im Sinn einer Spontaneität ohne Wissen und Bewusstsein« (Bourdieu 1987, S. 98 und 105, zitiert nach Gebauer und Krais 2014). Oevermann (2001) misst der professionellen Sozialisation eine besondere Bedeutung für die Ausbildung eines professionellen Habitus bei, wobei an den Hochschulen ein »Habitus der Wissenschaftler:innen« und am Lernort Praxis ein »Habitus der Praktiker:innen« ausgebildet werden kann, die dann bestenfalls zu einem Professionshabitus zusammenwachsen (Garz und Raven 2015). Für die Altenpflege hat Constanze Eylmann (2015) eine umfassende Untersuchung zum Habitus vorgelegt, in der sie u. a. die an den christlichen Glauben gebundene Erfüllung des Gebots der Nächstenliebe reflektiert, welche bis heute den Beruf prägt. Sie verdeutlicht in ihrer Arbeit vor allem, welchen Einfluss Habitus als Erzeugungs- und Ordnungsgrundlage aufweist.

Neben diesen langfristigen, erfahrungsbasierten Anteilen weist das Habituskonzept über den aristotelischen Ansatz der »Hexis« ausdrücklich veränderbare Anteile auf (Wild 2016). Der Begriff »Hexis«, der im Rahmen der Tugendlehre bei Aristoteles zusammen mit dem Habitus gedacht wird, steht für eine innere Instanz, die ein nicht-intellektuelles Vermögen zur Hervorbringung von Handlungen umfasst, das auf Grund von Handlungen zustande kommt sowie in neuen Situationen angewendet und aktualisiert werden kann (Kais und Gebauer 2014; Wild 2016). Diese veränderbaren Anteile nehmen in Anlehnung an Kurbacher (2016) die Bezüglichkeit von Individuen auf, welche das komplexe Zusammenspiel von bezogen sein auf »Andere, sich Selbst und die Welt« abbildet.

In Situationen der Ungewissheit erhält habitualisiertes Handeln damit eine besondere Bedeutung, da es neben stabilen Anteilen auf einer individuellen Ebene ausdrücklich auch dynamische Anteile aufweist, die insbesondere im situativen Zusammenspiel komplexer Interaktionen von Bedeutung sind und den menschlichen Bezug auf »Andere, sich Selbst und die Welt« erst ermöglichen (Kais und Gebauer 2014; Kurbacher 2016). »Haltung« steht in diesem Sinne für eine »Grundhaltung respektive Tugend«, die bewahrende, überdauernde Momente, aber auch reflexiv-flexible (»bewegliche«) Anteile aufweist und auf der individuellen Ebene das Mentale, das Sinnliche, das Körper-Leibliche, das Emotionale und das Politische umfasst (Kurbacher 2016, S. 153; Kurbacher und Wüscher 2016).

Kumbruck und Senghaas-Knobloch (2006) führen diese Bestimmung in ihren Untersuchungen zur Bewältigung ökonomischer Anforderungen in Kontexten der Sorgearbeit in einen »Ethos fürsorglicher Praxis« zusammen. Unbesehen der konzeptionellen Differenzierungen (die an anderer Stelle vertiefend in ihrer Relevanz für die Sorgearbeit »Pflege« zu klären wären) verdichtet sich mit diesen Auseinandersetzungen der Hinweis darauf, dass professionell Pflegende einer Haltung bedürfen, die sie in die Lage versetzt, die kollektive Grundhaltung der Pflege (den »Kern des pflegerischen Handelns«) angemessen in immer wieder neue Kontexte einzubringen und situationsgerecht zu aktualisieren, ggf. aber auch gegen Übergriffe zu verteidigen.

Eine Systematisierung von Haltung, welche die skizzierten Konzepte und Interpretationen integriert und auf Sorgearbeit »Pflege« bezieht, stellt über die bisherigen vorsichtigen Diskurse im Kontext von Professionalisierung der Pflege, Besonderheiten der Altenpflege und Ethos der Pflegenden ein Desiderat dar. Erste Überlegungen, die allerdings über weiteren Arbeiten theoretisch zu verdichten und empirisch zu prüfen sind, werden in diesem Beitrag zur Diskussion gestellt.

Haltung wird dazu zunächst als eine Art »innere Instanz« systematisiert, die eine professionelle Orientierung in der Vermittlung von stabilem, überdauerndem lebensweltlichen und pflegefachlichen »Wissen« und »Können« liefert, aber darüber hinaus in Diskussionen zur Realisierung und Weiterentwicklung von Pflege auf der Mikro-, Meso- und Makroebene eingebracht, verhandelt und stetig aktualisiert werden muss. Auf der Basis einer grundlegenden Orientierung am Professionskern (Wissen, Können, Haltung) gewährleistet erst eine »Haltung« von Pflegenden eine professionelle Aushandlung von Sorgearbeit »Pflege« auf der Binnenebene des Handelns, der institutionellen Organisation und gesellschaftlichen Auseinandersetzung.

In der Tabelle 4 werden die drei Bereiche und erste Systematisierungen (teils ausstehende Forschungsbedarfe) dargestellt (▶ Tab. 4).

Tab. 4: Trias einer Professionalisierung in der Pflege im Überblick

Wissen	Können	Haltung
Regelwissen, d. h. externe Evidence, bspw. im Sinne von systematischen Methoden, Expert:innenstandards und Handlungsschemata (Behrens und Langer 2010) und einer Einübung in den wissenschaftlichen Diskurs (Garz und Raven 2015). **Wichtig:** Keine Verengung auf problemlösendes (etwa funktional orientiertes) Regelwissen, sondern Berücksichtigung der paradigmatischen Vielfalt pflegerelevanten Regelwissens (Twenhöfel 2011; Hülsken-Giesler und Dütthorn 2011)	Handlungspraktische Fertigkeiten im Rahmen des Pflegeprozesses und Fallverstehen, d. h. eine nicht standardisierbare, stellvertretende Sorge- und Krisenbewältigung (einspringende/vorausspringende Sorgearbeit »Pflege«). Die Nicht-Standardisierbarkeit zeigt sich vor allem in den folgenden drei Punkten nach Oevermann (2013): 1. Individuelle Sorge- und Krisenkonstellation als Ausgangspunkt. 2. Rückübersetzung von regelleitenden Interventionsmaßnahmen in die individuelle Lebenspraxis (Krisen- und Sorgekonstellation). 3. Wahrung eines interventionspraktischen Arbeitsbündnisses, das möglichst viele Eigenkräfte (Selbstpflege) der/des Klient:in/ des Sorgenetzwerks einbindet/ verpflichtet.	**Definition:** System von über die Zeit überdauernder Dispositionen, die als Erzeugungs- und Ordnungsgrundlage für Praktiken und Vorstellungen fungieren und situativ aktualisiert werden können (Bordieu 1987; Wild 2016). »Innere Instanz«, die eine professionelle Orientierung in der Vermittlung von stabilem, überdauerndem lebensweltlichen und pflegefachlichem »Wissen« und »Können« liefert und stetig aktualisiert (Bezogenheit: Andere, Selbst und Welt) sowie diese Vermittlung auf der Mikro-, Meso- und Makroebene nach außen verhandelt (Kurbacher 2016; Wild 2016). **Entstehung:** Zusammengefasstes, <u>überdauerndes Erfahrungswissen</u>, das sich aus vielen einzelnen Erfahrungen bildet und sich in Geist und Körper widerspiegelt (Krais und Gebauer 2014). Ein »nicht-intellektuelles Vermögen«, das in neuen Situationen (un-)bewusst angewendet wird. Aus der reflexiven Bezogenheit auf das Geflecht zwischen »Andere, Selbst und Welt« entstehen bewegliche Anteile, die das Erfahrungswissen stetig aktualisieren. **Ausübung:** Ver- und Aushandlung von Sorgebedarfen und -bedürfnissen entsprechend »Wissen und Können« auf der Mikro-, Meso- und Makroebene der Versorgung (in Anlehnung an Freidson 1990, 1998). Dies umfasst bspw. professionsbezogene Argumente im interdisziplinären »Ringen um Ressourcen«. **Forschungsbedarf Theorie, Professionsverständnis und -kern:** »Sorge« als Grundvoraussetzung von Teilhabe und Dasein, Prüfung der Aspekte von einspringender und vorausspringender Sorge (Friesacher 2008; Emshoff 2000; Benner und Wrubel 1997; Remmers 1996; Heidegger 1927).

Das Zusammenspiel im Rahmen von Sorgearbeit »Pflege«:
Sorgearbeit beginnt mit der Wahrnehmung, Systematisierung und Bewertung von Sorge- und Krisenkonstellationen, die sowohl methodisches, regelgeleitetes Wissen voraussetzt (bspw. aus Assessments) als auch ein erfahrungsbasiertes Können umfasst, welches u. a. mimetisch

Tab. 4: Trias einer Professionalisierung in der Pflege im Überblick – Fortsetzung

Wissen	Können	Haltung
	den Zugang zum Anderen (pflegebedürftige Person) eröffnet (Hülsken-Giesler 2008; Remmers und Hülsken-Giesler 2012). Entsprechend der Ausgangssituation wird auf Regelwissen zurückgegriffen, das in Kooperation mit den pflegebedürftigen Personen (dem Sorgenetzwerk) ausgehandelt wird. Dabei findet eine Rückübersetzung in und ggf. Anpassung an die jeweilige Sorge- und Krisensituation statt. Für die Wahrung eines interventionspraktischen Arbeitsbündnisses sind sowohl regelgeleitete Strategien und Maßnahmen als auch individuell-situatives und interpretatives Können notwendig. Orientierung für ein professionelles Bündnis sollte sich außerdem aus der Haltung (siehe rechte Spalte) ableiten lassen.	

3.2.5 Fazit und Ausblick – Profession(-elle Haltung) im Spannungsfeld

Die leitende Frage nach der Rolle von professioneller Haltung im Spannungsfeld einer modernisierten Pflege kann hier nicht abschließend begründet, sondern lediglich konzeptuell zur Diskussion angestoßen werden. Während pflegerelevantes »Regelwissen« heute im Rahmen der verschiedenen Ausbildungsangebote systematisch erlernt wird, bleibt die Auseinandersetzung mit Fragen der Könnerschaft und der professionellen Haltung in der Pflege weiterhin konzeptionell wie empirisch unterbestimmt. Hier bleibt zu empfehlen, an vergleichbare Diskurse aus Kontexten der Sozialen Arbeit anzuschließen und diese für die Sorgearbeit »Pflege« weiterzuentwickeln (hierzu etwa Graz und Raven 2015; Hülsken-Giesler 2016).

Die Entwicklung einer professionellen Haltung auf Seiten von beruflich Pflegenden setzt, wie gezeigt, ein geteiltes Professionsverständnis voraus. Dies ist als dringlicher Auftrag erneut an die Pflegetheoriebildung sowie an entsprechende Ausbildungs- und Qualifizierungsebenen zu adressieren (vgl. hierzu auch Bartholomeycik 2022), die die Thematik in ihrer Relevanz für die Mikro-, Meso- und Makroebene der Versorgung aufzubereiten haben. Die Autor:innen sehen hier u. a. Arbeiten zur Sorge als Daseinsvoraussetzung als Anschlusspunkte, die es neu zu denken gilt (Friesacher 2008; Emshoff 2000; Benner und Wrubel 1997; Remmers 1996; Heidegger 1927).

Haltung allein wird die Belastungen, die auf Grund von konkurrierenden Anforderungen im Prozess der Modernisierung der Pflege entstehen, nicht auflösen. Vielmehr wird es darum gehen, eben diese Modernisierung der Pflege über das Zusammenspiel von professionsspezifischem Wissen, Können und Haltung auf der Binnenebene des Pflegehandelns, auf der institutionellen Ebene der Einrichtungen und Organisationen der Pflege sowie auf der gesellschaftlichen Ebene der Aushandlung von Rahmenbedingungen der Pflegearbeit als Akteur:innen mitzugestalten. Beispiele hierfür sind aktuell in den Tarifverhandlungen in der Pflege zu beobachten. Hier zeigt sich neben Wissen und Können, dass eine professionell begründete Argumentation koordiniert als gemeinschaftliche, professionsbezogene Handlung reale (für die Arbeitnehmer:innen hier positive) Unterschiede bzgl. konfliktärer Anforderungen erreichen kann. Diesen Weg konsequent zu verfolgen, bleibt eine entscheidende Herausforderung für die Pflege im Spannungsfeld von ethischen, technologischen und wirtschaftlichen Anforderungen.

Literatur

Auffenberg J, Becka D, Evans M, Kokott N, Schleicher S & Braun E (2022). »Ich pflege wieder, wenn …« – Potenzialanalyse zur Berufsrückkehr und Arbeitszeitaufstockung von Pflegefachkräften. Arbeitnehmerkammer Bremen, URL: https://www.arbeitnehmerkammer.de/fileadmin/user_upload/Downloads/Politik/Rente_Gesundheit_Pflege/Bundesweite_Studie_Ich_pflege_wieder_wenn_Langfassung.pdf (letzter Zugriff: 13.07.2023).

Bamberg E, Ducki A & Jannek, M (2022). Wandel der Arbeit, Digitalisierung und Gesundheit. In: Bamberg E, Ducki A, Jannek, M (Hrsg). Digitale Arbeit gestalten. Herausforderungen der Digitalisierung für die Gestaltung gesunder Arbeit. Wiesbaden: Springer, S. 25–32.

Bartholomeycik S (2022). Pflegetheorie: Bedeutung für Praxis und Gesundheitspolitik. In: Pundt J, Rosentreter M (Hrsg.), Pflege dynamisch vorwärtsgerichtet, aktuelle Tendenzen. Bremen: Apollon University Press, S. 31–56.
Becke G & Bleses P (2015). Koordinations- und Interaktionsarbeit als Voraussetzung für die Produktivitätsgestaltung sozialer Dienstleistungen – Zur Einführung. In: Becker G, Bleses P, Interaktion und Koordination. Das Feld sozialer Dienstleistungen. Wiesbaden: Springer.
Becker K, Lenz S & Thiel M (2016). Pflegearbeit zwischen Fürsorge und Ökonomie. Längsschnittanalyse eines Klassikers der Pflegeausbildung. Berliner Journal für Soziologie (26), S. 501–527.
Behrens J (2019). Theorie der Pflege und der Therapie. Grundlagen für Pflege- und Therapieberufe. Bern: Hogrefe Verlag.
Behrens J & Langer G (2010). Handbuch Evidence-based Nursing. Externe Evidence für die Pflegepraxis. Bern: Huber Verlag.
Benner P & Wrubel J (1997). Pflege, Streß und Bewältigung. Gelebte Erfahrung von Gesundheit und Krankheit. Bern: Huber Verlag.
Bleses P, Busse B, Frimer A, Kludig R, Breuer J, Philippi L, Bidmon-Berenziski J & Schnapp M (2018). Verbundprojekt – Interagieren, koordinieren und lernen. Chancen und Herausforderungen der Digitalisierung in der ambulanten Pflege. Schriftenreihe Institut Arbeit und Wirtschaft. Bremen: IAW.
BMFSFJ (2020). Achter Altenbericht, Ältere Menschen und Digitalisierung. Berlin: Deutscher Bundestag.
Bode I, Brandenburg H & Werner B (2014). Wege zu einer neuen Pflegeinfrastruktur: Eine Reformagenda für die Langzeitversorgung – ein Positionspapier. Pflege & Gesellschaft 19, (3), S. 268–275.
Böhle F, Stöger U & Weihrich, M (2015). Wie lässt sich Interaktionsarbeit menschengerecht gestalten? Zur Notwendigkeit einer Neubestimmung. Arbeits- und Industriesoziologische Studien Jahrgang 8 (1), S. 37–54.
Brandenburg, H. (2015). Prolog – Historische Aspekte der Versorgung alter Menschen. In: Brandenburg H, Günther H. Lehrbuch Gerontologische Pflege. Bern: Hogrefe Verlag.
Bundesagentur für Arbeit (2022). Arbeitsmarktsituation im Pflegebereich. Bericht: Blickpunkt Arbeitsmarkt. URL: https://statistik.arbeitsagentur.de/DE/Statischer-Content/Statistiken/Themen-im-Fokus/Berufe/Generische-Publikationen/Altenpflege.pdf?__blob=publicationFile (letzter Zugriff: 13.07.2023).
Daxberger S (2018). Neue Technologien in der ambulanten Pflege: wie Smartphones die Pflegepraxis (mit-)gestalten. Frankfurt am Main: Mabuse.
Destatis (2020). Pressemitteilung Nr. N083 vom 18.12.2020. URL: https://www.destatis.de/DE/Presse/Pressemitteilungen/2020/12/PD20_N083_224.html (letzter Zugriff: 13.07.2023).
Drucker PF (1976). What results should we expect? A Users' Guide to MBO. Public Administration Review. Heft 36 (1), S. 12–19.
Emshoff G (2000). Probleme des Sorge-Begriffs in der Pflegetheorie von Patricia Benner und Judith Wrubel unter besonderer Berücksichtigung der geschlechtsspezifischen Arbeitsteilung. Pflege und Gesellschaft 5 (3), S. 76–81.
Eylmann C (2015). Es reicht ein Lächeln als Dankeschön: Habitus in der Altenpflege. Göttingen: V&R Verlag.
Felber C (2014). Gemeinwohlökonomie. Wien: Deutike.
Freidson E (1990). The Centrality of Professionalism to Health Care. In: Jurimetrics Journal 30 (4), S. 431–445.
Freidson E (1998). Professionalism and institutional Ethics: Salvaging the Future of American Medicine. In: Revue Francaise d'Etudes Américaines 77, S. 21–37.
Friesacher H (2008). Theorie und Praxis pflegerischen Handelns. Begründung und Entwurf einer kritischen Theorie der Pflegewissenschaft.
Friesacher H (2009). Ethik und Ökonomie. Zur kritisch-normativen Grundlegung des Pflegemanagements und der Qualitätsentwicklung. Pflege und Gesellschaft 14 (1), S. 5–23.
Garz D & Raven U (2015). Theorie der Lebenspraxis. Einführung in das Werk Ulrich Oevermanns. Wiesbaden: Springer.

Gehring M, Kean S, Hackmann M & Büscher A (2001). Familienbezogene Pflege. Bern: Hans Huber Verlag.
Glunz LM (2014). Modell einer individuellen ressourcenorientierten Veränderungsbewältigung. Oldenburg: OlWIR Verlag.
Heidegger M (1927). Sein und Zeit. Hrsg. Husserl E. Unveränderter Nachdruck der 7. Aufl. 1953 in 2006. Tübingen: Niemeyer Verlag.
Hielscher V, Nock L, Kirchen-Peters S & Blass K (2013). Zwischen Kosten, Zeit und Anspruch. Das alltägliche Dilemma sozialer Dienstleistungsarbeit. Wiesbaden: Springer VS.
Hülsken-Giesler M (2008). Der Zugang zum Anderen. Zur theoretischen Rekonstruktion von Professionalisierungsstrategien pflegerischen Handelns im Spannungsfeld von Mimesis und Maschinenlogik. Göttingen: Vandenhoeck & Ruprecht, unipress.
Hülsken-Giesler M (2010). Modernisierungsparadoxien der beruflichen Pflege im 21. Jahrhundert. In: Kreutzer S (Hrsg.): Transformationen pflegerischen Handelns. Institutionelle Kontexte und soziale Praxis vom 19. bis 21. Jahrhundert. Göttingen: Vandenhoek & Ruprecht, unipress, S. 155–174.
Hülsken-Giesler M & Dütthorn N (2011). Paradigmatischer Pluralismus als Herausforderung einer Handlungswissenschaft: das Beispiel Pflegewissenschaft. In: Österreichisches Religionspädagogisches FORUM, Jg. 19, H. 2011, S. 56–61.
Hülsken-Giesler M & Korporal J (2013). Fachqualifikationsrahmen Pflege für die hochschulische Bildung. Berlin: Purschke + Hensel.
Hülsken-Giesler M (2014) Professionalisierung in der Pflege: Möglichkeiten und Grenzen. In: Becker S, Brandenburg H, Lehrbuch Gerontologie, Gerontologisches Fachwissen für Pflege- und Sozialberufe – Eine interdisziplinäre Aufgabe. Bern: Huber Verlag, S. 377–408.
Hülsken-Giesler M (2015a). Professionskultur und Berufspolitik in der Langzeitpflege. In: Brandenburg H, Güther H, Lehrbuch Gerontologische Pflege. Bern: Hogrefe, S. 163–176.
Hülsken-Giesler M (2015b). Technik und Neue Technologien in der Pflege. In: Brandenburg H, Dorschner S (Hrsg.). Pflegewissenschaft 1. Lehr- und Arbeitsbuch zur Einführung in das wissenschaftliche Denken in der Pflege. 3. überarbeitete und erweiterte Fassung. Bern: Huber, S. 262–294
Hülsken-Giesler M (2016). Rekonstruktive Fallarbeit in der Pflege – Ausgangslage und Problemstellung. In: Hülsken-Giesler M, Kreutzer S, Dütthorn N (Hrsg.). Rekonstruktive Fallarbeit in der Pflege. Methodologische Reflexionen und praktische Relevanz für Pflegewissenschaft, Pflegebildung und die direkte Pflege. Göttingen: V&R, unipress, S. 15–32.
Hülsken-Giesler M (2017). Was heißt schon alt? Technische Unterstützung für ältere Menschen und die Pflege. In: Sailer-Pfister S, Proft I & Brandenburg H (Eds.), Was heißt schon alt? Theologische, ethische und pflegewissenschaftliche Perspektiven. Ethische Herausforderungen in Medizin und Pflege: Was heißt schon alt? Theologische, ethische und pflegewissenschaftliche Perspektiven. Ethische Herausforderungen in Medizin und Pflege. Ostfildern: Matthias Grünewald Verlag der Schwabenverlag AG, S. 159–172.
Hülsken-Giesler M & Daxberger S (2018). Robotik in der Pflege aus pflegewissenschaftlicher Perspektive In: Bendel, Oliver. Pflegeroboter. Springer Gabler: Wiesbaden.
Hülsken-Giesler M & Remmers H (2020). Robotische Systeme für die Pflege. Potenziale und Grenzen Autonomer Assistenzsysteme aus pflegewissenschaftlicher Sicht. Osnabrück, Göttingen: V&R unipress.
Hülsken-Giesler M, Dütthorn N & Kreutzer S (2022). Neue Technologien für die Pflege: Eine Einleitung in die Diskussion. In: Hülsken-Giesler M, Dütthorn N, Kreutzer S, Neue Technologien für die Pflege. Osnabrück: V & R Verlage.
Kais B & Gebauer G (2014). Habitus. Themen der Soziologie. 6. Aufl. Bielefeld: transcript Verlag.
Krampe EM (2015). Zwischenbilanz und aktuelle Entwicklungen in der Akademisierung der Pflegeberufe. In: Pundt J, Kälbke K (Hrsg.), Gesundheitsberufe und gesundheitliche Bildungskonzepte. Bremen: Apollon Unipress, S. 139–163.
Kummbruck C & Senghaas-Knoblich (2006). Das Ethos fürsorglicher Praxis im Wandel – Befunde einer empirischen Studie. Artec-paper Nr. 137. URL: https://www.ssoar.info/ssoar/bitstream/handle/document/21971/ssoar-2006-senghaas-knobloch_et_al_das_ethos_fursorg

licher_praxis_im.pdf?sequence=1&isAllowed=y&lnkname=ssoar-2006-senghaas-knobloch_et_al-das_ethos_fursorglicher_praxis_im.pdf (letzter Zugriff: 13.07.2023).

Laimer J, Peters K & Wirth LM (2019). Mobile Arbeit im Spannungsfeld zwischen indirekter Steuerung und interessierter Selbstgefährdung. In: Breisig T, Vogl G: Mobile Arbeit gesund gestalten – ein Praxishandbuch. URL: http://www.prentimo.de/assets/Uploads/prentimo-Broschuere-Screen.pdf (letzter Zugriff: 13.07.2023).

Maihofer A, Böhnisch T & Wolf A (2001). Wandel der Familie. Literaturstudie. Hans-Böckler-Stiftung. Arbeitspapier 48. URL: https://www.boeckler.de/pdf/p_arbp_048.pdf (letzter Zugriff: 13.07.2023).

Manzei A, Schnabel M & Schmiede R (2014). Embedded Competition – Oder wie kann man die Auswirkungen wettbewerblicher Regulierungen im Gesundheitswesen messen. In: Manzei A, Schmiede R. 20 Jahre Wettbewerb im Gesundheitswesen, Gesundheit und Gesellschaft. Wiesbaden: Springer, S. 11–31.

Maurer A (2015). Dominanz von Markt, Wettbewerb und Kostenoptimierung; Ökonomisierung. In: Brandenburg H, Günther H. Lehrbuch Gerontologische Pflege. Bern: Hogrefe Verlag.

Melzer M, Rösler U & Schlicht L (2022). Digitale Transformation personenbezogener Arbeit – am Beispiel der professionellen Pflege. In: Bamberg E, Ducki A & Jannek M (Hrsg) (2022). Digitale Arbeit gestalten, S. 147–166.

Molzenberger K (2020). Autonomie und Kalkulation. Zur Praxis gesellschaftlicher Ökonomisierung im Gesundheits- und Krankenhaussektor. Bielefeld: transcript Verlag.

Monteverde S (2020). Grundlagen der Pflegeethik. In: Monteverde S. Handbuch Pflegeethik. Ethisch denken und handeln in den Praxisfeldern der Pflege. Stuttgart: Kohlhammer, S. 21–44.

Oevermann U (2001). Zur Analyse der Struktur von sozialen Deutungsmustern. Zeitschrift Sozialer Sinn, Heft 2 (1), S. 3–34.

Oevermann U (2013). Problematik der Strukturlogik des Arbeitsbündnisses und der Dynamik von Übertragung und Gegenübertragung in einer professionalisierten Praxis von Sozialarbeit. In: Becker Lenz R, Busse S, Ehlert G & Müller-Hermann S (Hrsg.) (2013). Professionalität in der Sozialen Arbeit, Standpunkte, Kontroversen, Perspektiven, 3.Aufl. Wiesbaden: Springer, S. 119–148.

Peters K (2011). Indirekte Steuerung und interessierte Selbstgefährdung. Eine 180-Grad-Wende bei der betrieblichen Gesund-heitsförderung. In: Kratzer N, Dunkel W, Becker K & Hinrichs S (Hrsg.) (2011). Arbeit und Gesundheit im Konflikt. Analysen und Ansätze für ein partizipatives Gesundheitsmanagement. Berlin: edition sigma, S. 105–125.

Petersen J & Melzer M (2022a). Belastungs- und Beanspruchungssituation in der ambulanten Pflege. BAuA: Fokus. Dortmund: Bundesanstalt für Arbeitsschutz und Arbeitsmedizin.

Petersen J, Melzer M (2022b). Ambulante Pflege in Deutschland: mobil und flexibel. Baua; Fakten. Dortmund: Bundesanstalt für Arbeitsschutz und Arbeitsmedizin.

Rabe-Kleberg U, Krüger H, Karsten ME & Bals T (1991). Dienstleistungsberufe in Krankenpflege, Altenpflege und Kindererziehung: Bielefeld: Pro Person.

Rat der Arbeitswelt (2021). Vielfältige Ressourcen stärken – Zukunft gestalten. Impulse für eine nachhaltige Arbeitswelt zwischen Pandemie und Wandel. URL: https://www.arbeitswelt-portal.de/fileadmin/user_upload/awb_2021/210517_Arbeitsweltbericht_bf.pdf (letzter Zugriff: 13.07.2023).

Remmers H (1996). Ethik-Diskurse und das Selbstverständnis der Pflege. In: van Maanen H, v., Görres S, Schöller-Stindt M, Koch-Zadi D (Hrsg.), Pflegewissenschaft in der Bundesrepublik Deutschland. Bremen: Forum Pflegewissenschaft Band 2, S. 97–130.

Remmers H (1997). Normative Dimensionen pflegerischen Handelns – Zur ethischen Relevanz des Körpers In: Pflege, 10. Jg., Heft 5, S. 279–284.

Remmers H & Hülsken-Giesler M (2011). E-Health Technologies in Home Care Nursing: Recent Survey Results and Subsequent Ethical Issues. In: Ziefle M & Röcker C (Hrsg.) (2011). Human-Centered Design of E-Health Technologies. Concepts, Methods and Applications. Hersehy, P.A. IGI Global, S. 154–178.

Remmers H & Hülsken-Giesler M (2012). Evidence-based Nursing and Caring – Ein Diskussionsbeitrag zur Fundierung und Reichweite interner Evidenz in der Pflege. Pflege & Gesellschaft 17(1), S. 79–83.

Rosa H (2007). Modernisierung als soziale Beschleunigung: Kontinuierliche Steigerungsdynamik und kulturelle Diskontinuität. In: Bonacker t, Reckwitz A (Hrsg.) (2007). Kulturen der Moderne. Soziologische Perspektiven der Gegenwart. Frankfurt am Main/New York: Campus Verlag.

Rosenthal T & Fittkau B (2022). Gemeinwohlökonomie im Gesundheitswesen eine zukunftsweisende Perspektive. Wiesbaden: Springer.

Rothgang H & Müller R (2021). BARMER Pflegereport 2021, Wirkungen der Pflegereformen und Zukunftstrends. URL: https://www.barmer.de/resource/blob/1032106/2ad4e5f56c47cb7b7e914190f9fae62f/barmer-pflegereport-2021-band-32-bifg-data.pdf (letzter Zugriff: 13.07.2023).

Sauer D (2005). Arbeit im Übergang: Zeitdiagnosen. Hamburg: VSA-Verlag.

Schedle K & Proeller I (2011). New public management. 5., korr. Aufl. Bern, Stuttgart: Paul Haupt Verlag; UTB GmbH.

Schroeter K (2013). Der Pflegerische Blick »The Nursing Haze – Big Sister is Watching You«. In: Zängl P, Pflegeforschung trifft Pflegepraxis (Hrsg.) (2013). Wiesbaden: Springer, S. 19–48.

Simon A, Tackenberg P, Hasselhorn HM, Kümmerling A, Büscher A & Müller BH (2005). Auswertung der ersten Befragung der NEXT-Studie in Deutschland. Universität Wuppertal. URL: https://www.researchgate.net/profile/Michael_Simon/publication/325908204_Auswertung_der_ersten_Befragung_der_NEXT-Studie_in_Deutschland/links/5b2bf38fa6fdcc8506bc6c3d/Auswertung-der-ersten-Befragung-der-NEXT-Studie-in-Deutschland.pdf (letzter Zugriff: 13.07.2023).

Slotala L (2011). Ökonomisierung der ambulanten Pflege. Eine Analyse der wirtschaftlichen Bedingungen und deren Folgen für die Versorgungspraxis ambulanter Pflegedienste. Wiesbaden: Springer.

Vogd W, Feißt M, Molzberger K, Ostermann A & Slotta J (2018). Entscheidungsfindung im Krankenhausmanagement. Zwischen gesellschaftlichem Anspruch, ökonomischen Kalkülen und professionellen Rationalitäten. Wiesbaden: Springer Fachmedien Wiesbaden (Gesundheit. Politik – Gesellschaft – Wirtschaft).

Weidner F (2021). Professionelle Pflegepraxis und Gesundheitsförderung. Eine empirische Untersuchung über Voraussetzungen und Perspektiven des beruflichen Handelns in der Krankenpflege. 5. Auflage, Frankfurt: Mabuse.

Wild T (2016). Was wissen wir von Haltung? Eine kleine enzyklopädische Suche. In: Kurbacher FA & Wüscher P. (Hrsg.) (2016). Was ist Haltung? Begriffsbestimmung, Positionen, Anschlüsse. Würzburg: Könighausen & Neumann, S. 91–108.

Wirth LM, Daxberger S, Peters M, Fifelski C, Hülsken-Giesler M, Breisig T, Hein A & Brauer C (2019). Integrierte Technik- und Arbeitsprozessentwicklung in der ambulanten Pflege: Gestaltungsansätze aus dem Projekt ITAGAP für eine verantwortliche und gesunde Pflegearbeit. In: Fuchs-Frohnhofer P, Altmann T, Wirth LM & Weihrich M (Hrsg.) (2019). Gestaltungsoptionen für einen zukunftsfähigen Arbeits- und Gesundheitsschutz im Pflege- und Dienstleistungssektor. Ergebnisse einer Zusammenfassung von Verbundprojekten aus dem BMBF-Förderschwerpunkt »Präventive Maßnahmen für die sichere und gesunde Arbeit von morgen« (pp. 29–33). Weimar: Bertuch Verlag.

Wirth LM, Daxberger S, Peters M & Hülsken-Giesler M (2020). Raum für Innovation – Möglichkeiten und Begrenzungen der Indirekten Steuerung für innovative Organisationsprozesse in der ambulanten Pflege. In: Pfannstiel M, Kassel K & Rasche K (Hrsg.) (2020). Innovationen und Innovationsmanagement im Gesundheitswesen. Wiesbaden: Springer; S. 273–289.

Wirth LM, Büscher A & Hülsken-Giesler M (2023). Gesundheitsorientierter Personaleinsatz in der ambulanten Pflege – mehr Mut zu strukturellen Veränderungen. Pflege und Gesellschaft. In Veröffentlichung.

Zapf D & Semmer NK (2004). Stress und Gesundheit in Organisationen. In Schuler H (Hrsg.) (2004). Organisationspsychologie – Grundlagen und Personalpsychologie. Enzyklopädie der Psychologie, Bd. 3. Göttingen: Hogrefe, S. 1007–1112.

3.3 Was wir (nicht) über die digitale Transformation der alltäglichen Arbeit in der Pflege wissen

Julia Bringmann, Benjamin Henry Petersen[1]

3.3.1 Software im Krankenhaus – über den Status quo und staatliche Förderung

Die digitale Transformation der Krankenhäuser in Deutschland wird derzeit staatlich in Fahrt gebracht: Im Zuge des Krankenhauszukunftsfonds werden bis 2025 Fördermittel in Höhe von 4,3 Milliarden Euro von Bund und Ländern bereitgestellt. Eine zentrale Frage dabei ist, ob und wie die damit geförderte digitale Transformation die alltägliche Arbeit der größten betroffenen Berufsgruppe, der Gesundheits- und Krankenpfleger:innen, verändert – gerade auch hinsichtlich des bereits bestehenden Fachkräftemangels und der stark strapazierten Arbeitsbedingungen in der Pflegearbeit. Im folgenden Beitrag werden die Ergebnisse aktueller empirischer Studien zusammengefasst und hinsichtlich zweierlei Fragen dargestellt:

- Wie weit verbreitet ist die Nutzung von digitalen Arbeitsmitteln in der beruflichen Pflege und welche Entwicklung ist durch das Krankenhauszukunftsgesetz (KHZG) zu erwarten?
- Welche Veränderungen bergen die Nutzung digitaler Arbeitsmittel für die Arbeitsintensität, die Kompetenzanforderungen, die Verhaltenskontrolle und das berufliche Selbstverständnis in der akutstationären Pflege?

Digitale Arbeitsmittel im Pflegealltag

Kranken- und Altenpfleger:innen berichten, dass die Verwendung von Software fester Bestandteil ihres Arbeitsalltages ist: Im Durchschnitt nutzen beruflich Pflegende Softwaresysteme – wie beispielsweise Krankenhausinformationssysteme (KIS) – während eines Drittels ihrer Arbeitszeit (Jahr: 2019; Schlicht u. a. 2021). Dafür nehmen mindestens 8 von 10 Pflegekräften Desktop-PCs zur Hand. Auf mobile Geräte weichen weitaus weniger Beschäftigte aus: Nur rund 3 von 10 Pflegekräften verwenden Smartphones und Laptops, weniger als 2 von 10 Pflegekräften nutzen Tablets während ihrer Arbeit (Schlicht u. a. 2021)[2].

Natürlich arbeiten nicht alle Pflegekräfte während eines Drittels ihrer Arbeitszeit mit dem Arbeitsmittel Software – das sind immerhin mehr als 2,5 Stunden pro Schicht. Einige Pflegekräfte verwenden Software allerdings noch weitaus häufiger (Schlicht u. a. 2021). Ein Grund für diesen Unterschied ist, dass sich die digitale

---
1 Dieser Buchbeitrag wurde zu gleichen Teilen von beiden Autor:innen verfasst.
2 Repräsentative Ergebnisse zum Nutzungsgrad digitaler Arbeitsmittel liegen aktuell nur als *zusammengefasste* Werte für Pfleger:innen in allen Settings vor. Möglicherweise liegt der Nutzungsgrad mobiler Endgeräte wie Smartphones und Tablets in der ambulanten Pflege höher und in der stationären Pflege niedriger.

Ausstattung zwischen den Einrichtungen stark unterscheidet (der sogenannte digitale Reifegrad). Generell lässt sich festhalten, dass größere Krankenhäuser wie Regel-, Zentral- und Maximalversorger sowie Lehrkrankenhäuser einen leicht höheren digitalen Reifegrad aufweisen als Grundversorger und Nicht-Lehrkrankenhäuser. Auch das Vorhandensein einer Notfallversorgung begünstigt leicht die digitale Ausstattung eines Krankenhauses (Jahr: 2021; Amelung u. a. 2022). Es gibt keine öffentlichen Daten dazu, mit welchen Softwaresystemen, Endgeräten und digital vernetzten Medizingeräten ein durchschnittliches Krankenhaus heutzutage ausgestattet ist – insbesondere nicht heruntergebrochen für den Pflegeprozess. Mehr als zwei Drittel der Krankenhäuser berichten, dass sie die als digitale Grundausstattung geltenden Krankenhaus-, Labor-, Radiologie- und ggf. Kardiologieinformationssysteme (noch) nicht alle installiert und stationsübergreifend vernetzt haben (Jahr: 2021; HIMSS o. J.)[3]. Ihr digitaler Reifegrad ist also als eher gering einzuschätzen.

Als »Vorreiter der Digitalisierung« können etwa ein Dutzend der Krankenhäuser in Deutschland gelten. Für die alltägliche Arbeit in der Pflege sind in diesen der Einsatz von vernetzten Informationssystemen und Assistenzsystemen (mit und ohne Entscheidungsunterstützung) sowie ein geschlossener Medikationsprozess relevant[4]. Ganz praktisch bedeutet das: Die als digitale Grundausstattung genannten Informationssysteme sind implementiert und miteinander vernetzt. Ohne immer neue Anmeldung führen Krankenpfleger:innen in einem zentralen System die Pflegedokumentation durch, greifen auf die stationsübergreifende Patient:innenhistorie zu, beauftragen Laborbefunde und sehen die Anordnung von Medikamentenvergaben ein (HIMSS o. J.). Außerdem dokumentieren Krankenpfleger:innen Medikamentenvergaben digital via Barcode und teilweise am Patient:innenbett (HIMSS o. J.). Durch diesen geschlossenen Medikationsprozess (»Closed Loop Medication«) wird überprüfbar, »ob das richtige Medikament, die richtige Dosis, der richtige Verabreichungsweg und der richtige Verabreichungszeitpunkt exakt der ärztlichen Anordnung entsprechen« (Amelung u. a. 2022). Ist zudem ein sogenannter Unit-Dose-Automat in der Krankenhausapotheke vorhanden, übernimmt dieser das nächtliche Zusammenstellen der Medikamente (»Blistern«) für die Pflegefachkraft. Bei Informations- und Assistenzsystemen in den Vorreiterkliniken wird verschie-

---

3 Des Weiteren stellt die Einführung von PACS auf Kardiologie-Stationen eine Hürde für viele deutsche Krankenhäuser dar, um den international angewandten Standard einer digitalen Grundausstattung – wie wir es nennen – zu erfüllen (DigitalRadar Krankenhaus 2022b, S. 10 ff.).

4 Im Jahr 2021 wurde das erste Mal der digitale Reifegrad von (fast allen) Krankenhäusern in Deutschland erhoben. Es zeigte sich, dass sieben Krankenhäuser alle die genannten Merkmale erfüllen: Einsatz von vernetzten Informationssystemen und Assistenzsystemen (mit und ohne Entscheidungsunterstützung), sowie ein geschlossener Medikationsprozess (geschätzte EMRAM-Stufen 4 und 5 im Herbst und Winter 2021) (Amelung u. a. 2022, S. 24 ff., 62; HIMSS o. J., S. 2). Weitere sechs Krankenhäuser erfüllen – auch wenn sie noch nicht die EMRAM-Stufen 4 und 5 erreichen – schon 80 % der Kriterien eines geschlossenen Medikationsmanagements (Amelung u. a. 2022, S. 65). Das lässt auf einen hohen Vernetzungsgrad der Informationssysteme schließen und qualifiziert sie nach unserer Einschätzung als Vorreiterklinik. 1.624 Krankenhäuser haben an der Erhebung teilgenommen (Amelung u. a. 2022, S. 30). Das sind 91 % der Krankenhäuser in Deutschland (DigitalRadar Krankenhaus 2022a, S. 5).

dentlich Entscheidungsunterstützung eingesetzt. Diese kann ein Warnsignal bei der kontinuierlichen, automatischen Überwachung von Vitaldaten oder Laborwerten umfassen. Es kann auch bedeuten, dass Krankenpfleger:innen der Ablauf der pflegerischen Behandlung vorgeschlagen bzw. vorgegeben wird oder sie je nach (automatisch berechneter) Risikobewertung der Patient:innen ein Warnsignal erhalten (HIMSS o. J.). In den digitalen Vorreiterkliniken werden mit dem Einsatz von digitalen Informationssystemen und einem digitalen geschlossenen Medikationsprozess die eher patient:innenfernen Tätigkeiten digitalisiert. Allerdings zeigen teilautomatisierte Assistenzsysteme wie Monitorings und die genannten Beispiele für Entscheidungsunterstützung, dass die digitale Transformation in den Vorreiterkliniken der Digitalisierung auch in patient:innennahe Abläufe eingreift.

Das Krankenhauszukunftsgesetz als Schritt in Richtung »vernetzte Klinik«

Wie bereits angedeutet, verfügt der Großteil der Krankenhäuser in Deutschland nicht über eine vollständige »digitale Grundausstattung«. Dies zeigen auch die Daten der *Healthcare Information and Management Systems Society* (HIMSS). HIMSS ermittelt über das sogenannte Electronic Medical Record Adoption Model (EM-RAM) – einer Skala von 0 (keine Digitalisierung) bis 7 (papierloses Krankenhaus) – den digitalen Reifegrad von Krankenhäusern (Stephani u. a. 2019). Nach diesem Modell erreichen Krankenhäuser in Deutschland im Durchschnitt einen Wert von 0,4 (eigene Berechnung[5], Basis: Amelung u. a. 2022). Sie gelten damit im europäischen Vergleich als weit unterdurchschnittlich digitalisiert (Stephani u. a. 2019).[6] Diesem Umstand soll mit dem KHZG begegnet werden, das 4,3 Mrd. Euro für die Förderung der Digitalisierung deutscher Krankenhäuser durch Bund und Länder vorsieht (Bundesministerium für Gesundheit 2022; Bundesministerium der Justiz 2020). Förderfähig sind dabei Vorhaben, die einem der in der Krankenhausstrukturfonds-Verordnung (KHSFV) bzw. im KHZG enthaltenen elf Fördertatbestände (FTB) zugeordnet werden können (Bundesamt für Soziale Sicherung 2021; Bundesministerium der Justiz 2020).

Stand November 2022 wurden insgesamt 6.330 Förderanträge gestellt (Bundesamt für Soziale Sicherung 2022). In Bezug auf Pflegearbeit stellten 81 % aller Krankenhäuser in Deutschland Anträge für Fördermittel für digitale Dokumentation (FTB 3), 60 % für Patient:innenportale (FTB 3), 50 % für Medikationsmanagement (FTB 5) und 29 % für Entscheidungsunterstützungssysteme (FTB 4) (eigene Berechnung, Basis: ebd., S. 1; Statistisches Bundesamt 2022).[7]

---

5   Die Berechnung basiert auf den vom Konsortium DigitalRadar im Jahr 2021 erhobenen, prognostizierten EMRAM-Werten.
6   Der europäische Durchschnitt lag im Jahr 2017 bei 3,6 des EMRAM-Stufenmodells, wohlgemerkt unter den freiwillig evaluierten Krankenhäusern (Stephani u. a. 2019, S. 26). Es wurde europaweit keine so umfassende Erhebung wie unter deutschen Krankenhäusern durchgeführt. Die Zahlen sind nicht vergleichbar.
7   Laut dem Statistischen Bundesamt gab es im Jahr 2021 insgesamt 1.887 Krankenhäuser in Deutschland (Statistisches Bundesamt 2022). Diese Zahl wurde hier zur Berechnung der Anteile zu Grunde gelegt. Eine Anmerkung: Das Konsortium DigitalRadar kommt zu einer etwas geringeren Anzahl von unter 1.800 Krankenhäusern, da sie die Daten des Statistischen

3.3.2 Der Pflegealltag im Kontext der Digitalisierung – zum aktuellen Stand der Forschung

Blicken wir auf den Forschungsstand der digitalen Transformation von Pflegearbeit, sind zwei Dinge augenscheinlich: Erstens gibt es bisher keine *repräsentative* quantitative Studie zu den Folgen des Einsatzes digitaler Arbeitsmittel für den Arbeitsalltag von Krankenpfleger:innen in Deutschland. Es gibt allerdings zweitens einige qualitative Studien, die auf Basis von Interviews und Beobachtungen die Folgen des Einsatzes der digitalen Pflegedokumentation bzw. elektronischen Patient:innenakte auf die alltägliche Arbeit in der akutstationären Pflege untersuchen.[8]

Mehr Entlastung?

Die hohe und zunehmende Arbeitsintensität ist heutzutage einer der stärksten Belastungsfaktoren in der akutstationären Pflege (Bundesanstalt für Arbeitsschutz und Arbeitsmedizin 2020). Sie ist nicht genuiner Bestandteil der pflegerischen Tätigkeit selbst, sondern entsteht aufgrund der für die Pflegearbeit charakteristischen Rahmenbedingungen (ebd.). Mit Blick auf die Gesundheit der Beschäftigten, die Versorgungsqualität und den hohen Fachkräftebedarf in der Branche ist es »entscheidend (…), [der] Negativspirale aus problematischen Arbeitsbedingungen und daraus folgendem Aussteigen aus dem Beruf oder Stundenreduzierungen entgegenzuwirken« (Auffenberg u. a. 2022, S. 19). Hier stellt sich die Frage, was wir aus den Pflege- und Arbeitswissenschaften dazu wissen, ob und inwiefern die Nutzung digitaler Arbeitsmittel die Arbeitsintensität verringert – etwa indem sie Zeit freisetzt, die für Pausen oder Arbeit ohne Hetze genutzt wird.

Nationale und internationale empirische Studien zeigen, dass die Nutzung von digitaler Dokumentationssoftware im Vergleich zur Dokumentation in analogen Papierakten und -kurven zum Wegfall von Tätigkeiten führt und somit Zeit freisetzt. Als prominente Gründe werden dabei genannt, dass keine Handschriften mehr entziffert und Rückfragen dazu gestellt werden müssen, sowie dass sich die mündliche Übergabe mitunter auf Abweichungen reduziert (Daum 2017). Zudem wird berichtet, dass durch die Sicherung von Wissen Doppelerhebungen im Team und über Stationen hinweg reduziert werden, gerade wenn es sich um die Dokumen-

---

Bundesamtes via den Standortnummern der Krankenhäuser validieren. Wenn wir die Grundgesamtheit des Konsortium DigitalRadar zu Grunde legen, kommen wir zu den gleichen inhaltlichen Ergebnissen im Beitrag. Denn die Anteile liegen dann nur um bis zu 4 Prozentpunkte höher. Die Grundgesamtheit des Konsortium DigitalRadar kann auf Basis seiner Veröffentlichung geschätzt werden. Denn 1.624 Krankenhäuser haben an der Erhebung teilgenommen (Amelung u. a. 2022, S. 30). Das sind 91 % der – dementsprechend hochgerechnet – rund 1.785 Krankenhäuser in Deutschland (DigitalRadar Krankenhaus 2022b, S. 5).

8 Zudem gibt es (inter-)nationale Literaturstudien, die *Erwartungen* an die Einführung von digitalen Arbeitsmitteln (auch über die digitale Pflegedokumentation hinaus) zusammenfassen (etwa Fachinger und Mähs 2019, S. 120ff.). Die vorhandenen nicht-repräsentativen Fragebogenerhebungen unter Beschäftigtenvertretungen (Daum 2022) und Beschäftigten (Bräutigam u. a. 2017; Merda u. a. 2017) zum Thema geben hilfreiche Hinweise.

tation von Daten und Fakten wie etwa Medikamentenverordnungen handelt (Orians und Reisach 2017; Wynter u. a. 2022). Es ist den Autor:innen dieses Beitrages jedoch keine Studie bekannt, die zeigt, dass diese Zeitersparnis auch in eine geringere Arbeitsintensität oder in eine bessere Ermöglichung patient:innennaher Tätigkeiten umgesetzt wird. Vielmehr werden in den meisten Studien eine Vielzahl von Beispielen dafür genannt, dass – auch nach dem Doppeldokumentation und Schulungsbedarf erzeugendem Rollout – durch den Einsatz digitaler Dokumentationssoftware patient:innenferne Arbeitsschritte zunehmen oder neu entstehen.

Grund für diese Mehrarbeiten sind allem voran IT-Infrastrukturen, die nicht an die Arbeitsrealität der Pflegekräfte angepasst sind: Die potenzielle Zeitersparnis wird etwa gar nicht erst realisiert, wenn die (umfangreiche) Anamnese von älteren Patient:innen bei elektiven Eingriffen nur für den abrechnungsrelevanten DRG-Schweregrad digital dokumentiert wird – dann aber aufgrund mangelnder Vernetzung nicht auf der nachversorgenden Station als Information bereitsteht (Höhmann und Schwarz 2017). Fehlende (mobile) Hardware während der Visite führt zudem zu neuartigen Formen von Doppeldokumentation (Vitols u. a. 2020). Der Einsatz (bzw. die Neueinrichtung) der digitalen Dokumentationssoftware kann mit neuen und mindestens doppelt so vielen Dokumentationsanforderungen einhergehen (Daum 2017). Auch der Ausfall von Systemen (Wynter u. a. 2022), die Notwendigkeit, sich einzuloggen und das Warten auf das (Neu-)Laden der Benutzer:innenoberfläche führt zu Mehraufwand im Arbeitsalltag (Jones 2014).

Eine weitere Studie zeichnet nach, dass für die Krankenpflegefachkräfte durch den Einsatz mobiler Arbeitsmittel selbst ein (mindestens kognitiver) Mehraufwand entsteht, da sie individuell entscheiden, wie sie die digitalen Arbeitsmittel in die Interaktion mit den Patient:innen integrieren: Nehmen sie den digitalen Pflegewagen mit in das Patient:innenzimmer oder nicht? Delegieren sie die Grundpflege an Pflegehelfer:innen? Wie können sie die Nutzung der mobilen digitalen Arbeitsmittel für die Patient:innen im Gespräch normalisieren? (Jungtäubl u. a. 2018; Petrakaki u. a. 2016). In der politischen Debatte findet dieser durch den Einsatz digitaler Arbeitsmittel entstehende Mehraufwand kaum Beachtung. Für zukünftige empirische Studien bezüglich der digitalen Dokumentation bzw. elektronischen Patient:innenakte heißt dies, dass Folgen für die Arbeitsintensität bei digitalen Arbeitsmitteln differenziert(er) erfasst werden müssen (Evans 2020).

Internationale empirische Studien widmen sich mitunter auch teilautomatisierten Assistenzsystemen: Bei dem mit der elektronischen Patient:innenakte verknüpften Monitoring führt das Wegfallen von zeitaufwendigen Tätigkeiten wie das regelmäßige Messen und Eingeben von Vitaldaten und die Kalkulation von Bilanzen zu Entlastung (Jones 2014; Gough u. a. 2014). Dies gilt, solange die neuen digitalen Arbeitsmittel nicht ermöglichen, dass (mehr) Patient:innen mit höherem Schweregrad aufgenommen werden können (ebd. mit dem Beispiel des Monitorings des Blutflusses/der Hämodynamik). Zudem bedeutet das Wegfallen des manuellen Vitaldatenmonitorings auch das Wegfallen einiger regelmäßiger Interaktionen mit den Patient:innen (ebd.).

Grundsätzlich lässt sich auf Basis des bisherigen Forschungsstandes sagen, dass der Einsatz digitaler Arbeitsmittel zumindest nicht mit einer geringeren Arbeitsintensität gleichgesetzt werden kann. Gerade der Einsatz digitaler Dokumentationssoftware scheint mit ambivalenten (Zeit-)Effekten einherzugehen. Jones (2014) schätzt diese ambivalenten (Zeit-)Effekte in den von ihm untersuchten Intensivstationen in UK zudem als gering ein: Die Art der klinischen Arbeit auf den Intensivstationen hat sich durch die Einführung des Informationssystems kaum verändert. Der Großteil der Arbeitszeit der Krankenpfleger:innen wurde weiterhin für die Vorbereitung der Behandlung oder die physische Pflege der Patient:innen aufgewendet. Was sich veränderte, war die (Daten-)Grundlage, auf dessen Basis die Pfleger:innen ihre Entscheidung treffen, d. h. die Patient:innenakte als Dokumentation der Diagnose- und Behandlungsentscheidungen und das darauf aufbauende Narrativ des Patient:innenzustands (ebd., S. 908). Der Einsatz von teilautomatisierten Assistenzsystemen (am Beispiel des Monitorings von Vitaldaten) trägt scheinbar eindeutiger zum Wegfall von Arbeitsschritten bei, ist jedoch weit weniger erforscht.

Neue Fähig- und Verantwortlichkeiten?

Das Auftreten neuer Arbeitsschritte legt die Frage nahe, ob damit auch neue Kompetenzanforderungen und Verantwortlichkeiten für Krankenpfleger:innen entstehen. Da diese die digitalen Arbeitsmittel aktiv in ihre alltägliche Arbeit integrieren (müssen), benötigen sie entsprechende »digitale Kompetenzen«, die erlernt und geschult werden müssen. Bereits genannt wurde die Kompetenz »Vermittlung«, d. h. die alltägliche Nutzung von Software via mobile Endgeräte in der direkten Arbeit mit den Patient:innen zu vermitteln (bspw. Aufbau von Vertrauen, Zusicherung von Zugewandtheit) (Jungtäubl u. a. 2018). Wie Jones (2014) andeutet, braucht es zudem eine Erweiterung der Fähigkeit »Relevanzsetzung«, etwa bei eher patient:innenfernen digitalen Arbeitsmitteln wie der digitalen Pflegedokumentationssoftware: Krankenpfleger:innen sind zwar in der Prioritätensetzung durch die Arbeit mit Menschen – zudem bei Personalmangel – nur allzu geübt. Doch erleben sie es als neue und herausfordernde Aufgabe, aus einer Masse von Daten die relevanten Daten zu selektieren (ebd.).

Neue fachliche Kompetenzen sind daher auch die »fachliche Interpretation« und »Problemlösung«, insbesondere bei patient:innennahen digitalen Arbeitsmitteln wie Monitorings. Krankenpfleger:innen müssen die Datenqualität überwachen und fehlerhafte Warnsignale als solche erkennen sowie die Ursachen der Fehlermeldung erkennen und beheben. Manzei (2011) veranschaulicht dies am Beispiel eines Monitorings auf der Intensivstation, welches fälschlicherweise ein als lebensbedrohlich einzustufendes Herzkammerflimmern anzeigt (ebd., Petrakaki u. a. 2016). Auch Gough u. a. (2014) zeigen für Australien, dass damit Fach- und Erfahrungswissen weiterhin zwingend benötigt wird, zumindest bei der Interpretation der über Monitorings übermittelten Daten und Warnsignale.

In der bundesdeutschen Literatur wird immer wieder die Frage aufgeworfen, ob der Einsatz digitaler Dokumentationssoftware eine Verschiebung von Tätigkeiten von Pflegefachkräften hin zu Pflegehilfskräften bedingt bzw. eine solche Umstrukturierung durch das Management angestrebt wird (Becka u. a. 2020; Fachinger und Mähs 2019; Jungtäubl u. a. 2018). Dies ist unseres Wissens nach als betriebliche

Strategie für Deutschland nicht empirisch belegt. Petrakaki u. a. (2016) zeigt für UK jedoch, dass sich durch den Einsatz von Dokumentationssoftware faktisch Tätigkeiten zwischen Ärzt:innen und Pfleger:innen verschieben und ihre professionsbezogenen Grenzen formal deutlicher hervortreten. Das Vervollständigen eines Formulars wird den Ärzt:innen nun nicht mehr alltäglich von Pfleger:innen abgenommen. Nichtsdestotrotz delegieren Ärzt:innen weiterhin Bildschirmarbeit an Pfleger:innen und Pfleger:innen übernehmen weiterhin Tätigkeiten, die formal nicht zu ihrem Tätigkeitsfeld gehören (ebd.).

Mehr Kontrolle?

Studien aus anderen Branchen mit höherem digitalen Reifegrad zeigen, dass der Einsatz digitaler Arbeitsmittel mit einem höheren Standardisierungsgrad und einer höheren Transparenz der Tätigkeiten einhergeht und so mehr sanktionsbewährte Kontrolle ermöglicht (etwa Staab 2019). Daher stellt sich auch für die Pflegearbeit die Frage, welche Formen von Verhaltenskontrolle im Zuge der digitalen Transformation (neu) eingesetzt werden.

Idealtypisch kann Kontrolle in drei Formen auftreten. *Direkte Kontrolle* meint die persönliche Aufsicht durch Vorgesetzte, die prinzipiell jederzeit eingreifen können (Edwards 1979, zit. nach Martin und Bartscher-Finzer 2015). Als *technische Kontrolle* wird die Festlegung einzelner Arbeitsschritte bezeichnet (z. B. in welchem Takt welche Handgriffe ausgeführt und welche Hilfsmittel verwendet werden müssen oder wann eine bestimmte Maschine angelaufen werden muss) (Edwards 1979). Abschließend wird als *bürokratische Kontrolle* die Vereinheitlichung von Verfahren zur Bearbeitung von Geschäftsprozessen, die Standardsetzung oder die Etablierung von Controllingmaßnahmen gefasst (Edwards 1979).

Die Frage nach der Bedeutung digitaler Technologien für die Kontrolle der Pflegearbeit in Krankenhäusern ist Thema sowohl arbeitssoziologischer als auch pflegewissenschaftlicher Studien. Manzei (2011) kommt in ihrer qualitativen Studie zur elektronischen Dokumentation auf Intensivstationen zu dem Ergebnis, dass diese die direkte Kontrolle durch medizinische und administrative Vorgesetzte vereinfacht. Grund dafür sind die individuellen Zugangsberechtigungen, wodurch angeordnete und bei Ausführung dokumentierte Tätigkeiten den entsprechenden Pflegekräften zugeordnet werden können und Fehler dadurch grundsätzlich nachvollziehbar werden (ebd.). Zu einem ähnlichen Ergebnis kommt auch Petrakaki (2016) in ihrer qualitativen Studie zur Einführung elektronischer Dokumentationssysteme in UK. Interessant ist in diesem Zusammenhang, dass das steigende Volumen an zu verarbeitenden Informationen für die Stationsleitung auch als Kontrollverlust wahrgenommen werden kann, weil sie ihrem Anspruch, alles über alle Patient:innen auf ihrer Station zu wissen, nicht mehr gerecht werden kann (Jones 2014). Dies kann wiederum Konsequenzen für die Kontrolle der Pflegekräfte durch die Stationsleitung haben, denn wenn der Zustand der Patient:innen durch die Datenmasse nicht überblickt werden kann, lässt sich auch die Arbeit der Pflegekräfte an den Patient:innen im Prozess nur schwer einordnen, d. h. kontrollieren (ebd.).

Neben dieser technisch vermittelten direkten Kontrolle finden sich zudem empirische Beispiele bürokratischer bzw. indirekter Kontrolle durch die an Bedeutung gewinnende digitale Dokumentation. Faktisch handelt es sich bei der digitalen Dokumentation um einen Formalisierungsprozess (Jungtäubl u. a. 2018) im Sinne einer »Festschreibung von zielgerichteten Abläufen in Form einheitlicher, wiederholbarer und personenunabhängiger Verfahrensschritte« (Kleemann und Matuschek 2008, zit. nach Jungtäubl u. a. 2018). Folgerichtig kommen Jungtäubl u. a. (2018) zu dem Ergebnis, dass die digitale Dokumentation (inkl. der damit verbundenen standardisierten Vorgehensweisen, sogenannte Standard Operating Procedures (Vitols u. a. 2020)), umfassende Möglichkeiten für die (indirekte) Steuerung und Kontrolle von Arbeitsprozessen in der akutstationären Pflege eröffnet. Auch Jones (2014) kommt zu diesem Resultat.

Wenngleich dem Einsatz digitaler Arbeitsmittel in der akutstationären Pflege grundsätzlich das Potenzial zur Kontrolle der Pflegearbeit inhärent ist, so wird dieses Potenzial nicht zwangsläufig auch ausgeschöpft. Zu diesem Ergebnis kommt Timmons (2003a) in einer qualitativen Studie zur digitalen Pflegedokumentation in Krankenhäusern in UK. Als Grund führt er dabei an, dass die Pflegekräfte in den untersuchten Krankenhäusern die Kontrollmechanismen ignorieren bzw. umgehen konnten, ohne dafür sanktioniert zu werden (ebd.). Weiter führt Timmons (ebd.) an, dass das berufliche Selbstverständnis (Timmons spricht von Kultur und Werten) oder die direkte Kontrolle durch Vorgesetzte wirkmächtigere Kontrollinstrumente sind als die technische Kontrolle. Auch auf institutioneller Ebene sind der Kontrolle durch Technik mitunter Grenzen gesetzt, wenn entsprechende Betriebs- und Dienstvereinbarungen die Auswertung von Nutzungsdaten zur Kontrolle von Beschäftigten verhindern (Vitols u. a. 2020).

Insgesamt zeigt sich, dass sich empirische Studien zu Verhaltenskontrolle in der akutstationären Pflege vor allem den Effekten digitaler Dokumentationssoftware widmen. Die Ergebnisse der hier aufgeführten Studien sind ambivalent. Zum einen scheint Kontrolle allein durch Technik nicht stattzufinden. Zum anderen eröffnet die Digitalisierung hinsichtlich der technikvermittelten direkten Kontrolle und der bürokratischen Kontrolle zwar neue Möglichkeiten, die aber nicht zwangsläufig genutzt werden (können). Darüber hinaus gibt es keine uns bekannte Forschung zu Entscheidungsunterstützung in der Pflegearbeit, die in die digitale Dokumentation eingelassen ist.

Digitalisierung und »die« gute Pflege?

Beruflich Pflegende haben im Vergleich zu anderen Berufsgruppen überdurchschnittlich häufig das Gefühl, dass ihre Tätigkeit wichtig ist (Bundesanstalt für Arbeitsschutz und Arbeitsmedizin 2020). Es ist ihnen besonders wichtig, dass sie gute Pflege leisten. Doch was heißt für sie »gute Pflege« bezüglich digitaler Arbeitsmittel? Verändert sich durch deren Einsatz das für viele Pflegekräfte so wichtige berufliche Selbstverständnis?

Grundsätzlich lässt sich das berufliche Selbstverständnis definieren als »Vorstellung, welche die Pflegenden von sich selbst und ihren Aufgaben haben und wie sie sich selbst in der Öffentlichkeit darstellen« (Fischer 2013). Die Frage nach dem Verhältnis zwischen dem Einsatz datenintensiver Softwaresysteme und dem beruflichen Selbstverständnis von Beschäftigten in der akutstationären Pflege ist keine, die erst mit der im Zuge des KHZG geförderten Digitalisierung von Krankenhäusern aufgeworfen wurde. Bereits in den späten 1990er-Jahren stellten sich Vertreter:innen der Pflegewissenschaften die Frage, wie sich der Einsatz von Technologien auf zentrale Bestandteile der Pflegearbeit, wie z.B. der Herausbildung der für die Pflege essentiellen persönlichen Beziehung zu Patient:innen, auswirkt (van der Riet 1997; Sandelowski 1998, 2000; Boykin und Schoenhofer 2001, alle zit. nach Barnard 2016). In diesem Zusammenhang beobachteten Barnard und Sandelowski (2001) für die pflegewissenschaftliche Forschung einen Dualismus zwischen einer scheinbar organisierten und effizienten Welt der Technik und einer durch Einzigartigkeit und Spontanität charakterisierten Welt der Pflege. In dieser Argumentationslinie macht die Beziehung zwischen Pflegekraft und Patient:in »das Besondere« der Pflegearbeit aus und droht, durch den Einsatz formalisierender digitaler Technologien eingeschränkt zu werden.

In diese Argumentationslinie fügen sich auch die Ergebnisse der pflegewissenschaftlichen und arbeitssoziologischen Studien zum Einsatz digitaler Dokumentation von Jungtäubl u.a. (2018) und Manzei (2011) für den deutschen sowie von Muckenhuber u.a. (2022) für den österreichischen Kontext und Jones (2014) für UK ein. In einer frühen Studie[9] konnte Barnard (Barnard 1998, zit. nach Barnard 2000, S. 1139) bereits zeigen, dass der Einsatz von Technik dazu führt, dass Pflegekräfte weniger Zeit für den direkten Umgang mit den Patient:innen haben. Dies erschwert die Entstehung einer Beziehung zwischen Pflegekraft und Patient:in (ebd.). Es ist diese Beziehung, die oft für das berufliche Selbstverständnis von Pflegekräften und auch deren alltägliche Arbeitsprozesse zentral ist (Timmons 2003b).

Jungtäubl u.a. (2018) fassen die Beziehung zwischen Pflegekraft und Patient:in unter den Begriff der *Interaktionsarbeit* (ebd.). Diese ist notwendig, damit Dienstleistungen (und dazu zählt auch die Pflege) realisiert werden können (ebd.). Patient:innen müssen bspw. vor einer Operation beruhigt werden (ebd.), um einen möglichst reibungslosen Ablauf zu gewährleisten. Jungtäubl u.a. (2018) zeigen außerdem, dass Pflegekräfte in einen Konflikt geraten, einerseits gemäß der Interaktionsarbeit situativ, kreativ und selbstbestimmt zu handeln, und zum anderen den formalen Vorgaben digitaler Technologien inkl. der darin enthaltenen Standards gerecht werden zu müssen. Daran anschließend berichten Muckenhuber u.a. (2022), dass die digitale Pflegedokumentation vor allem dann negativ wahrgenommen wird, wenn darunter die Beziehung zu den Patient:innen leidet, während z.B. die bessere Lesbarkeit der Dokumentation positiv hervorgehoben wird. Pflegekräfte entwickeln zugleich eigene Strategien, um das von Jungtäubl u.a. (2018) berichtete Dilemma zwischen den mit der digitalen Dokumentation verbundenen Formalisierungsanforderungen und der Notwendigkeit der Interaktionsarbeit zu

---

9 Die Studie befasst sich qua Publikationsdatum zwar mit anderen als den aktuell genutzten digitalen Technologien. Sie gibt dennoch interessante Einblicke in die Bedeutung von Technik für das Verhältnis zwischen Pflegekraft und Patient:in. Leider kann nicht eindeutig rekonstruiert werden, auf welches Land sich die Studie bezieht.

lösen, indem sie die Arbeit an den Patient:innen vorziehen und erst im Anschluss die Dokumentationsarbeit erledigen. Abseits dessen berichtet Manzei (2011), dass auch aus Sicht von Intensivpfleger:innen ihre pflegerischen Tätigkeiten nicht ausreichend in den technischen Standards der elektronischen Dokumentation enthalten sind. So konnte Manzei (2011) zeigen, das Aufgaben wie das sogenannte »Weaning« (die Entwöhnung der Patient:innen von der Beatmungsmaschine; beinhaltet u. a. die Kontrolle der Atmung von Patient:innen als auch deren Beruhigung, also Gefühlsarbeit) nicht durch medizinische Scores erfasst wurde. Teile der Pflegearbeit werden durch die im System hinterlegten medizinisch-naturwissenschaftlichen Dokumentationsstandards somit unsichtbar (ebd.) und für Akteure außerhalb der Pflege unsichtbar.

Verschiedene Studien legen darüber hinaus nahe, dass das berufliche Selbstverständnis von Pflegekräften vielfältiger ist, als dass es »nur« auf die Interaktion zwischen Pflegekraft und Patient:in zu reduzieren wäre. So berichten sowohl Muckenhuber et al. (2022) als auch Jones (2014) von Situationen, in denen Pflegekräfte besorgt darüber sind, dass sich manche Kolleg:innen hinter dem Tablet oder dem Computer verstecken würden. Dück (2022) zeigt in einer technikunabhängigen Studie, dass kein einheitliches berufliches Selbstverständnis unter Pflegekräften existiert. Diese Vielfalt an Vorstellungen vom eigenen Beruf und deren Interpretationsmöglichkeiten werden in den uns bekannten Studien zum Einsatz digitaler Arbeitsmittel nicht berücksichtigt. Hier bedarf es dezidierter Forschung. Insgesamt zeigt sich, dass Pflegekräfte, die gute Pflege als exklusive Beziehungsarbeit mit Patient:innen verstehen, in einen Konflikt geraten, wenn diese unter dem Einsatz digitaler Technologien leidet. Ein weiterer Konflikt entsteht, wenn durch die Formalisierung der digitalen Dokumentation nicht alle pflegerischen Tätigkeiten erfasst werden. Vor dem Hintergrund der skizzierten Studien besteht neben grundsätzlichen Fragen des beruflichen Selbstverständnisses weiterer Forschungsbedarf zu digitalen Arbeitsmitteln, die, verglichen mit der digitalen Pflegedokumentation, gegenwärtig einen höheren digitalen Reifegrad aufweisen.

3.3.3 Fazit – die vernetzte Klinik als Forschungsdesiderat

Die Nutzung von Software ist bereits fest im Arbeitsalltag von vielen beruflich Pflegenden verankert. Für sie ist der Zugriff auf grundlegende Informationssysteme (wie Krankenhaus-, Radiologie- und Laborinformationssysteme) via Desktop-PCs üblich. Nichtsdestotrotz bestehen sehr große Unterschiede in der digitalen Ausstattung der Krankenhäuser in Deutschland und dem Nutzungsgrad digitaler Arbeitsmitteln in der Pflegearbeit.

Derzeit fördern Bund und Länder in hohem Maß finanziell die Digitalisierung in Krankenhäusern. Für die Pflege relevant: Die eingereichten Anträge deuten darauf hin, dass die flächendeckende Einführung und der krankenhausinterne vernetzte Einsatz von Informationssystemen (und darin: digitaler Dokumentationssoftware) bis Ende 2024 zu erwarten ist. Aus empirischen Studien können verschiedene Rückschlüsse gezogen werden, insbesondere bezüglich des Einsatzes digitaler Dokumentationssoftware: Deren Einsatz kann nicht mit einer geringeren Arbeitsintensität in der Pflege gleichgesetzt werden, auch wenn dies oftmals getan wird. Die professionsbezogenen Grenzen zwischen Ärzt:innen und Pfleger:innen werden formal deutlicher – eine analoge Grenzziehung zwischen Pflegekräften und Pflegehilfskräften ist unklar. Krankenpfleger:innen benötigen verschiedene neue »digitale Kompetenzen« wie die Herstellung von Akzeptanz von Technik in der Arbeit mit Patient:innen oder das Herausfiltern der relevanten Informationen aus sehr großen Datenmengen. Durch den Einsatz digitaler Dokumentationssoftware ist ein Mehr an technisch-vermittelter und bürokratischer Kontrolle grundsätzlich möglich, findet aufgrund von Gegenstrategien der Pflegekräfte und fehlenden Sanktionsmechanismen jedoch nicht unbedingt statt. Eine rein technische Kontrolle kann gegenwärtig nicht nachgewiesen werden. Abschließend wird sichtbar, dass der Einsatz von datenintensiven Softwaresystemen für das berufliche Selbstverständnis der Pflegekräfte dann ein Problem ist, wenn die zwischenmenschliche Beziehung zu Patient:innen subjektiv als relevant für gute Pflege interpretiert und durch den Einsatz digitaler Technologien gefährdet ist.

Das Leitbild der aktuellen Entwicklung ist jedoch die »vernetzte Klinik«. Dies geht deutlich über den Einsatz von digitaler Dokumentationssoftware hinaus. Bislang gibt es allerdings nur vereinzelte empirische Befunde zu den Veränderungen der alltäglichen Pflegearbeit in Krankenhäusern mit hohem digitalem Reifegrad. Letzteres ist insofern von besonderer Bedeutung, da das Leitbild der vernetzten Klinik beinhaltet, dass auch die Planung und Ausführung von patient:innennahen Arbeitsschritten teilautomatisiert wird. In einer »vernetzten Klinik« sind auf allen Stationen vernetzte Informationssysteme und Assistenzsysteme (auch mit Entscheidungsunterstützung) und ein geschlossener digitaler Medikationskreislauf (ggf. mit Unit-Dose-Automaten) vorhanden. Diese Entwicklung wird aktuell vorangetrieben: Die Hälfte der Krankenhäuser in Deutschland stellte im Rahmen des KHZG Anträge zu digitalem Medikationsmanagement und fast ein Drittel zu digitalen (Assistenz-)Systemen mit Entscheidungsunterstützung. Die bisherigen, vereinzelten empirischen Studienergebnisse zeigen, dass der Einsatz von teilautomatisierten Assistenzsystemen (am Beispiel des Monitorings von Vitaldaten) eindeutiger zur Entlastung von Pflegekräften durch den Wegfall von Arbeitsschritten beiträgt. Und: Krankenpfleger:innen benötigen neue fachliche, digitale Kompetenzen wie etwa das Erkennen und Beheben von fehlerhaftem Monitoring in Sekundenschnelle. Es besteht weiterer Forschungsbedarf zum Einsatz digitaler Arbeitsmittel mit höherem digitalen Reifegrad – etwa vernetzte Softwaresysteme, Systeme mit Entscheidungsunterstützung und geschlossene Medikationsprozesse mit Unit-Dose-Automaten – im Hinblick auf die Folgen des Einsatzes dieser Arbeitsmittel für den Arbeitsalltag von Krankenpfleger:innen in Deutschland.

Dieser Beitrag ist im Rahmen des Forschungsprojektes »Vernetzte Klinik – Entlastete Pflege?« (Laufzeit: 02/2022 bis 01/2025) entstanden. Das Projekt wird von der Hans-Böckler-Stiftung gefördert und am Lehrbereich »Soziologie der Zukunft der Arbeit« von Prof. Dr. Philipp Staab an der Humboldt-Universität zu Berlin bearbeitet.

Literatur

Amelung V, Angelkorte M, Augurzky B, Brauer R, Freigang F, Fritzsche F, Geissler A, Göller A, Häring A, Haring M, Hollenbach J, Luckmann M, Materne K, O'Connor R, Peukert J. Püschner P, Roehl L, von, Scheuer A, Snowdon A, Steuber C, Thun S, Vollrath I & Wiesmann A (2022). Ergebnisse der ersten nationalen Reifegradmessung deutscher Krankenhäuser.

Auffenberg J, Becka D, Evans M, Kokott N, Schleicher S & Braun E (2022). »Ich pflege wieder, wenn ...« Potenzialanalyse zur Berufsrückkehr und Arbeitszeitaufstockung von Pflegefachkräften. Kurzfassung. URL: https://www.arbeitnehmerkammer.de/studie-ich-pflege-wieder-wenn.html (letzter Zugriff: 13.07.2023).

Barnard A (2000). Alteration to will as an experience of technology and nursing. In: Journal of advanced nursing 31 (5), S. 1136–1144.

Barnard A (2016). Radical nursing and the emergence of technique as healthcare technology. In: Nursing Philosophy 17 (1), S. 8–18.

Barnard A & Sandelowski M (2001). Technology and humane nursing care. (ir)reconcilable or invented difference? In: Journal of advanced nursing 34 (3), S. 367–375.

Becka D, Bräutigam C & Evans M (2020). »Digitale Kompetenz« in der Pflege. Ergebnisse eines internationalen Literaturreviews und Herausforderungen beruflicher Bildung. Gelsenkirchen.

Bräutigam C, Enste P, Evans M, Hilbert J, Merkel S & Öz F (2017). Digitalisierung im Krankenhaus. Mehr Technik – bessere Arbeit? FF Forschungsförderung, Nr. 364. Düsseldorf. URL: http://hdl.handle.net/10419/173275 (letzter Zugriff: 13.07.2023).

Bundesamt für Soziale Sicherung (2021). Richtlinie zur Förderung von Vorhaben zur Digitalisierung der Prozesse und Strukturen im Verlauf eines Krankenhausaufenthaltes von Patientinnen und Patienten nach § 21 Absatz 2 KHSFV. URL: https://www.bundesgesundheitsministerium.de/krankenhauszukunftsgesetz.html (letzter Zugriff: 13.07.2023).

Bundesamt für Soziale Sicherung (2022). Anträge und Fördermittel. Statistik Krankenhauszukunftsfonds. Stand: 02.11.2022. URL: https://www.bundesamtsozialesicherung.de/de/themen/krankenhauszukunftsfonds-1/ (letzter Zugriff: 13.07.2023).

Bundesanstalt für Arbeitsschutz und Arbeitsmedizin (2020). Stressreport Deutschland 2019. URL: www.baua.de/DE/Angebote/Publikationen/Berichte/Stressreport-2019.html (letzter Zugriff: 13.07.2023).

Bundesministerium der Justiz (2020). Gesetz für ein Zukunftsprogramm Krankenhäuser. Krankenhauszukunftsgesetz – KHZG, Band 2020.

Bundesministerium für Gesundheit (2022). Krankenhauszukunftsgesetz für die Digitalisierung von Krankenhäusern. URL: https://www.bundesgesundheitsministerium.de/krankenhauszukunftsgesetz.html (letzter Zugriff: 13.07.2023).

Daum M (2017). Digitalisierung und Technisierung der Pflege in Deutschland. Aktuelle Trends und ihre Folgewirkungen auf Arbeitsorganisation, Beschäftigung und Qualifizierung. Hamburg/Stuttgart.

Daum M (2022). Die Digitalisierung der Pflege in Deutschland. Status quo, digitale Transformation und Auswirkungen auf Arbeit, Beschäftigte und Qualifizierung. URL: https://www.input-consulting.de/files/inpcon-DATA/download/2022_Studie_Digitalisierung%20Pflege_INPUTConsulting.pdf (letzter Zugriff: 13.07.2023).

DigitalRadar Krankenhaus (2022a). DigitalRadar – Die Ergebnisse der ersten nationalen Reifegradmessung der deutschen Krankenhäuser. 14.09.2022.

DigitalRadar Krankenhaus (2022b). Erste Ergebnisse. 11.02.2022.

Dück, J. (2022). Soziale Reproduktion in der Krise. Sorgekämpfe in Krankenhäusern und Kitas. Arbeitsgesellschaft im Wandel. Grünwald.

Evans M (2020). Soziale Dienstleistungsarbeit im Spiegel der Digitalisierung: Ein Impuls zur Analyse der Arrangements von Organisation, Profession und Klient. In: Ernst G, Zühlke-Robinet K, Finking G & Bach U. (Hrsg.) (2020). Digitale Transformation. Arbeit in Dienstleistungssystemen. 1st ed. Reihe Dienstleistungsmanagement | Dienstleistungsmarketing, v.5. Baden-Baden, S. 275–290.

Fachinger U & Mähs M (2019). Digitalisierung und Pflege. In: Klauber J, Geraedts M, Friedrich J & Wasem J (Hrsg.) (2019). Krankenhaus-Report 2019. Berlin, Heidelberg, S. 115–128.

Fischer, R. (2013). Berufliche Identität als Dimension beruflicher Kompetenz. Dissertation. Berufsbildung, Arbeit und Innovation Dissertationen, Habilitationen, Band 26.

Gough R, Ballardie R & Brewer P (2014). New technology and nurses. In: Labour & Industry: a journal of the social and economic relations of work 24 (1), S. 9–25.

HIMSS (o. J.): EMRAM. The stages are as follows. URL: https://www.himss.org/what-we-do-solutions/digital-health-transformation/maturity-models/electronic-medical-record-adoption-model-emram (letzter Zugriff: 13.07.2023).

Höhmann U & Schwarz L (2017). Kompetenzanforderungen an pflegerische Führungskräfte in technikbezogenen Innovationsprozessen. In: Pfannstiel M A, Krammer S & Swoboda W (Hrsg.) (2017). Digitale Transformation von Dienstleistungen im Gesundheitswesen III. Wiesbaden, S. 151–171.

Jones M (2014). A Matter of Life and Death: Exploring Conceptualizations of Sociomateriality in the Context of Critical Care. In: MIS Quarterly 38 (3), S. 895–925.

Jungtäubl M, Weihrich M & Kuchenbaur M (2018). Digital forcierte Formalisierung und ihre Auswirkungen auf die Interaktionsarbeit in der stationären Krankenpflege. In: AIS-Studien 11 (2), S. 176–191.

Manzei A (2011). Zur gesellschaftlichen Konstruktion medizinischen Körperwissens. In: Keller R & Meuser M. (Hrsg.) (2011). Körperwissen. Wiesbaden, S. 207–228.

Martin A & Bartscher-Finzer S (2015). Personal. Sozialisation, Integration, Kontrolle. 1. Auflage. Stuttgart. URL: http://fox.leuphana.de/portal/de/publications/personal(318fdb95-91e1-44ad-ba52-88e74c2898b9).html (letzter Zugriff: 13.07.2023).

Merda M, Schmidt K & Kähler B (2017). Pflege 4.0. Einsatz moderner Technologien aus der Sicht professionell Pflegender. Hamburg.

Muckenhuber J, Janschitz G & Klebel T (2022). Pflege 2.0? Ausgestaltung und Auswirkungen der Digitalisierung auf die Arbeitsbedingungen und die Art der Tätigkeiten im Bereich der Pflege. In: Rußmann U, Aubke F, Ortiz D, Pezenka I, Schulz AC & Schweiger C (Hrsg.) (2022). Zukunft verantwortungsvoll gestalten. Forschung und Praxis an der FH Wien der WKW. Wiesbaden, S. 185–197.

Orians W & Reisach U (2017). Wissenstransfer in der Kranken- und Altenpflege: Möglichkeiten und Grenzen der Digitalisierung von Wissen. In: Pfannstiel, M. A., Krammer, S. & Swoboda, W. (Hrsg.): Digitale Transformation von Dienstleistungen im Gesundheitswesen III. Wiesbaden, S. 33–54.

Petrakaki D, Klecun E & Cornford T (2016). Changes in healthcare professional work afforded by technology. The introduction of a national electronic patient record in an English hospital. In: Organization 23 (2), S. 206–226.

Schlicht L, Melzer M & Rösler U (2021). Personenbezogene Tätigkeiten im digitalen Wandel: Arbeitsmerkmale und Technologieeinsatz.

Staab P (2019). Digitaler Kapitalismus. Markt und Herrschaft in der Ökonomie der Unknappheit. Edition Suhrkamp. Berlin.

Statistisches Bundesamt (2022). Krankenhäuser. Einrichtungen, Betten und Patientenbewegung. URL: https://www.destatis.de/DE/Themen/Gesellschaft-Umwelt/Gesundheit/Krankenhaeuser/Tabellen/gd-krankenhaeuser-jahre.html (letzter Zugriff: 13.07.2023).

Stephani V, Busse R & Geissler A (2019). Benchmarking der Krankenhaus-IT. Deutschland im internationalen Vergleich. In: Klauber, J., Geraedts, M., Friedrich, J. & Wasem, J. (Hrsg.) (2019). Krankenhaus-Report 2019. Berlin, Heidelberg, S. 17–32.

Timmons S (2003a). A failed panopticon: surveillance of nursing practice via new technology. In: New Technology, Work and Employment 18 (2), S. 143–153.

Timmons S. (2003b). Nurses resisting information technology. In: Nursing inquiry 10 (4), S. 257–269.

Vitols K, Schmid K & Wilke P. (2020). Digitalisierung, Automatisierung und Arbeit 4.0. Beschäftigungsperspektiven im norddeutschen Dienstleistungssektor. HBS Study. Düsseldorf.

Wynter K, Holton S, Nguyen L, Sinnott H, Wickramasinghe N, Crowe S & Rasmussen B (2022). Nurses' and midwives' experiences of the first phase of the implementation of an electronic medical records system. In: Australian health review: a publication of the Australian Hospital Association 46 (2), S. 188–196.

3.4 Am Anfang war das Netzwerk – die Entwicklung von Fachsoftware aus Perspektive der Akteur-Netzwerk-Theorie

Konstantin Rink, Joshua Weber, Udo Seelmeyer

3.4.1 Einleitung

Digitale Technologien sind heute auch in sozialen und gesundheitsbezogenen Berufen zu einem Arbeitsmittel geworden, das viele Bereiche des Arbeitshandelns durchzieht. Im Verhältnis zu Office- oder Kommunikationsanwendungen reichen Fachanwendungen wie Krankenhausinformationssysteme, Dokumentationssoftware oder andere Fachsoftware mit Funktionen zur Unterstützung fallbezogener Arbeit mit Patient:innen und Klient:innen sowie der Kooperation im Team besonders tief in die Handlungsvollzüge von Fachkräften hinein, etwa wenn es um die Planung, Dokumentation und Evaluation von Hilfen geht. Solche Systeme nehmen damit Einfluss auf die Ausgestaltung von fachlichen Arbeitsprozessen, die Repräsentation von fallbezogenem Wissen und somit auf Fachlichkeit und Qualität sozialer, pflegerischer und medizinischer Dienstleistungen. Fachsoftware ist in solchen Fällen nicht nur eine Organisationstechnologie, sondern auch Arbeitsmittel von Fachkräften, in das spezifische Logiken der Fallkonstitution und Fallbearbeitung eingeschrieben sind. Damit wird die Frage virulent, durch welche Akteure, in welchen Prozessen und mit welchem Ergebnis sich solche Einschreibungen vollziehen.

Die Genese von Software wird im Folgenden vor dem Hintergrund der Akteur-Netzwerk-Theorie (ANT) in den Blick genommen. Dies erfolgt am Beispiel von Software in der Sozialen Arbeit, kann aber auf andere Felder sozialer und gesundheitsbezogener Dienstleistungen übertragen werden. Es wird argumentiert, dass als Ausgangspunkt von Prozessen der Entwicklung solcher Technik einzelne Akteure schon zu einem sehr frühen Zeitpunkt auf ein spezifisches Problemverständnis setzen, um das herum sich im Zuge der Netzwerkbildung weitere Akteure anordnen. Dabei wird die These vertreten, dass für die initiale Problematisierung in der Vergangenheit insbesondere ökonomische und managerielle Perspektiven von Kostenträgern und Leitungsebenen leitend waren, sich in jüngerer Zeit aber auch Netzwerkbildungen beobachten lassen, in denen fachliche Problembeschreibungen den Kristallisationspunkt bilden. Die Sichtweise, die wir im Folgenden entwickeln werden, konfligiert mit beteiligungsorientierten Vorstellungen, dass in organisationalen Projekten zur Entwicklung bzw. Auswahl und Konfiguration von Fachsoftware mit den Beteiligten partizipativ und gänzlich ergebnisoffen Software und ein darin eingelagertes Handlungsprogramm bestimmt werden könne – sei es nun nach klassischen Entwicklungsparadigmen, wie dem Wasserfallmodell (Lastenheft, Pflichtenheft, Programmierung, Test, Einführung), oder nach modernen agilen und iterativen Vorgehensweisen. Folgt man demgegenüber der ANT-Perspektive, dann können selbst Formen partizipativer Einbindung weiterer Akteursgruppen (wie Fachkräften als Nutzer:innen) zu späte(re)n Zeitpunkten in Prozessen der Softwareentwicklung, -auswahl und -anpassung nur noch unwesentlich Einfluss auf das mit der initialen Problematisierung im Kern angelegte Handlungsprogramm nehmen. Dazu wollen wir in einem ersten Schritt eine von der ANT beeinflusste Heuristik entwickeln, mit der wir die bisherige Softwareentwicklung in der Sozialen Arbeit nachzeichnen.

3.4.2 Historische Perspektive auf Software(entwicklung) in der Sozialen Arbeit

Technikpfade und deren Kreation

Unter Fachsoftware verstehen wir im Folgenden solche Anwendungen, die nicht nur branchenunspezifische organisationale Aufgaben und Prozesse abbilden, wie etwa Office- oder Mail-Anwendungen, sondern die auf spezifische fachliche Aufgaben bezogen sind. Darunter fallen umfassende Dokumentationssysteme, die unterschiedliche Arbeits- und Aufgabenbereiche zugleich adressieren. Diese sog. »multifunktionalen Hybride« (Ley und Reichmann 2020, S. 242) unterstützen etwa die Falldokumentation, die Zahlbarmachung der Hilfen und das Monitoring der Auslastung zur Verfügung stehender Plätze. In diese Anwendungen sind oftmals fachliche Instrumente und Verfahren integriert, die beispielsweise die Diagnostik oder die methodisch geleitete Fallbearbeitung unterstützen sollen (ebd.).

Auch in sozialen und gesundheitsbezogenen Arbeitsfeldern und Berufen sind Fachanwendungen nicht mehr aus dem Arbeitsalltag wegzudenken. Wenn wir uns im Folgenden mit den Gestaltungsmöglichkeiten und -prozessen für solche Anwendungen beschäftigen, dann ist zunächst zu konstatieren, dass es in der Techniksoziologie zwei widerstreitende Perspektiven darauf gibt: Einerseits eine technikdeterministische Position, die in den bestehenden Technologien den Gestaltungsspielraum eingeengt auf nur mehr anzupassende Technikpfade sieht. Innerhalb eines solchen Pfades gehe es bei technologischen Artefakten darum, »›Besseres‹ der gleichen Art zu entwickeln« (Peine 2006, S. 69). Hierin steckt die Idee, dass neue Technologien aus einer Pfadabhängigkeit heraus entstehen. Problematisch an dieser Pfadvorstellung ist, dass die Entwicklung neuer Technologie allzu stark an ihre Historizität geknüpft wird und deterministische Züge in sich trägt. Im Sinne eines evolutionstheoretischen Modells strukturieren vergangene Entwicklungen zukünftige, wodurch die Handlungsfähigkeit von Akteuren unterbelichtet bleibt. Demgegenüber steht andererseits eine sozialkonstruktivistische Perspektive. Sie nimmt die »sozialen Prozesse in den Blick, die dazu führen, dass die involvierten Akteure bestimmte technische Lösungen für bestimmte Probleme suchen bzw. die angebotenen technischen Neuerungen in einer bestimmten Weise als Problemlösungen interpretieren und einsetzen« (Schulz-Schaeffer 2019, S. 2). Die Entwicklung solcher Fachanwendungen wird folglich als menschengemachtes Ergebnis basierend auf den jeweils einfließenden ökonomischen, kulturellen, sozialen und fachlichen Vorstellungen betrachtet.

Einen Zwischenweg gehen pfadkreationistische Ansätze der Technikentwicklung. »Die Entstehung eines Pfades führen sie auf bewusste Entscheidungen von Akteuren, vom Bekannten abzuweichen, zurück« (Meyer und Schubert 2005, S. 6). Gleichzeitig, und hier knüpfen die Gründungsfiguren der Pfadkreation an die Akteur-Netzwerk-Theorie an, bestehen Pfade aus einer »steady accumulation of artifacts, tools, practices, rules and knowledge« (Garud und Karnøe 2003, S. 281), die eine gewisse Stabilität erlangen können. Gleichwohl bleiben Eigenschaften der Robustheit und Dauerhaftigkeit von Technikpfaden relativ. Alle Pfade sind grundsätzlich reversibel. Allerdings nimmt die Irreversibilität von eingeschlagenen Technikpfaden in dem Maße zu, in dem sich in das zugrundeliegende Netzwerk heterogene Aktanten wie Organisationen, Techniken, Wissen und Regeln beteiligen und es (weiter) stabilisieren (Callon 2006a).

Stabilisierte Netzwerke durch neue Verbindungen und Übersetzungen umzudeuten, ist voraussetzungsreich, da Netzwerke normiert und kodifiziert werden und sich zu einem Standard entwickeln können, wie beispielsweise bei der QWERTZ-Tastatur der Fall. »Normalisierung macht eine Serie von Verbindungen voraussehbar, grenzt Schwankungen ein, gruppiert Akteure und Vermittler und reduziert die Zahl der Übersetzungen sowie die Menge an Information, die in Umlauf gesetzt wird« (Callon 2006a, S. 332). Umso stärker Netzwerke in Normen, Standards oder gar Gesetzen fixiert sind, desto weniger Wahlmöglichkeiten haben die Akteure; sie werden »vom Netzwerk gesteuert, welches sie in ihren Positionen festhält« (ebd., S. 337). Kontroversen und Widersprüche werden dann unwahrscheinlich. In solch fest gekoppelten Netzwerken (Garud und Karnøe 2003), sprich den Pfaden, lassen sich Elemente nur umdefinieren, wenn es zu einem »allgemeinen Prozess der Umübersetzung« (Callon 2006a, S. 332) kommt. Neue, konkurrierende Netzwerke im Sinne der Pfadkreation müssen erst gebildet werden, indem ein neues Ausgangsproblems definiert wird, Rollen zugeschrieben und Allianzen geknüpft werden (Callon 2006b).

Auf der Basis einer solchen Heuristik können für die Technikentwicklung in der Sozialen Arbeit bestimmte Pfade bzw. stabile Netzwerke rekonstruiert werden. Mit Blick auf die Softwareentwicklung für die bzw. in der Sozialen Arbeit lässt sich ein sich entwickelnder Technikpfad ausmachen. Er nimmt seinen Ausgangspunkt in den 1950er-Jahren und entwickelt sich in den 1990er-Jahren sichtbar weiter. Er erstreckt sich bis heute und strukturiert Technikentwicklungsprozesse weiterhin. In seiner Problemdefinition bezieht er sich, wenn auch im Zeitverlauf unterschiedlich akzentuiert, auf Fragen von Rationalisierung und Steuerung. Wir wollen zeigen, dass dieser Pfad zwar immer noch Bestand hat, aber ein weiterer Übersetzungsprozess in Gang ist, der, ganz im Sinne von Callon (2006a) und Garud und Karnøe (2003), mit dem bereits bestehenden und wirkmächtigen Pfad konfrontiert ist.

Bürokratische Rationalisierung

Der Einsatz der elektronischen Datenverarbeitung im sozialen Sektor ist bis zurück in die 1950er-Jahre und damit in die Zeit der Großrechnersysteme belegt. Gegenstand dieser frühen Computerisierung war zumeist der Bereich der Abwicklung von Sozialleistungszahlungen (Bahnmüller und Faust 1992; Kreidenweis 1993). Diese Entwicklung setzte sich fort und nahm mit dem Aufkommen von kleineren Computern Fahrt auf, insofern die Systeme in den 1970er-Jahren in den Behörden selbst installiert werden konnten. Diese Dezentralisierung führte auch dazu, dass in eigens eingerichteten EDV-Abteilungen – teilweise in Kooperation mit Softwarehäusern – Software entwickelt wurde, die spezifische Bedarfe der Behörden adressierte. Ein Beispiel für eine solche frühe Fachsoftware ist das System PROSOZ, dessen Geburtsstunde eine »sachlogische Baumstruktur des Systems der gesetzlichen Anspruchsvoraussetzungen nach dem Bundessozialhilfegesetz« (Hasenritter 1987, S. 20) darstellt, die in einen Algorithmus überführt werden kann. Allgemein gesprochen wurden zu dieser Zeit zunächst in den Verwaltungen »Zahlen und Berechnungen« auf den Computer übertragen, sprich eine automatisierte Datenverarbeitung, und anschließend die »einfachsten Schreib-, Dokumentations-, Informations- und Entscheidungsarbeiten« (Ehlert 1991, S. 41). Der Computereinsatz, der sich dazumal v. a. auf Sachbearbeitungsaufgaben bezog, war durch Rationalisierungserwartungen angetrieben: »Impulsgeber gerade in frühen Phasen war häufig das organisational induzierte Bemühen um eine Rationalisierung durch Verwaltungsvereinfachung und -optimierung« (Ley 2021, S. 30). Gekennzeichnet ist der Pfad dadurch, dass Fachsoftwares entwickelt wurden, die für überwiegend administrative Aufgaben in der Verwaltung konzipiert waren und zum Ziel hatten, Kosten einzusparen und die Verwaltung zu rationalisieren. Dies zeigt an, dass »Techniken nicht nur als historische Projekte, sondern auch als strategische Projekte sozialer Akteure zu begreifen« (Rammert 2007, S. 6) sind.

Die spezifischen Ausgangspunkte der Softwareentwicklung sind folgenreich. Mit der weiter oben erläuterten Heuristik der ANT lässt sich ein solcher Ausgangspunkt der Netzwerkbildung spezifisch mit dem Moment der sog. Problematisierung fassen – also der Problemdefinition nach Callon (2006b). Darin wird zur Lösung eines Problems ein Handlungsprogramm entworfen, das hier in einer spezifischen Software-Hardware-Konfiguration im Geiste von Rationalisierungsbestrebungen im sozialadministrativen Bereich zu sehen ist. Am Beispiel PROSOZ sind verschiedene Akteur-Netzwerke beschrieben, die dieser Konfiguration zum Durchbruch verhalfen. Angeführt werden etwa der Handlungsdruck durch eine steigende Anzahl von Sozialhilfeempfänger:innen, die Kritik der Sachbearbeiter:innen an den bisherigen Verfahren, das durch die High-Tech-Diskussionen günstige politische Klima und die Förderung durch den Bund sowie die Aufgeschlossenheit des Kommunalen Gebietsrechenzentrums Kassel, dessen Sozialhilfeverfahren in sieben Bundesländern eingesetzt wurde (Hasenritter 1987). Diese Konstellation steht exemplarisch für Netzwerkbildungsprozesse hin zu einem Pfad, der über viele Jahre hinweg eine gewisse Robustheit und Irreversibilität beansprucht. »Die Folgen der marktförmigen Entwicklungen zeigten sich in erster Linie darin, dass die einmal gelegten Strukturen aus Hard- und Software für alle weitere Zukunft bestimmte Gattungen von Programmierungen nach sich zogen« (Ehlert und Kantel 1990, S. 202). Sie bildeten das machtvolle Zentrum des Netzwerks, von dem die Problematisierung ausging. Typischerweise definiert dieses Zentrum »the nature of the problem so as to be seen by other actors as having the answer« (Tatnall 2020, S. 1695) und die involvierten Akteure – wozu in der ANT auch die Technik selbst gezählt wird – »auf solche Weise, dass sie sich selbst als einen obligatorischen Passagepunkt im von ihnen geknüpften Netzwerk von Beziehungen einführten« (Callon 2006b, S. 147) (▶ Abb. 12).

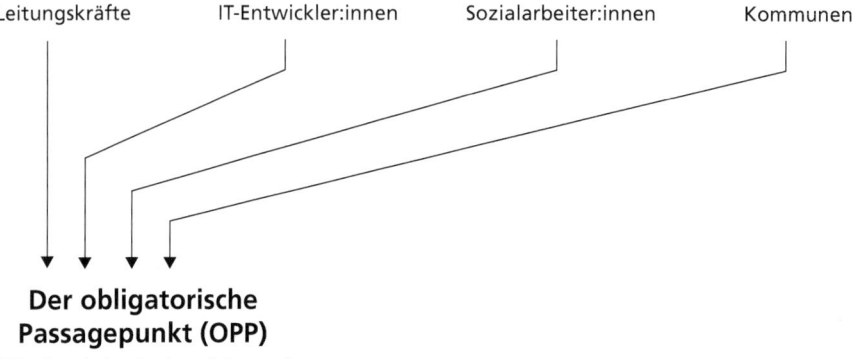

Abb. 12 Obligatorischer Passagepunkt »Bürokratische Rationalisierung« (in Anlehnung an Callon 2006b)

Die fachliche Perspektive der Sachbearbeiter:innen und der Fachkräfte der Sozialen Arbeit, die, wie Ehlert und Kantel (1990) es beschreiben, mit dieser Problematisierung in Widerstreit geriet, fügte sich in das so geartete Handlungsprogramm ein. Ihnen wurde im Moment des Enrolments (Callon 2006b) eine bestimmte Rolle zugeschrieben, und zwar diejenige der Ausführung. Vor dem Hintergrund sozial-administrativer Rationalisierungsbestrebungen waren die Berührungspunkte mit fachlichen Aspekten der Sozialen Arbeit ohnehin kaum existent; und wenn dann ausschließlich unter dem Aspekt von Rationalisierung.

Managerielle Steuerung

In den 1990er-Jahren ist ein beginnender Um- bzw. Abbau des Wohlfahrtsstaates auszumachen (Müller u. a. 2016). Unter dem Label des »New Public Management« bzw. der »Neuen Steuerung« hielten Steuerungsprinzipien aus der Privatwirtschaft Einzug in den öffentlichen und sozialen Bereich, was zu einer »ökonomische[n] Wende« (Schaarschuch 1996, S. 13) auch in der Sozialen Arbeit führte. Diese Entwicklung hin zu einer buchstäblichen Sozialwirtschaft brachte unter anderem eine Orientierung am Output und eine »Effizienzsemantik« (Wohlfahrt 2016, S. 15) mit sich. Mit Blick auf die Kinder- und Jugendhilfe beschreibt Fabian Kessl (2020) die damit einhergehenden Veränderungen: »Ein verstärktes Kosten-Nutzen-Kalkül, die

Etablierung eigenständiger betriebswirtschaftlicher Entscheidungsstrukturen in den Einrichtungen (*Geschäftsführungen*), eine Implementierung managerieller Steuerungs- und Controllingverfahren (*Budgetierung, Berichtswesen*) und die Differenzierung des Mitarbeiterpersonals (*Polarisierung zwischen Management und direkter Leistungserbringung*) prägten inzwischen die Denkweisen« (S. 208 f.).

Dieser sozialstaatliche Transformationsprozess fällt zusammen mit der allgemeinen Entwicklung in den 1990er-Jahren, in der der Personal Computer flächendeckenden Einzug in die öffentliche Verwaltung (Flösser und Otto 1996) und auch in den sozialen Sektor hielt (Kreidenweis 1993). Anfang der 1990er-Jahre entwickelten sich erste experimentelle Versuche, jenseits der Sozialverwaltung spezifische Softwareanwendungen für fachliche Probleme Sozialer Arbeit zu entwickeln (ebd.). Sie adressierten etwa die Pflege- und Falldokumentation oder differenzierte Auswertungen (Kreidenweis 2011). Es »beginnen sich umfassendere Fachanwendungen durchzusetzen, die Informationsverarbeitung und Prozessunterstützung auf der pädagogisch-fachlichen, der personal- und betriebswirtschaftlichen sowie der Management- und Steuerungsebene miteinander verknüpfen sollen« (Ley 2021, S. 29). Das Potenzial von Software zur Unterstützung des an quantitativen und formalen Outputgrößen orientierten New Public Management (NPM) wurde dabei früh erkannt (Bolay 1996). »Die Nutzung neuer Technologien ist auch im Feld der sozialen Arbeit unmittelbar mit Rationalisierungsbestrebungen sowie mit den Wandlungstendenzen sozialstaatlicher Prinzipien seit den 1990er Jahren und der Einführung von New Public Management verknüpft« (Will-Zocholl und Hardering 2020, S. 128). Hierin zeigt sich, worauf die Akteur-Netzwerk-Theorie verweist, nämlich auf die Verwobenheit von menschlichen und nicht-menschlichen Akteuren zu einem heterogenen Netzwerk, welches den einzelnen Akteuren spezifische Rollen – in der Terminologie der Übersetzung in der ANT sind dies die Momente von Interessement und Enrolment – zuweist. Das Netzwerk der Neuen Steuerung ist (unter anderem) »formed through the cross-connections of interrelated and equivocal associations between ICTs, evidence-based practice, risk assessment and management, knowledge management, care management, decision regulation, performance frameworks and the hardening of protocols for standardized practice« (Webb 2003, S. 226).

In diesem Netzwerk rücken organisationsbezogene Aspekte ins Zentrum der Überlegungen der Softwareentwicklung, insofern »Prinzipien der Vereindeutigung, Prozessfragmentierung und -verkettung […] eine stärkere Zweckgerichtetheit, Steuerbarkeit und Effizienz« (Ley und Reichmann 2020, S. 243) für die Organisationen versprechen. Insoweit Rationalitäten des NPM zugrunde liegen, werden auch die Funktionalitäten für die Fachkräfte der Sozialen Arbeit in dieses Handlungsprogramm eingespannt. Mit der Dominanz von NPM wurde ein »electronic ›yoke‹ (White u. a. 2010) [created] to constrain and control social work practice« (Gillingham und Graham 2016, S. 197). Gelingt es als Soziale Arbeit nicht, sich an der Problematisierung zu beteiligen, wird ein Handlungsprogramm mit fachfremden Rationalitäten definiert und etabliert, um das herum sich ein Netzwerk aufspannt und die Softwareentwicklung auf ein bestimmtes Prozedere hin normalisiert. Solche Handlungsprogramme finden ihren Weg in das Softwareprodukt, in dem die

»preferences for certain types of users and use« (Ask u. a. 2019, online) in das Artefakt eingeschrieben werden.

Professionelle Reflexivität

Spätestens mit der zunehmenden Abbildung aller Tätigkeitsbereiche einer Organisation in Fachsoftware ab der Jahrtausendwende (Kreidenweis 2011) entwickelt sich ein Pfad einer Softwareentwicklung zur Unterstützung genuin sozialarbeiterischer Tätigkeiten. »Während die Einführung von Fachsoftware in den früheren Phasen selten aus einem professionellen oder disziplinären Bestreben heraus erfolgte, gibt es mittlerweile – auch bedingt durch technologische Innovationen – vermehrt Modellprojekte, die den Schwerpunkt auf eine fachliche Perspektive legen« (Ley 2021, S. 30). Zu dem Schluss, dass zunehmend auch »fachlich intendierte Entscheidungen für den IT-Einsatz« (Burkova 2014, S. 83) getroffen werden, kommen auch weitere Autor:innen (Ley und Seelmeyer 2011; Kreidenweis 2015). Ausgangspunkt dieser jungen und aufkommenden Entwicklungsprojekte ist die Frage nach der Unterstützung des fachlichen Handelns und der fachlichen Reflexion. Zur Übertragung in eine Software kommt dazu Verschiedenes in den Blick. Beispielsweise können dies methodische Ansätze wie das Case Management sein, fachliche Verfahren wie die Hilfeplanung oder Funktionalitäten, die die Diagnostik unterstützen sollen (Ley 2010). Auch sind Versuche dokumentiert, theoretische Modelle der Sozialen Arbeit in Softwaresysteme zu übertragen, etwa eine Visualisierung, Exploration und Analyse von Fällen in der Sozialen Arbeit mittels systemischer Diagnostik (Agotai u. a. 2019) in Anlehnung an die Theorie der Integration und Lebensführung (Sommerfeld u. a. 2011). Anwendungen in diesem Pfad zielen mitunter darauf, die Reflexivität der Fachkräfte zu unterstützen, indem etwa Daten aggregiert dargestellt oder Entscheidungen unterstützt werden. Wie die Ausführungen zeigen, wird Reflexivität aber nicht durch das bloße Einführen von Anwendungen gefördert. Neben den auf die Reflexivität zielenden Tools benötigt es zudem z. B. übergeordnete Reglemente, Möglichkeiten der Abrechnung reflexiver Tätigkeit oder eine entsprechende Organisationskultur. Das heißt, es müssen sich Netzwerke ausbilden, innerhalb derer die Reflexivität einen zentralen Stellenwert erfährt.

Fachsoftwares, die entlang einer Problematisierung der Unterstützung der Fachlichkeit resp. Reflexivität entstehen, werden unserer Feldkenntnis nach oft in jungen Unternehmen entwickelt. Deren Start-Up-Charakter folgt eine andere Form der Netzwerkbildung, insofern fachliche Perspektiven nicht nachträglich mit einem fachfremden obligatorischen Passagepunkt wie der Rationalisierung oder Neuen Steuerung in Einklang gebracht werden müssen. Gleichzeitig bestätigt sich, dass die Kreation neuer Netzwerke nicht unabhängig von den bestehenden Netzwerken gelingen kann. Denn es sind insbesondere auch die wirtschaftlichen und steuerungslogischen Versprechungen der Fachanwendungen, die von sozialen Organisationen nachgefragt werden. Um sich am Markt zu etablieren, müssen die Fachanwendungen auch diese Interessen bedienen und damit einen Ausgleich zwischen sich teilweise diametral gegenüberstehenden Anforderungen finden. Es verdeutlicht sich, was Rammert (2007) zur Technikgenese schreibt: Sie kann als »Kette konkurrierender und koalierender Technisierungsprojekte von Akteuren [beschrieben werden], die durch Akteur- und Interessenkonstellationen und durch Anschluss an und Systembildung mit anderen Techniken zu einem festen Pfad der technischen Entwicklung ausgebaut« (S. 7) wird. Der entscheidende Unterschied zu den beiden zuvor berichteten Pfaden besteht darin, dass die Perspektive der Sozialen Arbeit die Problematisierung und das Handlungsprogramm grundlegend fundiert.

3.4.3 Folgerungen

Für die Frage, was sich aus dem historischen Blick auf die Softwareentwicklung in der Sozialen Arbeit schließen lässt und wie das Sozialarbeiterische in Technik übersetzt wird, ergibt sich zunächst ein ernüchterndes Ergebnis. Grundsätzlich begrüßenswerte Ansätze des Partizipativen Designs stoßen in Anbetracht der machtvollen Übersetzungsprozesse, in denen eine bestimmte Lösung für ein Handlungsproblem dominant gesetzt wird – in Form der obligatorischen Passagepunkte – an ihre Grenzen. Obligatorische Passagepunkte schaffen Homologien und schließen einen eigentlich offenen Prozess, indem sie das Netzwerk auf spezifische Fragestellungen verengen. Die Idee, dass Fachkräfte der Sozialen Arbeit qua Anteilnahme am Entwicklungsprozess die entwickelte Technik zu einem Tool werden lassen, welches die Fachlichkeit resp. Reflexivität fördert, wirkt angesichts robuster Netzwerke illusorisch. In festgekoppelten »Netzwerken führt jeder Versuch, ein Element durch Umdefinition zu modifizieren, zu einem allgemeinen Prozess der Umübersetzung« (Callon 2006a, S. 332). Je zahlreicher die Verbindungen, desto unwahrscheinlicher wird ein erfolgreicher Widerstand gegen das Netzwerk und die Etablierung eines neuen (Callon 2006a). Anstatt die Problematisierung umzudeuten, erhalten Sozialarbeiter:innen in solchen Netzwerken eine feste Rolle zugewiesen, die die Reproduktion des erst einmal etablierten Netzwerkes nicht gefährdet. Um aus den Rollenzuschreibungen auszubrechen und der eigenen Problematisierung zu Erfolg zu verhelfen, müssen zuerst »all die bereits existierenden durch Mobilisieren und Einbeziehen neuer Allianzen« (ebd., S. 334) aufgelöst werden. Für einzelne Personen eine kaum zu bewältigende Aufgabe, wenn nicht neue Allianzen geschmiedet werden. Letztlich heißt das für die Durchsetzung und Etablierung fachlicher Reflexivität in der Softwareentwicklung, dass es ein Netzwerk aus politischen Regulatorien, Mittelgebenden, Organisationen, Gesetzen, Leitungskräften, Fachkräften etc. benötigt. Kommt es nicht zu einer solchen Netzwerkbildung, bleiben Sozialarbeiter:innen in partizipativen Technikentwicklungsprozessen kaum Spielräume.

Ein Ausweg zeigt sich aber doch. Alle Übersetzungen bleiben letzten Endes grundsätzlich reversibel; egal als wie gesichert sie erscheinen. Für die Übersetzung von fachlicher Reflexivität in Technologie heißt das, dass die Bewegung hin zu partizipativen Formen der Softwareentwicklung erst gelingt, wenn die Akteure an der Problematisierung und der Definition eines Handlungsprogramms beteiligt sind bzw. sie es selbst durchsetzen. Es gilt, einen obligatorischen Passagepunkt zu etablieren. Er ist eine machtvolle Ressource, weil er von den involvierten Akteuren akzeptiert wird und weil er verspricht, dass die Probleme gelöst werden (Mathar 2012). »Ein obligatorischer Passagepunkt markiert eine zentrale Stelle des Netzwerks, an der die relevanten Verbindungen zusammenlaufen und an dem dadurch ein besonderes Maß an Kontrolle im Netzwerk ausgeübt werden kann« (Schubert 2019, S. 14). Die Problematisierung stellt damit quasi die Geburtsstunde der Software dar. Dieser sollte besondere Bedeutung beigemessen werden, da in ihr bereits angelegt wird, welche »Probleme« sozialer Organisationen die Software adressiert. Bislang ist zu beobachten, dass eine fachliche Problematisierung zwar vorhanden ist, sich aber noch nicht durchgesetzt hat. Stattdessen laufen die fachlichen und die wirtschaftlich-steuerungslogischen Problematisierungen momentan eher parallel zueinander. So etwa bei Softwareanwendungen im Gesundheitsbereich, die versuchen, fachliche und wirtschaftliche Handlungsprogramme zu vereinen und »a ›double reality‹ […] between economic efficiency and good care« (Lenz 2021, S. 4) zu schaffen. Ob es sich am Ende wirklich um zwei Realitäten innerhalb der Technik handelt, bleibt aus der Perspektive der ANT zu bezweifeln, da es bei der Schließung von Netzwerken um einen »process of overcoming resistance« (Law 1992, S. 380) geht.

Die konkrete Umsetzung »wirklicher« Partizipation sieht sich insofern mit diversen Herausforderungen konfrontiert (Weber und Rink 2023), sodass die Einbeziehung Sozialer Arbeit und Adressat:innen häufig auf der Ebene der Anhörung verbleibt. Die Figur der die Entwicklungspfade prägenden Akteur-Netzwerke weist zudem darauf hin, dass sich der Prozess hin zu mehr Fachlichkeit in den Problematisierungen von Fachsoftware nicht in der Partizipation von Fachkräften in Entwicklungsprojekten erschöpft. Vielmehr gilt es, den aufkeimenden Entwicklungspfad in unterschiedlichen Aushandlungsbereichen zu etablieren. Ähnlich wie es für das Beispiel PROSOZ oben beschrieben ist, ist hierbei an Unterschiedlichstes zu denken, was im Rahmen des Interessement einbezogen werden kann und sollte, wie zum Beispiel die Digitalisierungsstrategien der Wohlfahrtsverbände, die Studiengänge Sozialer Arbeit oder der Diskurs um die Qualität Sozialer Arbeit.

3.4.4 Fazit

Obwohl unsere historiografische Betrachtung der Fachsoftwareentwicklung in der Sozialen Arbeit weniger auf einzelne Projekte eingeht, sondern mit einer gewissen Abstraktion allgemeine Entwicklungslinien nachzeichnet, kann sie aus der Perspektive der ANT für die Wirkmächtigkeit der Problematisierung und des darauf bezogenen Handlungsprogramms in Form der Ausgestaltung der Software sensibilisieren. Die besondere Bedeutung des obligatorischen Passagepunktes – ein Konzept, welches an anderer Stelle aufgrund seiner starken Fokussierung auf einen einzelnen Passagepunkt auch in der Kritik steht (Star und Griesemer 1989) – lenkt den Blick auf dieses initiale »Steuerzentrum« der Technikentwicklung. Insofern die zugrundeliegenden Netzwerke stabil sind, sind nachträgliche Modifikationen der Problematisierung stets voraussetzungsreich. Deutlich macht die Perspektive auch, dass Fachsoftware selbst als Aktant in Netzwerken der Dienstleistungserbringung Sozialer Arbeit eingebunden ist. Dort übt sie selbst eine aktive Rolle aus, wie grundsätzlich etwa die Arbeiten von Bastian (2018) oder Weinhardt (2022) in verschiedenen Facetten aufzeigen. In diesem Netzwerk erhält die Software selbst eine bestimmte Rolle. Das heißt, dass eine fachlich fundierte Software wiederum auf ein Netzwerk angewiesen ist, in dem sie wirksam werden kann. Daher müssen, und das zeigten die Ausführungen, zur Etablierung eines Entwicklungspfades im Zeichen der Professionalität multilaterale Aushandlungen auf diversen Ebenen geführt werden.

Inwiefern sich das Fachliche als neue Leitorientierung in der Softwareentwicklung für die Soziale Arbeit durchsetzen wird, ist aktuell noch nicht abzusehen. Auch nicht, ob es gelingt, Anwendungen zu schaffen, die eine »double reality« zwischen wirtschaftlich-steuerungslogischen und sozialarbeiterischen Anforderungen gleichermaßen abbilden. Um dies zu beantworten, muss eine vertiefte Auseinandersetzung mit der Frage stattfinden, worin sich die analytisch im Beitrag aufbereitete Differenz der unterschiedlichen Problematisierungen in der praktischen Softwareentwicklung konkret zeigt. Was folgt daraus etwa für die Softwarearchitektur? Hier zeigt sich ein Handlungsbedarf für die Soziale Arbeit, nicht zuletzt da Fragen der Technikentwicklung in der Profession ohnehin unterbelichtet sind. Soll professionelle Reflexivität in Technik übersetzt werden, bedarf es, und dafür wollen wir uns im Zusammenhang des Beitrages stark machen, mehr als einer aktiven Teilnahme der Professionellen. Ohne entsprechende Netzwerkbildung schlagen solche Versuche fehl.

Literatur

Agotai D, Sommerfeld P, Hohermuth B, Calzaferri R, Dietsche M, Hollenstein L, Kalunder M, Prins M, Reinhard E & Ulrike S (2019). Visual Analytics in der Modellierung von Lebensführungssystemen. Entwicklung einer Softwareapplikation für die Systemische Diagnostik. Projekt-Abschlussbericht. Brugg: Hochschule für Technik FHNW.
Ask K, Spilker HS, Hansen M (2019). The politics of user-platform relationships: Co-scripting live-streaming on Twitch.tv. First Monday 7: DOI: 10.5210/fm. v24i7.9648.
Bahnmüller R & Faust M (1992). Das automatisierte Arbeitsamt. Legitimationsprobleme, EDV-Mythos und Wirkungen des Technikeinsatzes. Frankfurt: Campus.
Bastian P (2018). Professionalität und Standardisierung in der Sozialen Arbeit. Ethnografische Erkundungen und theoretische Implikationen zum praktischen Vollzug professionellen Urteilens am Beispiel des US-amerikanischen Kinderschutzes. In: Aghamiri K, Reinecke-Terner A, Streck R, Unterkofler U (Hrsg.) (2018). Doing Social Work. Ethnografische Forschung als Theoriebildung. Opladen: Barbara Budrich, S. 65–83.
Burkova O (2014). Medium der Qualitätssicherung. Informationstechnologien im Kontext der Professionalisierung Sozialer Arbeit. Blätter der Wohlfahrtspflege 3: 83–86.
Callon M (2006a). Techno-ökonomische Netzwerke und Irreversibilität. In: Belliger A, Krieger JK. (Hrsg.) (2006). ANThology. Ein einführendes Handbuch zur Akteur-Netzwerk-Theorie. Bielefeld: transcript, S. 309–342.
Callon M (2006b). Einige Elemente einer Soziologie der Übersetzung: Die Domestikation der Kammmuscheln und der Fischer der St. Brieuc-Bucht. In: Belliger A, Krieger JK (Hrsg.) (2006) ANThology. Ein einführendes Handbuch zur Akteur-Netzwerk-Theorie. Bielefeld: transcript, S. 135–174.
Ehlert W & Kantel HD. (1990). Das technisierte Sozialamt. Sozialverträgliche Technikgestaltung in der kommunalen Sozialverwaltung. Wiesbaden: VS Verlag für Sozialwissenschaften.
Ehlert W (1991). Rechner verändern institutionelle Strukturen. Computereinsatz, Organisationsentwicklung und Arbeit. In: Meyer B (Hrsg.) (1991). Hilfe vom Bildschirm: Computer in der sozialen arbeit. Freiburg: Lambertus, S. 35–54.

Flösser G & Otto HU (1996). Neue Steuerungsmodelle für die Jugendhilfe. In: Flösser G., Otto HU (Hrsg.) (1996). Neue Steuerungsmodelle für die Jugendhilfe. Neuwied: Luchterhand, S. 7–11.
Garud R & Karnøe, P. (2003). Bricolage versus breakthrough: distributed and embedded agency in technology entrepreneurship. Research Policy 2, S. 277–300.
Gillingham P & Graham T (2016). Designing electronic information systems for the future: Social workers and the challenge of New Public Management. Critical Social Policy 2, S. 187–204.
Hasenritter KH (1987). PROSOZ: Computergestützte Sachbearbeitung im Sozialamt. In: Frommann M (Hrsg.) (1987). Dezentrale Elektronische Datenverarbeitung in der sozialen Arbeit. Frankfurt am Main: Deutscher Verein für Öffentliche und Private Fürsorge, S. 20–37.
Kessl F (2020). Der Gebrauch der eigenen Kräfte. Eine Gouvernementalität Sozialer Arbeit. Weinheim: Beltz Juventa.
Kreidenweis H (1993). EDV-Handbuch Sozialwesen. Eine Marktübersicht mit Praxistipps. Freiburg: Lambertus.
Kreidenweis H (2011). IT-Handbuch für die Sozialwirtschaft. Baden-Baden: Nomos.
Kreidenweis H (2015). IT-Durchdringung sozialer Organisationen. Empirische Befunde und Folgerungen für die Entwicklung von Praxis und Theorie. In: Kutscher N, Ley T & Seelmeyer U (Hrsg.) (2015). Mediatisierung (in) der Sozialen Arbeit. Baltmannsweiler: Schneider Verlag Hohengehren, S. 225–241.
Law J (1992). Notes on the Theory of the Actor-Network: Ordering, Strategy, and Heterogeneity. Systems Practice 4, S. 379–393.
Lenz S (2021). »More like a support tool«: Ambivalences around digital health from medical developers' perspective. Big Data & Society 1, S. 1–13.
Ley T (2010). »Unser Schreibzeug arbeitet mit an unseren Gedanken«. Oder: Zur Konstruktion des sozialpädagogischen Falles in computerisierten Arbeitsumgebungen. In: Cleppien G & Lerche U (Hrsg.) (2010). Soziale Arbeit und Medien. Wiesbaden: VS Verlag für Sozialwissenschaften, S. 219–233.
Ley T (2021). Zur Informatisierung Sozialer Arbeit. Eine qualitative Analyse sozialpädagogischen Handelns im Jugendamt unter dem Einfluss von Dokumentationssystemen. Weinheim: Beltz Juventa.
Ley T & Reichmann U (2020). Digitale Dokumentation in Organisationen Sozialer Arbeit. In: Kutscher N, Ley T, Seelmeyer U, Siller F, Tillmann A & Zorn I (Hrsg.) (2020) Handbuch Soziale Arbeit und Digitalisierung. Weinheim: Beltz Juventa, S. 241–254.
Ley T & Seelmeyer U (2011). Informationstechnologien in der Sozialen Arbeit. In: Otto H.-U., Thiersch, H (Hrsg.) (2011). Handbuch Soziale Arbeit. Grundlagen der Sozialarbeit und Sozialpädagogik. München: Ernst Reinhardt, S. 642–649.
Ley T & Seelmeyer, U. (2020). Digitale Technologien als Informationsinfrastrukturen. In: Kutscher N, Ley T, Seelmeyer U, Siller F, Tillmann A & Zorn, I (Hrsg.) (2020). Handbuch Soziale Arbeit und Digitalisierung. Weinheim: Beltz Juventa, S. 376–389.
Mathar T (2012). Akteur-Netzwerk Theorie. In: Beck S, Niewöhner J & Sørensen E (Hrsg.) (2012). Science and Technology Studies. Eine sozialanthropologische Einführung. Bielefeld: transcript, S. 173–190.
Meyer U & Schubert C (2005). Die Konstitution technologischer Pfade: Überlegungen jenseits der Dichotomoe von Pfadabhängigkeit und Pfadkreation. Technische Universität Berlin: Berlin.
Peine A (2006). Innovation und Paradigma. Epistemische Stile in Innovationsprozessen. Bielefeld: transcript.
Rammert W (2007). Technografie trifft Theorie: Forschungsperspektiven einer Soziologie der Technik. Technische Universität Berlin: Berlin.
Schaarschuch A (1996). Der Staat, der Markt, der Kunde und das Geld …? Öffnung und Demokratisierung – Alternativen zur Ökonomisierung sozialer Dienste. In: Flösser G & Otto HU (Hrsg.) (2007). Neue Steuerungsmodelle für die Jugendhilfe. Neuwied: Luchterhand, S. 12–32.

Schubert C (2019). Akteur-Netzwerk Theorie. In: Apelt M, Bode I, Hasse R, Meyer U, Groddeck V, Wilkesmann M & Windeler, A (Hrsg.) (2019). Handbuch Organisationssoziologie. Wiesbaden: Springer, S. 1–24.

Schulz-Schaeffer, I (2019). Innovation als soziale Konstruktion von Technik und Techniknutzung. In: Blättel-Mink B, Schulz-Schaeffer I & Windeler A (Hrsg.) (2019). Handbuch Innovationsforschung. Wiesbaden: Springer, S. 1–18.

Sommerfeld P, Hollenstein L & Calzaferri R (2011). Integration und Lebensführung. Ein forschungsgestützter Beitrag zur Theoriebildung der Sozialen Arbeit. Wiesbaden: VS Verlag

Star SL & Griesemer JR (1989). Institutional Ecology, ›Translations‹ and Boundary Objects: Amateurs and Professionals in Berkeley's Museum of Vertebrate Zoology, 1907–39. Social Studies of Science, S. 387–420.

Tatnall A (2020). Technological Innovation in ICT for Education. In: Tatnall A (Hrsg.) (2020). Encyclopedia of Education and Information Technologies. Cham: Springer International, S. 1692–1705.

Webb SA (2003). Technologies of Care. In: Harlow E & Webb SA (Hrsg.) (2003). Information and Communication Technologies in the Welfare Services. London: Jessica Kingsley Publishers, S. 223–228.

Weber J & Rink K (2023). Laie in der eigenen Expertise: Soziale Arbeit im Kampf um Mitbestimmung bei der Entwicklung von Fachsoftware. In: Kergel D, Schomers B, Trotzke P, Sen K, Staats M, Friele B, Kart M & Rieger J (Hrsg.) (2023). Soziale Arbeit und gesellschaftliche Transformation zwischen Exklusion und Inklusion. Wiesbaden: Springer. i.E.

Weinhardt M (2022). Offene Fragen an die Hilfeform Beratung im Spannungsfeld zwischen Digitalität und Digitalisierung. EthikJournal 1, S. 1–15.

Will-Zocholl M & Hardering F (2020). Digitalisierung als Informatisierung in der sozialen Arbeit? Arbeit 2, S. 123–142.

Wohlfahrt, N. (2016): Die Ökonomisierung Sozialer Arbeit als politisches Projekt. Thesen zur Kritik der Politischen Ökonomie sozialer Dienstleistungsarbeit. In: Müller, C., Mührel, E., Birgmeier, B. (Hrsg.): Soziale Arbeit in der Ökonomisierungsfalle? Wiesbaden: Springer Fachmedien. S. 9–22.

4 Zusammenhang von Technik, Arbeitsgestaltung und partizipativen Verfahren

4.1 Partizipation und Entlastungspotenziale durch Technik?

Laura Schröer, Chiara Radunovic

Die Dynamisierung und Flexibilisierung der Arbeitswelt zeichnet sich durch eine Steigerung von neuen Entscheidungsprozessen in Unternehmen aus. In dieser sich wandelnden Arbeitswelt agieren Subjekte/Beschäftigte, welche soziale Ordnung fortlaufend erzeugen, aufrechterhalten und modifizieren (Carstensen 2017). An dieser Stelle kann nochmals hervorgehoben werden, dass sich Individuen nicht in starren Strukturen bewegen und diesen ausgesetzt sind, vielmehr sind die Strukturen das Ergebnis von individuellen Aushandlungsprozessen. Gesundheit kann vor allem in den Strukturen erhalten und gefördert werden, die für die größte Anzahl der dort agierenden Individuen günstig sind.

Die Diskussion um die Gestaltung von Arbeit ist eng mit der Implementierung von neuer digitaler Technik verknüpft, da technologische Entwicklungen oftmals als betriebliche Rationalisierungsprozesse verstanden werden. Der Einfluss von digitaler Technik verändert sowohl den Inhalt als auch den Ablauf von Arbeitsprozessen und damit einhergehend Belastungen und Beanspruchungen. Unter Belastung wird, nach Rohmert (1997), der objektiv messbare Einflussfaktor der Arbeit auf die Beschäftigten verstanden. Diese Einwirkungen können aus unterschiedlichen Quellen stammen – aus der physikalischen, chemischen, biologischen und psychischen Umwelt am jeweiligen Arbeitsplatz, aus der Tätigkeit selbst und aus der Organisation der Tätigkeit. Beanspruchung ist die individuelle Reaktion des Beschäftigten auf die betrieblichen Kontextfaktoren. Beanspruchungen können, trotz gleicher Belastungsfaktoren, individuell sein. Bestandteil arbeitswissenschaftlicher Untersuchung sind in der Regel Beanspruchungsfolgen.

Der Betrieb – in diesem Fall das Krankenhaus oder vergleichbare Einrichtungen des Gesundheitswesens – wird in diesem Kapitel als Setting für prozessverbessernde und gesundheitsfördernde Maßnahmen verstanden. Es umfasst die Arbeitsumgebung, die Arbeitsabläufe, die Arbeitsmittel (z.B. technische Geräte), die Arbeitsaufgabe und den Arbeitsplatz sowie gleichermaßen die Mitarbeiter:innen und Führungskräfte (Nachreiner 2005).

In diesem Kontext stellt das betriebliche Setting ein bedeutsames soziales System dar, in dem Gesundheitsprobleme durch Arbeitsbedingungen und Arbeitsanforderungen entstehen können (Holzträger 2009). Grundlage jeder fachlichen Auseinandersetzung mit dem Thema Gesundheit ist der Gesundheitsbegriff, wie er von der Weltgesundheitsorganisation (WHO) formuliert und später durch die Ottawa Charta ergänzt wurde. Dieser Definition zur Folge ist »Gesundheit der Zustand eines vollständigen, körperlichen, geistigen und sozialen Wohlbefindens und nicht nur das Frei sein von Krankheit« (Richter 2005). Gesundheit kann demnach nicht nur als Gegenäquivalent von Krankheit betrachtet werden, sondern bezieht sich auch auf ein vollständiges soziales und geistiges Wohlbefinden. Revolutionär in dieser Definition war die Erwähnung des geistigen Wohlbefindens, da Krankheit sich lange Zeit nur auf physische Defizite bezog.

Der Soziologe Talcott Parsons definiert Gesundheit als den »[...] Zustand optimaler Leistungsfähigkeit des Individuums für die wirksame Erfüllung der Rollen und Aufgaben, für die es sozialisiert worden ist« (Neubauer 2004).

Mit dieser Definition betont er die gesellschaftliche Bedeutung von Gesundheit aus strukturfunktionalistischer Perspektive. Dies bedeutet, dass Gesundheit nicht nur eine individuelle Angelegenheit ist. Für den Betrieb heißt dies, dass die Gesundheit der Mitarbeitenden durch soziale Maßnahmen beeinflussbar und Voraussetzung für den unternehmerischen Erfolg ist. Daher ist die Förderung bzw. Erhaltung der Gesundheit von Beschäftigten auch Teil von betrieblichen Prozessen. Dort implementierte Maßnahmen können entweder auf der individuellen oder auf der betrieblichen Ebene ansetzen. Man differenziert in diesem Kontext zwischen Verhaltensprävention und Verhältnisprävention. Im Betrieb können Angebote und Maßnahmen der betrieblichen Gesundheitsförderung (BGF) etabliert werden. Deren betriebliche Organisation beschreibt man auch als »betriebliches Gesundheitsmanagement« (BGM). Im BGM laufen alle gesundheitsbezogenen Aktivitäten eines Unternehmens und seiner Beschäftigten zusammen und umfassen alle Maßnahmen und Aktivitäten im Unternehmen, die Arbeitsbedingungen, Organisation und Verhalten der Menschen im Unternehmen gesundheitsförderlicher gestalten (Grimm 2018). Dazu gehören die drei Bestandteile Arbeits- und Gesundheitsschutz, betriebliches Eingliederungsmanagement und die betriebliche Gesundheitsförderung (Vogl u. a. 2018).

Bei der Implementierung von Maßnahmen zur Belastungsreduktion ist es entscheidend, dass diese Maßnahmen den spezifischen Arbeitsbedingungen, aber auch den Bedürfnissen der Beschäftigten entsprechen. Denn die Beschäftigten haben unterschiedliche personelle Ressourcen und Merkmale, welche ebenfalls einen Einfluss auf die Leistungsfähigkeit und Gesundheit haben. Dies sind zum Beispiel: Alter, Gesundheitszustand, Arbeitsmotivation, Geschlecht und Qualifikation sowie Bildung. Die heterogene Zusammensetzung der Beschäftigten stellt differenzierte Anforderungen an die Gestaltung von Arbeitsbedingungen, welche dem Schutz der Gesundheit dienen (▶ Abb. 13).

In der Forschung werden Merkmale von Organisationen aufgeführt, welche sich stärkend auf die Ressourcen der Mehrheit der Beschäftigten auswirken können. Diese Merkmale gehen auf die Theorie von Antonovsky zur Salutogenese zurück. Antonovsky leitete mit dem Begriff der Salutogenese in Abgrenzung zur Pathogenese einen Paradigmenwechsel in der Gesundheitsforschung ein (Greiner 1998). Die Theorie beschäftigt sich mit dem Erhalt von psychischer Gesundheit und definiert

4 Zusammenhang von Technik, Arbeitsgestaltung und partizipativen Verfahren

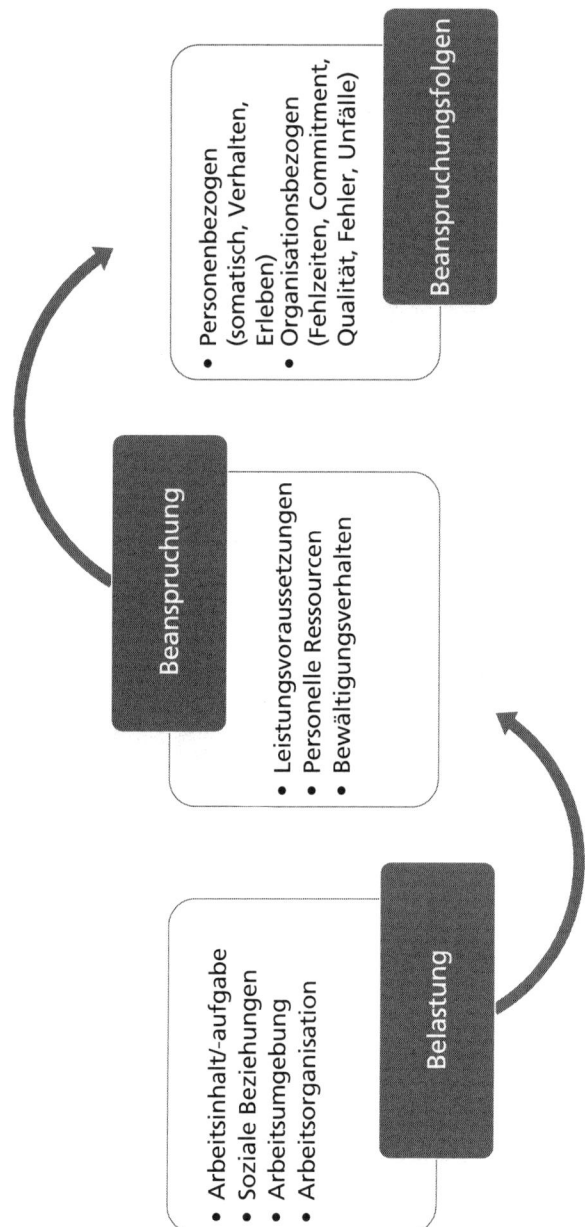

Abb. 13: Faktoren der Belastungssteuerung

dabei das Schaffen von Sinnkohärenz als wichtigsten Einflussfaktor. Die salutogene Orientierung geht von einem interaktiven Prozess zwischen belastenden Faktoren (Stressoren) und schützenden Faktoren (Widerstandsressourcen) aus und stellt diese in Kontext zu den Lebenserfahrungen einer Person (Antonovsky 1997). Eine wichtige Widerstandressource ist in diesem Zusammenhang der Kohärenzsinn, welcher die Faktoren Verstehbarkeit, Bewältigbarkeit und Sinnhaftigkeit beinhaltet. Sind diese Faktoren im Zusammenhang mit dem Arbeitsinhalt und der Arbeitsorganisation gegeben, können Beschäftigte besser mit Belastungsfaktoren umgehen. Der Kohärenzsinn von Beschäftigten in der Pflege wird in der wissenschaftlichen Debatte eng verbunden mit dem Thema Rationalisierung und Digitalisierung diskutiert. Hervorzuheben ist, dass gemäß der Theorie Technik als etwas Sinnhaftes interpretiert werden muss, um als Widerstandsressource nutzbar gemacht werden zu können.

Über den Zusammenhang zwischen Arbeitsgestaltung und Gesundheit der Beschäftigten gibt es inzwischen viele gesicherte Erkenntnisse (Wieland und Hammes 2008). Dabei bildet die *Arbeitsaufgabe* als wichtigste Schnittstelle zwischen Person und Organisation eine zentrale Ansatzstelle gesundheitsfördernder Arbeitsgestaltung. Die aus den Arbeitsaufgaben resultierenden psychischen Anforderungen und Beanspruchungen können sich sowohl als Stressfaktor oder Krankheitsrisiko als auch als Ressource bzw. gesundheitsfördernder Faktor erweisen. Ein hohes gesundheitsförderliches Potenzial haben Arbeitsanforderungen, die durch (a) vielfältige, anspruchsvolle Arbeitsaufgaben mit Entscheidungs- und Handlungsspielräumen, (b) möglichst wenig Arbeits- bzw. Regulationsbehinderungen und (c) eine ausgewogene Balance zwischen investierter Anstrengung und erlebter Belohnung gekennzeichnet sind (Siegrist 2012).

Die Reorganisation von Arbeitsprozessen bietet auch immer die Chance, die Arbeitsgestaltung jeweils neu auszurichten und entsprechende Gestaltungslösungen oder zumindest angemessene Gestaltungskompromisse zu entwickeln. Aus der Perspektive der Arbeitswissenschaften geht es bei Digitalisierungsprozessen daher um die Analyse des operativen Technikeinsatzes vor Ort und seine konkreten Auswirkungen (Ahlers 2018). Gemäß dem Arbeitssystemmodell der BauA (Tisch und Wischniewski 2022) erfolgt eine Änderung von Arbeitsaufgaben durch Digitalisierung auf der Ebene der Tätigkeiten. Die Arbeitsaufgaben von Beschäftigten sind dabei eingebettet in ein organisatorisch-soziales sowie in ein technisches Subsystem.

In diesen Subsystemen kann durch Kriterien eine menschengerechte Gestaltung von Arbeit – auch im Kontext der digitalen Transformation – sichergestellt werden. Digitalisierungssensible Kriterien bei der Gestaltung von Arbeit sind auf der Ebene von Tätigkeiten:

- *Interaktionsförderlichkeit:* Dies beinhaltet die Möglichkeit zur direkten und nicht digital vermittelten Kommunikation sowie zum kollegialen Austausch. So müssen beispielsweise im Bereich der Dateneingabe Möglichkeiten zur Schaffung von Abwechslung zwischen Arbeit am Computer und Arbeit mit Menschen eröffnet werden.
- *Angemessener Tätigkeitsspielraum:* Ein angemessener Tätigkeitsspielraum umfasst nach Weber u. a. (2022) die Dimensionen des Handlungs-, Gestaltungs- und Entscheidungsspielraums von Mitarbeitenden. Dies äußert sich in den Wahlmöglichkeiten bei Arbeitsmitteln und der Arbeitsorganisation, bei den Möglichkeiten, Teilaufgaben variabel zu gestalten und zu strukturieren, sowie in dem Grad, autonome Entscheidungen zu treffen. Führen technische Systeme zum

Beispiel bei der Patientendokumentation zu der Vorgabe kleinteiliger Arbeitsschritte, kann dies als Einschränkung des Tätigkeitsspielraums erlebt werden.
- *Lernförderlichkeit:* Dies meint, dass digitale Technik Arbeitsaufgaben unterstützen kann, aber weiterhin Anreize zur kognitiven Auseinandersetzung, zum Lernen und zur Entwicklung erhalten bleiben sollten. Durch diese kognitiven Anreize wird die Entwicklung fachlicher, sozialer und kommunikativer Kompetenzen gefördert.

Diese Kriterien wurden ergänzend zu den bereits etablierten Kriterien menschengerechter Gestaltung in das BauA-Modell (Tisch und Wischnewschki 2022) aufgenommen. Etablierte Kriterien sind: Ganzheitlichkeit, Anforderungsvielfalt und Zeitelastizität. Diese Kriterien sind bereits etabliert auf der Basis von wissenschaftlichen und arbeitswissenschaftlichen Erkenntnissen und auch gesetzlich im System verankert. Unter Ganzheitlichkeit wird hier die Herstellung eines Sinns bzw. eines Bezugs zur Tätigkeit verstanden. Die Anforderungsvielfalt bezieht sich hingegen auf das Angebot unterschiedlicher Teilaufgaben, die mit unterschiedlichen Anforderungen einhergehen. Auf diese Weise soll einer Einseitigkeit der Tätigkeiten entgegengewirkt werden. Für Zeitelastizität muss gesorgt werden, damit ein ausgewogenes Verhältnis von Menge und Arbeitszeit vorliegt. Es muss berücksichtigt werden, dass Beschäftigte sich nicht permanent bei der Arbeit gehetzt fühlen dürfen oder ständig am Leistungslimit arbeiten. Ein weiterer Bestandteil dieser Debatte ist die Fokussierung auf strukturbildende Verfahren. Strukturen entstehen auf Basis kollektiver Entscheidungen. Ein Ansatzpunkt könnte sein, dass Teamgefühl innerhalb einer Station zu stärken und Unterstützung durch Führungskräfte zu fördern. Im digitalen Zeitalter haben sich Führungsprinzipien grundlegend verändert und Kernelement von moderner Führung sind flache Hierarchien. Führungskräfte gelten als transparente Vernetzer:innen und Kommunikator:innen und sind verantwortlich für die Herstellung von kooperativer Teamarbeit, dynamischer Vernetzung und solidarischer Integration (Pundt und Greve 2017). Solidarische Integration zielt darauf ab, Arbeit primär situativ auszurichten und die Eigeninitiative und Eigenverantwortung von Beschäftigten zu fördern.

Literatur

Ahlers E, Klenner C, Lott Y, Maschke M, Müller A, Schildmann C, Voss D & Weusthoff A (2018). Genderaspekte der Digitalisierung der Arbeitswelt, Arbeitspapier, No. 311. Düsseldorf: Hans-Böckler-Stiftung.

Antonovsky, Aaron (1997). Salutogenese. Zur Entmystifizierung der Gesundheit. Tübingen: Deutsche Gesellschaft für Verhaltenstherapie. Franke, Alexa (Dt. erw. Hrsg.) Deutsche Gesellschaft für Verhaltenstherapie, Tübingen. (Aus dem Amerikan. Übers. Von Alexa Fanke und Nicola Schulte). Tübingen: Dgvt-Verlag.

Arnold D, Butschek S, Steffes S & Müller D (2016). Digitalisierung am Arbeitsplatz. BMAS-Forschungsbericht (Bd. 468). Nürnberg: BMAS.

Bräutigam C, Enste P, Evans M, Hilbert J, Merkel S & Öz F (2017). Digitalisierung im Krankenhaus: Mehr Technik – bessere Arbeit? Study der Hans-Böckler-Stiftung No. 364. Düsseldorf: Hans-Böckler-Stiftung.

Carstensen T (2017). Digitalisierung als eigensinnige soziale Praxis: Empirische Ergebnisse zur Social-Media-Nutzung in Unternehmen. In: Arbeit 26(1), S. 87–110. https://doi.org/10.1515/arbeit-2017-0005

Daum M (2017). Digitalisierung und Technisierung der Pflege in Deutschland. Aktuelle Trends und ihre Folgewirkungen auf Arbeitsorganisation, Beschäftigung und Qualifizierung. Hamburg: DAA Stiftung.

Grimm E (2018). Einfluss der Unternehmenskultur und Führung auf den Erfolg von betrieblichen Gesundheitsmanagement. In: Herget J & Strobl H (Hrsg.) (2018). Unternehmenskultur in der Praxis. Wiesbaden: Springer Fachmedien.

Hardes HD & Holzträger D (2009). Betriebliches Gesundheitsmanagement in der Praxis. Strategien zur Förderung der Arbeitsfähigkeit von älter werdenden Beschäftigten. München, Mering: Rainer Hampp Verlag.

Hünefeld L, Meyer SC & Backhaus N (2021). Digitalization of Employment: Working via Online Platforms. In: Korunka C (Hrsg.) (2021). Flexible working practices and approaches: Psychological and social implications of a multifaceted phenomenon. New York: Springer.

Nachreiner F, Rädiker B, Janßen D & Schomann C. (2005). Untersuchungen zum Zusammenhang zwischen der Dauer der Arbeitszeit und gesundheitlichen Beeinträchtigungen. Ergebnisse einer Machbarkeitsstudie. GAWO, Oldenburg 07/2005.

Rau R (2017). Zum Stellenwert von Erholung in der Welt der »Arbeit 4.0«. In: Romahn R (Hrsg.) (2017). Arbeitszeit gestalten. Wissenschaftliche Erkenntnisse für die Praxis. Weimar: Metropolis Verlag für Ökonomie, Gesellschaft und Politik.

Richter P, Hacker W (1998) Belastung und Beanspruchung: Stress, Ermüdung und Burnout im Arbeitsleben. Asanger, Heidelberg.

Rohmert W (1984). Das Belastungs-Beanspruchungs-Konzept. Z Arb Wiss 38(10 NF):193–200.

Siegrist J (2012). Gratifikationskrisen am Arbeitsplatz und ihre Folgen. 11. DGPPN-Hauptstadtsymposium Burnout – Der Preis für die Leistungsgesellschaft? Berlin.

Tisch A & Wischniewski S (Hrsg.) (2022). Sicherheit und Gesundheit in der digitalisierten Arbeitswelt Kriterien für eine menschengerechte Gestaltung. Baden-Baden: Nomos. https://doi.org/10.5771/9783748927372

Weber R, Tegtmeier P, Sommer A, Tisch A & Wischniewski S (2022). Kriterien einer menschengerechten Gestaltung von Arbeit in der digitalisierten Arbeitswelt. In: Tisch A & Wischniewski (Hrsg.) (2022). Sicherheit und Gesundheit in der digitalisierten Arbeitswelt. Kriterien für eine menschengerechte Gestaltung. Baden-Baden: Nomos, S. 11–45.

Wieland R & Hammes M (2008). Gesundheitskompetenz als personale Ressource. In: Mozygemba K, Mümken S & Krause U (Hrsg.) (2008). Nutzenorientierung – ein Fremdwort in der Gesundheitssicherung? Bern: Huber, S. 177–190.

4.2 Wie kann der Einsatz von digitaler Technik eine gesundheitsfördernde Wirkung entfalten?

Chiara Radunovic, Laura Schröer, Jessica Kemper

4.2.1 Wie kann der Output von digitaler Technik im Arbeitsprozess ermittelt werden?

Bereits seit dem Jahr 1986 existiert in der Arbeitswissenschaft die Erkenntnis, dass mit allen Arbeitstätigkeiten physische und psychische Belastungen verbunden sind (Hacker 1984). Berufe sind mit spezifischen Rahmenbedingungen und damit assoziierten Belastungen (wie z. B. psychischen und physischen Einflussfaktoren) verknüpft. In manchen Fällen kann eine dauerhafte Belastungseinwirkung – durch betriebliche oder außerbetriebliche Einflussfaktoren – dazu führen, dass Beschäftigte ihren Beruf nicht mehr ausüben können (BMAS 2019).

Die Arbeitsplätze der Pflegenden sind in Deutschland im Branchen- und Berufsvergleich durch hohe *physische und psychische Belastungen* gekennzeichnet (Simon 2017; Lohmann-Haislah 2012), die zum einen aus der Knappheit der zur Verfügung stehenden Ressource Personal, zum anderen aus der Arbeitstätigkeit, der Arbeitsumgebung sowie der Aufbau- und Ablauforganisation der Krankenhäuser resultieren. Beschäftigte in Pflegeberufen sind im Vergleich zu anderen Berufen sowohl psychischen als auch körperlichen Belastungen stärker ausgesetzt (Lück und Melzer 2020; Drupp und Meyer 2020; Schmucker 2018). Der Krankenstand liegt mit 7,4% über dem aller Berufe mit 5,3% (Drupp und Meyer 2019). Außerdem berichten 54% der Beschäftigten in Pflegeberufen, dass sie im Vergleich zum Vorjahr in der gleichen Zeit mehr Aufgaben erledigen müssen (Schmucker 2019). Überdurchschnittlich häufig treten Erkrankungen der Atemwege, Muskel-Skelett-Erkrankungen sowie psychische Erkrankungen auf.

Zum Zusammenhang zwischen der Einführung digitaler Technologie und Arbeitsbelastung liegen branchenübergreifend zahlreiche Untersuchungen vor (DGB-Index 2016; BKK-Dachverband 2017). Die aktuelle Forschungslage zeigt, dass psychische Belastungen, Burnout und Stress mit den transformierten Arbeitsbedingungen und damit einhergehenden erhöhten Anforderungen zusammenhängen können (Carstensen 2015). Vorliegende Studien, welche die Folgen digitaler Technik für Arbeitsprozesse im Krankenhaus beleuchten, liefern Evidenz dafür, dass digitale Technik, wie z. B. die elektronische Pflegedokumentation, zur Veränderung von Arbeitsinhalten, -tätigkeiten und -prozessen führt (Zuboff 2015; Merda u. a. 2017; Kubek 2020). So haben sich bereits neue Tätigkeiten wie das Informations- und Kommunikationsmanagement in den Arbeitsalltag integriert (Carstensen 2015).

International liegen bereits erste Untersuchungen zum Thema Technikstress, d. h. einer Überforderung von Beschäftigten durch neue technische Geräte oder Systeme, vor. In der Arbeitsbelastungsforschung wurde bereits 1984 der Begriff des »Technostress« eingeführt, der eine psychische Reaktion bezeichnet, die durch einen dysfunktionalen Umgang mit Technologie ausgelöst wird (Dragano u. a. 2021). Das Modell geht davon aus, dass eine mangelnde Fähigkeit im Technikumgang zum Erleben von Stress führen kann. Technostress steht in Beziehung zu Computerangst, die u. a. durch mangelndes Selbstwirksamkeitserleben im Umgang mit Computern vermittelt wird (z. B. Achim und Al Kassim 2015; Glaister 2007; Sam u. a. 2005). Technostress reduziert die Arbeitszufriedenheit (Day u. a. 2010) und das Engagement der Beschäftigten für ihre Organisation (Ahmad u. a. 2012; Ragu-Nathan u. a. 2008), wodurch ein Anstieg von Fehlzeiten und Arbeitsplatzwechseln (Harper 2000) sowie eine Abnahme der Produktivität der Betroffenen bei der Arbeit verursacht wird (Tarafdar u. a. 2007).

Zur Bewertung des Einflusses von digitaler Technik auf Arbeitsbelastung wird beispielsweise folgende Klassifizierung verwendet (Dragano u. a. 2021):

- techno-overload: Erhöhung der Arbeitslast durch digitale Technologien
- techno-complexity: Anstrengung durch technische Komplexität
- techno-insecurity: Verunsicherung durch Technik
- techno-uncertainty: Unsicherheit und Mehrdeutigkeit durch chronischen technologischen Wandel
- techno-invasion: Entgrenzung der Arbeit als Folge der Nutzung mobiler IKT
- techno-unreliability: Stress durch Ausfälle und Störungen digitaler Technologien
- stress in human-machine-interaction: Stress durch Interaktion mit Maschinen sowie Angst vor Maschinen
- technological workplace surveillance: Arbeitsplatzüberwachung durch neue Technologien

Das Modell von DeLone und McLean aus dem Jahr 1992 demonstriert, welche Bedingungen zum Erfolg bei der Arbeit mit Informations- und Kommunikationstechnologien (IKT) führen und somit einen effizienten Nutzen hervorbringen (Rau und Hoppe 2020). Für eine erfolgreiche Nutzung von Technologien sind Informations-, System- und Servicequalität als Ausführungsbedingungen essentiell. Die Informationsqualität spiegelt sich in der Vollständigkeit, Verständlichkeit und Relevanz von Informationen wider. Zudem zeichnet sie sich durch den Bezug der Informationen zur Aufgabenausführung sowie die Sicherheit der Daten aus. Die Systemqualität hingegen bezieht sich auf die Hardware, welche anpassungsfähig, zuverlässig, nutzungsfreundlich und zum gewünschten Zeitpunkt abrufbar sein sollte. Auch die Servicequalität spielt im Modell von Delone und McLean eine große Rolle. Diese sorgt für die Zuverlässigkeit und Verfügbarkeit der Hard- und Software sowie für die Datensicherheit (ebd.). Empirische Studien konnten zeigen, dass eine gute Gestaltung der Informations- und Systemqualität die Nutzung von IKT erhöht (Rau und Hoppe 2020). Zudem bestätigen empirische Befunde, dass je besser die Informationsqualität und die Systemqualität ist, desto besser sind auch die Beanspruchungsfolgen (Arbeitsleistung, Effektivität und Leistung beim Treffen von Entscheidungen). Bei Mängeln der System-, Informations- oder Servicequalität können hingegen negative Folgen wie Unzufriedenheit, Überforderungserleben oder Angst ausgelöst werden (ebd.). Während die Erfüllung der Ausführungsbedingungen zur motivierten und effizienten Nutzung von IKT bei der Arbeit führt, können Mängel der Ausführungsbedingungen eine Reduzierung des Erfolgs bei der Nutzung von IKT bei der Arbeit verursachen.

Neben der Frage, in welchen Arbeitsprozessen die Anwendung digitaler Technik ein Entlastungspotenzial entfalten kann, ist es ebenfalls entscheidend, welche Arbeitstätigkeiten durch digitale Technik unterstützt werden können. So unterscheidet sich auch die Technikakzeptanz von Pflegekräften hinsichtlich unterschiedlicher Arbeitstätigkeiten. Nach Kuhlmey u. a. (2019) ist die Akzeptanz bei Unterstützungen für körperlich schwere Tätigkeiten sowie bei Dokumentationstätigkeiten und Monitoring-Anwendungen hoch, während Technologien, die emotional und sozial unterstützen können, skeptisch betrachtet werden (Kuhlmey u. a. 2019). Verschiedene Tätigkeiten gehen mit unterschiedlichen Belastungsfaktoren einher. Während dem Einsatz von Robotern zur Übernahme von Routinetätigkeiten ein hoher Entlastungsfaktor zugeschrieben wird (Göransson u. a. 2008; Hülsken-Giesler und

Krings 2015), wird dem Informationsgewinn durch KI-Technologien eher ein belastender Einfluss unterstellt (Böhm u. a.2016; Junghanns und Kersten 2019).

4.2.2 Auswirkungen von digitaler Technik auf der Ebene der Arbeitsaufgabe

Im Hinblick auf die Umstrukturierung von Arbeitsprozessen und Arbeitsinhalten können Be- und Entlastungsfaktoren, welche mit dem Einsatz von digitaler Technik in Verbindung stehen, wie folgt zusammengefasst werden:

Be- oder Entlastung durch eine Veränderung der Informationsdichte und der Transparenz

Die Optimierung der Informationstransparenz der Arbeitsprozesse bei der Erfassung von Daten kann zu Entlastung und Zeitersparnis führen (Christiansen 2020; Eierdanz und Blaudszun-Lahm 2020; Zettl und Trübwetter 2018; Rösler u. a. 2018; Daum 2017; Kubek 2020) oder aber zu einer Belastung durch die erhöhte Informationsmenge. Es wird angenommen, dass die Komplexität durch eine wachsende Anzahl an Informationen steigt, die potenziell zeitgleich verarbeitet werden müssen (Böhm u. a. 2016; Junghanns und Kersten 2019).

Be- oder Entlastung durch eine Veränderung der Handlungsspielräume

Im Zuge der Einführung von digitaler Technik gehen einige Studien von einer Entlastung aufgrund von größer werdenden *Handlungsspielräumen* aus (Kirchner 2015; Arnold u. a. 2016; Tisch und Meyer 2020).

Mit Blick auf *Arbeitsaufgaben* können unterschiedliche Technologien Handlungsspielräume vergrößern. Entsprechend kann durch vielfältige Technologien auch die Vielfalt von Arbeitsaufgaben zunehmen, welche mit einer professionellen Aufwertung der Tätigkeiten einhergeht (Evans 2016). Digitale Technologien können die Arbeitsautonomie und das selbstständige Handeln der Beschäftigten fördern. So können durch den Einsatz von Technologien gewisse Routineaufgaben reduziert und gleichzeitig anspruchsvollere Tätigkeiten verstärkt ausgeführt werden. Diese dadurch entstehende Vielfältigkeit der Arbeitsaufgaben führt zu einer professionellen Aufwertung, welche mit einem höheren Autonomieempfinden der Beschäftigten und einer höheren Ausführungssicherheit der Aufgaben verbunden ist (Lutze u. a. 2021). Der digitale Wandel geht ebenso mit einem Wandel der Führungskultur einher, welcher Führungskräften neue Handlungsspielräume eröffnet. Der Einsatz von digitaler Technik kann Beschäftigte in ihrem Handeln unterstützen und fördert somit ihre pflegerische Handlungskompetenz. Diese macht es leitenden Kräften möglich, mehr Verantwortung an Mitarbeitende abzugeben. Der »Shared-Leadership-Ansatz« greift dieses Konzept auf und begreift Führung als gemeinsame Verantwortung im Team. Durch die zunehmende Verantwortung und Partizipation der Beschäftigten erfahren Führungskräfte eine entlastende Wirkung und die Möglichkeit, ihre Kontrolle in gewissen Maßen abzugeben (Christiansen 2020).

Ein ganzheitliches *Wissen über Arbeitsabläufe* kann Schnittstellenprobleme und somit Arbeitsbelastung minimieren. Betrieblicher Ansatzpunkt sind Maßnahmen des Kompetenzmanagements, welche der verhaltensorientierten Personalentwicklung zugeordnet werden können. Das Ziel ist eine professionelle Handlungskompetenz, die ermöglicht, dass der Mitarbeiter selbstorganisiert neues und bewährtes Wissen zur Verrichtung der Arbeitsanforderungen einsetzen kann. Unter Handlungskompetenz wird mithin die Fähigkeit beschrieben, Kenntnisse und Fertigkeiten problemlösungsorientiert und situationsgerecht in eigener Verantwortung und kritischer Selbstreflexion einzusetzen.

Be- oder Entlastung durch eine Veränderung der Kommunikation

Entlastung kann durch die Nutzung vernetzter digitaler Systeme als neue Möglichkeiten der Arbeitsorganisation erreicht werden. Dies wird mit einer Verbesserung der Arbeitsqualität und der Arbeitsergebnisse in Verbindung gebracht (Merda u. a. 2017; Rösler u. a. 2018; Daum 2017; Kubek 2020; Kubek und Eierdanz 2020; Bräutigam u. a. 2017; Fachinger und Mähs 2019). Eine Verbesserung der Arbeitsqualität erfolgt, Studien zur Folge, durch mögliche Verbesserungen der Interaktion in quantitativer Hinsicht (mehr Zeit für den direkten Patientenkontakt (aus: Tisch und Wischneski 2022, Verweis auf: Parè u. a. 2009; Nilsson u. a. 2010). Entgegengesetzt kann auf der Ebene der Kommunikation von einer zusätzlichen Belastung durch eine mögliche Zunahme der Kommunikationsgeschwindigkeit und einer steigenden Menge an zu verarbeitenden Informationen ausgegangen werden (Rau 2017).

Flexibilisierung von Ort und Zeit vs. Entgrenzung und Erreichbarkeit

Durch die technische Möglichkeit der Flexibilisierung von Ort und Zeit entstehen hohe Anforderungen an eigene Abgrenzungsmechanismen in Hinblick auf die Verantwortung, klare Grenzen zwischen Berufs- (alternativ: Arbeits-) und Privatleben zu setzen. Entsprechend geht Flexibilisierung mit einem hohen Maß an Selbstorganisation einher, welche schnell zur Belastung werden kann, wenn es sukzessive zu Mehrarbeit kommt (Carstensen 2015). Entgrenzung kann die gesunde Balance zwischen Arbeit und Privatleben somit gefährden. Insbesondere Beschäftigten in der Pflege wird eine erhöhte Neigung zugesprochen, sich selbst über die eigenen Grenzen hinweg zu verausgaben (Giese 2015). Die zunehmende Flexibilisierung kann zu einer Verstärkung der psychosozialen Belastungen und zu einer Auflösung von traditioneller Regulierung von menschlicher Arbeit führen (Holzträger 2009). Im Rahmen einer Auswertung von 92 Studien aus dem Jahr 2020, welche den Fortschritt der Digitalisierung in deutschen Unternehmen untersuchte, konnten 15 Studien in Hinblick auf Sicherheit und Gesundheit analysiert werden (Zieschang und Heitmann 2020). Die Ergebnisse zeigen, dass nahezu alle 15 Studien bestätigen, dass die zunehmende Digitalisierung eine erhöhte psychische Belastung erzeugt, welche insbesondere durch die erweiterte Erreichbarkeit und digitalen Stress ausgelöst wird (ebd.). Dank der elektronischen Medien sind inzwischen 84 % der Beschäftigten für den Arbeitgeber auch außerhalb der Arbeitszeit erreichbar, die Mehrzahl davon jederzeit. Diese ständige Erreichbarkeit wird von Führungskräften als größter Stressfaktor wahrgenommen, da sie mit einer räumlichen und zeitlichen Entgrenzung der Arbeit einhergeht. Die durch die erweiterten Kommunikationsmöglichkeiten entstandene Entgrenzung äußert sich in einem Auflösen der bisherigen Grenzen eines Arbeitstages durch den Feierabend oder das Wochenende, die sich bei vielen durch eine Nichterreichbarkeit auszeichneten (Badura u. a. 2012). Die Balance zwischen Freizeit und Arbeit gerät unter diesen Umständen in ein Ungleichgewicht, welches zu Erholungsdefiziten sowie zu Vereinbarkeitskonflikten im Privatleben führen kann. Mit der Zunahme von zeitlicher und räumlicher Flexibilisierung von Arbeit werden zudem Marktrisiken stärker auf die Beschäftigten abgewälzt (Legnaro 2013). *Flexibilität* bedeutet nicht unbedingt, dass Beschäftigte über ihre Arbeitszeit selbst verfügen können, sondern kann gleichermaßen zum Gegenteil und somit zu einer ständigen Erreichbarkeit und Verfügbarkeit führen. Bei Flexibilisierung in Bezug auf Arbeitszeit wird zwischen Flexibilisierungsmöglichkeiten und Flexibilitätsanforderungen unterschieden. Entsprechende Arbeitszeitmodelle räumen dem Beschäftigten die Möglichkeit ein, die eigene Arbeitszeit mitzugestalten (Wörmann u. a. 2019). Zudem sind verbindliche Regelungen zur Erreichbarkeit und das Engagement des Arbeitgebers, Belastungen zu reduzieren, wichtige Faktoren zum Erhalt der Work-Life-Balance Beschäftigter. Flexibilitätsanforderungen beschreiben den Umstand, dass Beschäftigte flexibel auf betriebliche Anforderungen reagieren müssen. Solche flexiblen Arbeitszeitmodelle stellen betriebswirtschaftliche Aspekte in den Mittelpunkt. Hier können die Beschäftigten die Arbeitszeitgestaltung nicht beeinflussen und müssen zeitlich variabel, häufig kurzfristig und oft unvorhersehbar dem Unternehmen zur Verfügung stehen. Dazu gehören z. B. Bereitschaftsdienst, Rufbereitschaft oder auch die von Unternehmensseite gesteuerte kapazitätsorientierte variable Arbeitszeit.

Während das Konzept »Work-Life-Balance« von klaren Grenzen zwischen dem Berufs- und Privatleben ausgeht, beschreibt der Begriff »Work-Life-Blending« die Verschmelzung von Arbeit und Privatleben (Weis 2022) als neue Entwicklung in der Arbeitswelt (▶ Abb. 14).

Die Verbreitung digitaler Kommunikations- und Informationstechnologien kann dazu führen, dass Arbeiten zunehmend flexibler wird (Ahlers u. a. 2018). Es könnte selbstverständlich werden, dass Beschäftigte zu unterschiedlichen Zeiten und an unterschiedlichen Orten arbeiten. Die Normalisierung flexiblen Arbeitens hat daher das Potenzial, die Präsenzkultur in den Betrieben aufzubrechen, was die Vereinbarkeit von Beruf und anderen Lebensbereichen erleichtert. Beschäftigte, die am Nachmittag früher gehen, um die Kinder von der Kita abzuholen, oder die zuhause arbeiten, weil das Kind krank ist, würden keine Präsenznorm verletzen und müssten somit keine Karrierenachteile befürchten. Da unbezahlte Arbeit, allen voran Sorgearbeit, nach wie vor in erster Linie von Frauen übernommen wird, würden insbesondere Arbeitnehmerinnen von dieser neuen Normalität profitieren. Doch auch Väter, die sich zunehmend für die Familie engagieren wollen (Gründler u. a. 2013), könnten ihre Wünsche besser realisieren. Die Normalisierung flexiblen

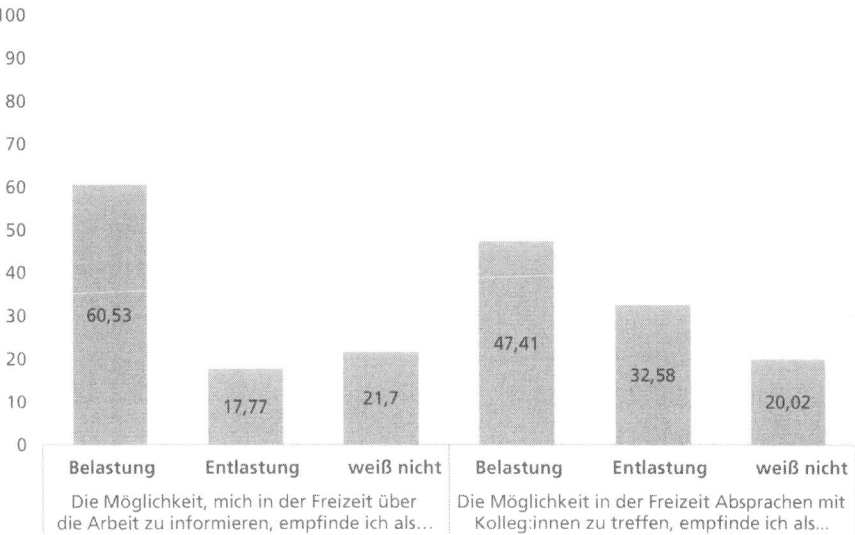

Abb. 14: Belastungsempfinden durch die Verschmelzung von Arbeit und Privatleben (DigiKIK Beschäftigtenbefragung)

Arbeitens kann damit zu einer partnerschaftlichen Arbeitsteilung beitragen. Auch Beschäftigte mit mittleren Qualifikationen, deren Homeoffice-Wünsche sich aufgrund der Präsenzkultur häufig nicht erfüllen, würden von einem Aufbrechen der Präsenzkultur profitieren (Busch-Heizmann, Entgelmeier und Rinke 2018).

Arbeitsintensivierung und Überforderung

Arbeitsintensivierung bedeutet, dass das Arbeitstempo erhöht wird und Pausenzeiten beispielsweise nicht eingehalten werden, um die anfallenden Aufgaben in den engeren terminlichen Vorgaben erledigen zu können. Die fehlende Möglichkeit zur Regeneration kann zur psychischen und körperlichen Erschöpfung führen. Ergebnisse einer DAA-Studie zur Digitalisierung in der Pflege in Deutschland aus dem Jahr 2022 zeigen, dass Betriebs- und Personalrät:innen in Pflegeeinrichtungen (n = 172) die Reduzierung der Arbeitsintensität durch den Einsatz digitaler Technik anzweifeln. Demzufolge nehmen 83 % der Befragten keine Entlastung des Pflegepersonals durch Digitalisierung wahr. Lediglich 13 % der befragten Betriebs- und Personalrät:innen sind der Annahme, dass digitale Technik zu einer Verringerung der Arbeitsintensität führt (Daum 2022).

4.2.3 Bericht aus dem Projekt DigiKIK

Durch die DigiKIK Beschäftigtenbefragung konnte sich der Frage genähert werden, wodurch Belastungen beim Einsatz von digitaler Technik entstehen können: Auslöser sind technische Störungen, Unterbrechungen und Störungen am Arbeitsplatz sowie eine erhöhte Informationsmenge. Des Weiteren können Belastungen dadurch entstehen, dass sich Beschäftigte durch Technik in ihrer Arbeit gehetzt fühlen und diese schneller ausüben müssen. Durch das Internet haben sich die Fülle verfügbarer Informationen, die Kommunikation sowie die Vielfalt an Kommunikationskanälen stark verändert und komprimiert. Diese Effekte digitaler Technik können eine »mediale Überforderung« auslösen (Carstensen 2015). Überdies können Belastungen auch aus einer mangelnden Sinnhaftigkeit der eingesetzten Technik für die Beschäftigten resultieren. Dies ist häufig der Fall, wenn digitale Technik nicht den Bedarfen der Beschäftigten entspricht, da diese nicht ausreichend an der Entwicklung digitaler Technologien beteiligt wurden (Rösler u.a. 2018). Für eine nutzbringende Technikentwicklung ist es wichtig, dass Wünsche und Rückmeldungen der Beschäftigten aus der Praxis weitgehend berücksichtigt werden (Breuer u.a. 2020). Auf Basis der Expertise aus der Praxis kann ein sinnvoller Einsatz von digitaler Technik am Arbeitsplatz realisiert werden (Bleses und Busse 2020).

Ansatzpunkte der beteiligungsorientierten Technikgestaltung – Analyse von Kontextfaktoren

Im Rahmen der Projekterfahrung zeigte sich, dass unterschiedliche Kontextfaktoren den Einfluss der Wirkung des Einsatzes von digitaler Technik auf die Gesundheit der Beschäftigten beeinflussen können. Die vier identifizierten Kontextfaktoren werden im Folgenden dargestellt:

1. Digitale Infrastruktur
2. Akzeptanz und Vertrauen
3. Erreichbarkeit und Ruhezeit
4. Subjektive Kompetenz und lernförderliche Rahmenbedingungen

Kontextfaktor »digitale Infrastruktur«

Belastungen und Beanspruchungen im Kontext von Implementierungsprozessen können entstehen, wenn bei einer Neueinführung nicht darauf geachtet wird, dass die technische Infrastruktur mit der neu eingesetzten Technik kompatibel ist.

Die DigiKIK Beschäftigtenbefragung ergab, dass in der Tendenz Belastungen eher durch fehlende Funktionalität als durch eine Veränderung der Arbeitsmenge entstehen. 46,11 % (n = 1.126) der Beschäftigten gaben zudem an, dass digitale Technik häufig zu Unterbrechungen und Störungen am Arbeitsplatz führen. Entsprechend fühlen sich 72,36 % (n = 1.129) der Befragten häufig aufgrund von technischen Störungen am Arbeitsplatz frustriert. Ein weiteres Thema im Zusammenhang mit der Nutzung digitaler Technik stellt das Gefühl des Gehetztseins dar, welches 38 % (n = 1.126) der Befragten erleben. Darüber hinaus wird die Fülle der digital verfügbaren Informationen am Arbeitsplatz von 22,41 % (n = 1.129) der Beschäftigten als belastend bewertet.

Kontextfaktor »Akzeptanz und Vertrauen«

Durch den Einsatz von digitaler Technik kann die Leistungsüberwachung verstärkt werden. Im Rahmen der DigiKIK Beschäftigtenbefragung gaben 40,66 % (n = 1.124) an, dass sie sich durch den Einsatz von digitaler Technik am Arbeitsplatz stärker kontrolliert fühlen.

Um Vertrauen und Akzeptanz zu fördern, sollte glaubhaft und transparent kommuniziert werden, dass das Ziel neuer Techniken nicht in einer verstärkten Kontrolle, sondern vielmehr in einer Verbesserung der Arbeits- und Versorgungsqualität begründet liegt. Zudem sollte die Passung zwischen eingesetzter Technik und Arbeitsprozessgestaltung sichergestellt werden. Entscheidend ist, dass die Beschäftigten die Sinnhaftigkeit und den Umgang mit der neuen Technik verstehen und verinnerlichen, um diese problemlos nutzen zu können und zu wollen. Im Rahmen der Befragung gaben 96,14 % (n = 1.167) an, dass sie es als sinnvoll erachten, dass sie digitale Technik an ihrem Arbeitsplatz nutzen sollen.

Kontextfaktor »Erreichbarkeit und Ruhezeiten«

Ergebnisse der Beschäftigtenbefragung zeigen, dass die Mehrheit der Befragten (60,53 %; n = 1.092) die Möglichkeit, sich durch digitale Technik auch in der Freizeit über die Arbeit zu informieren, als belastend empfinden. Auch die Erreichbarkeit in der Freizeit durch Technik, um Absprachen mit Kolleg:innen zu treffen, wird von 47,41 % (n = 1.099) der Befragten als Belastungsfaktor wahrgenommen. Hingegen wird dies von 32,58 % der Beschäftigten als Entlastung betrachtet. Insgesamt deuten die Ergebnisse jedoch darauf hin, dass die erweiterte Erreichbarkeit durch die Nutzung digitaler Technologien von den Befragten weniger als Entlastung, sondern viel mehr als möglicher Belastungsfaktor bewertet wird.

Kontextfaktoren »subjektive Kompetenz und lernförderliche Rahmenbedingungen«

Durch die Implementierung von digitaler Technik werden nicht nur der Gegenstand der Arbeit, sondern auch deren Prozesse verändert (Cloots 2020). Unter den zahlreichen Herausforderungen und Möglichkeiten, die die digitale Transformation der Arbeit mit sich bringt, wird vor allem die Bedeutung der Vermittlung digitaler Kompetenzen betont (BMAS 2015; BMAS 2017). Unter digitaler Kompetenz wird beispielsweise die »digitale Gewandheit« oder Handlungsfähigkeit im Kontext der Digitalisierung beschrieben.

Ob der Einsatz digitaler Technik am Arbeitsplatz von den Beschäftigten eher als Entlastung oder als Belastung wahrgenommen wird, hängt zudem mit der selbst wahrgenommenen digitalen Kompetenz der befragten Beschäftigten zusammen. So zeigen die Ergebnisse der Beschäftigtenbefragung, dass Personen mit einer guten digitalen Kompetenz (n = 786) häufiger eine Entlastung durch den Einsatz von Technik wahrnehmen als der Durchschnitt aller Befragten. Unabhängig von der Kompetenzeinschätzung gaben 27,9 % aller Befragten (n = 1.131) an, dass sie sich durch den Einsatz digitaler Technik am Arbeitsplatz entlastet fühlen, 26,1% (n = 1.131) fühlen sich weniger gestresst. Demzufolge fühlen sich unter den Personen mit guter digitaler Kompetenz 33,6% (n = 728) dieser Personen am Arbeitsplatz körperlich entlastet und 33,3% (n = 728) weniger gestresst. Überdies erweist sich digitale Technik als hilfreich für eine bessere Strukturierung der Arbeit. Auch hier erleben Beschäftigte mit einer sehr guten digitalen Kompetenz häufiger eine Entlastung (62,05%) als der Durchschnitt aller Befragten (54,79%). Zudem gehen 74,23% der Personen mit einer sehr guten digitalen Kompetenz davon aus, dass digitale Technik auch zukünftig die Arbeit spürbar unterstützen wird, während durchschnittlich nur 61,67% aller Befragten diese Annahme vertreten. Personen mit einer sehr guten digitalen Kompetenz erleben häufiger eine Entlastung durch digitale Technik als der Durchschnitt aller Befragten (▶ Abb. 15).

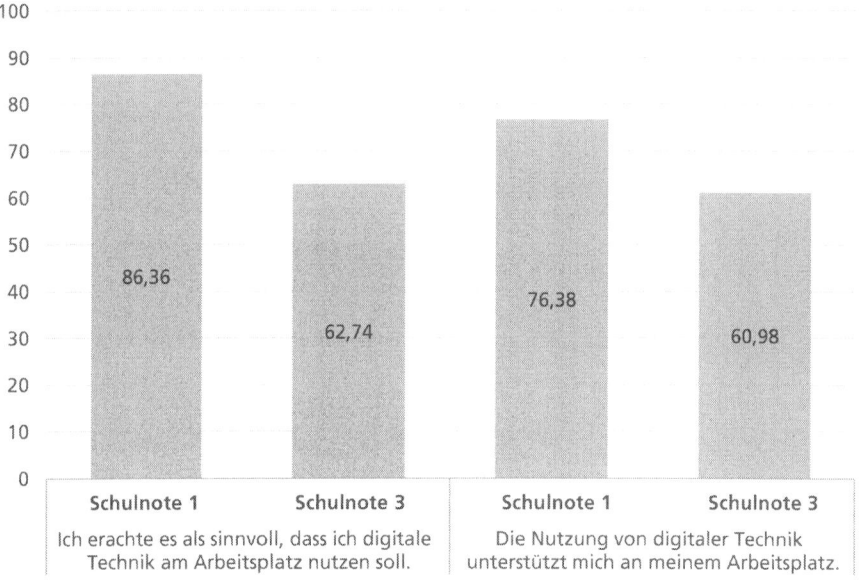

Abb. 15: Technikbewertung nach digitaler Kompetenz

Des Weiteren wurden die Beschäftigten im Rahmen der Befragung gebeten, ihre digitale Kompetenz selbst einzuschätzen und sie in Form von Schulnoten (1–6) zu benoten. Beim Vergleich der Beschäftigten, die sich selbst die Schulnote 1 vergaben, mit den Beschäftigten, die ihre digitale Kompetenz mit der Note 3 bewerteten, werden Unterschiede hinsichtlich ihrer Bewertung von Technik erkennbar. So gaben 86,36% der Befragten mit der Schulnote 1 an, dass sie die Nutzung digitaler Technik am Arbeitsplatz als sinnvoll erachten. Von den Beschäftigten mit der Schulnote 3 stimmten nur 62,74% diesem Item zu. Darüber hinaus wird die Nutzung von digitaler Technik am Arbeitsplatz von 76,38% der Beschäftigten, die sich selbst die Schulnote 1 vergaben, als unterstützend wahrgenommen, während es bei den Befragten, die ihre Kompetenz der Schulnote 3 zuordneten, lediglich 60,98% sind. Auch an dieser Stelle verdeutlichen die Ergebnisse der Befragung, dass Beschäftigte mit einer sehr guten digitalen Kompetenz die Nutzung digitaler Technik am Arbeitsplatz eher als nützlich und entlastend empfinden als Beschäftigte mit einer durchschnittlichen digitalen Kompetenz.

In der DigiKIK Beschäftigtenbefragung gaben 45,9 % der Beschäftigten an, dass sie sich regelmäßig fortbilden müssen. Bei der Analyse der Implementierungsprozesse in den teilnehmenden Krankenhäusern des Projektes zeigte sich allerdings, dass die dort Beschäftigten im Regelfall nur formelle Lernprozesse gewohnt sind, d. h. sie erleben vor allem Aus- oder Fortbildungen, welche losgelöst von ihrem Arbeitsalltag organisiert sind, als Lernprozesse. Hier liegt eine Chance zur Verwirklichung von Entlastungspotenzialen. Qualifizierung sollte dabei nicht auf Informations- und Anwenderkompetenz beschränktwerden. Bisherige Qualifizierungsangeboten dienen primär der Vermittlung von Kenntnissen zum Gebrauch von Soft- und Hardware. Bisher fehlt es an einer systematischen Verknüpfung von Versorgungsgestaltung, Arbeitsorganisation, Personal- und Kompetenzentwicklung in den Krankenhäusern. Soll eine Veränderung der Organisationskultur bewirkt werden, sind Systeme notwendig, die einen behutsamen Veränderungs- und Lernprozess der Beteiligten ermöglichen und auf die Entwicklung von Kompetenzen ausgelegt sind (Erpenbeck und Sauter 2015). Im Kontext von digitalen Implementierungsprozessen sollte eine Kompetenzentwicklung erfolgen, welche die Handlungs- und Gestaltungsfähigkeit aller Beschäftigten in einem sich sehr schnell verändernden Umfeld zum Inhalt hat. In der Regel werden Wechselwirkungen von Digitalisierung und realen Tätigkeiten mit und an Patient:innen im Arbeitsalltag nicht systematisch reflektiert und stattdessen die Anwenderkompetenz – vor allem bei der Neueinführung von technischen Lösungen – in den Vordergrund gestellt. Hierbei werden neue und erweiterte Anforderungen häufig erst im Arbeitsprozess selbst sichtbar und von den Beschäftigten erlebt. Dies erfordert von den Beschäftigten erweiterte Kompetenzen zur Gestaltung ihres Arbeitsplatzes, ihrer Aufgabenfelder und Tätigkeiten. Diese Art der Kompetenzentwicklung ist Bestandteil des Konzepts des arbeitsintegrierten Lernens, d. h. das Lernen bei der Arbeit und durch die Arbeit (Richter u. a. 2018). Dieses Konzept steht nicht in Konkurrenz zur formalen (betrieblichen) Aus- und Weiterbildung, sondern ergänzt sie und erhöht letztlich deren Wirksamkeit. Arbeitsintegriertes Lernen berücksichtigt informelle und implizite Lernprozesse und benötigt einen ausreichenden Handlungsspielraum, Anforderungsvielfalt, Transparenz und einen ganzheitlichen Arbeitsauftrag (Hacker 2015). Dies bedeutet konkret, dass den Beschäftigten auch im Arbeitsprozess selbst Zeit zur Verfügung stehen muss, um sich Wissen anzueignen oder aber um mit Kolleg:innen neue Arbeitsabläufe einzuüben. Hierfür wurde im Projekt ein Verfahren angewendet, welches im Ergebnis die wechselseitigen Herausforderungen des betrieblichen Kompetenz- und Technikmanagements sichtbar und diskutierbar machte (Schröer u. a. 2020). Dieses Verfahren kann als eine Möglichkeit der direkten Beteiligung von an einem Arbeitsprozess beteiligten Beschäftigten verstanden werden. Ziel ist es, sich gemeinsam mit den Beschäftigten die abgebildeten Ist-Prozesse mit den Arbeitsprozessschritten, Ereignissen und Entscheidungen anzuschauen und vor der Digitalisierung zu optimieren. Dabei kann das Grundverfahren unterschiedlich gestaltet werden. Beim kollegialen Austausch können neue Wissensinhalte direkt im Prozess der Arbeit erprobt, verstanden und kritisch hinterfragt werden. Auf diese Weise können der Theorie-Praxis-Transfer sowie die Akzeptanz der Beschäftigten gefördert werden.

Doch warum kann es entscheidend sein, dass die Beschäftigten einen Sinn in der Nutzung von digitaler Technik erkennen? Das theoretische Modell von Antonovsky untersucht Einflussfaktoren auf den Erhalt von psychischer Gesundheit und definiert dabei das Schaffen von Sinnkohärenz als wichtigsten Einflussfaktor (Antonovsky 1997). Die salutogene Orientierung geht von einem interaktiven Prozess zwischen belastenden Faktoren (Stressoren) und schützenden Faktoren (Widerstandsressourcen) aus und stellt diese in Kontext zu den Lebenserfahrungen einer Person (ebd.). Eine wichtige Widerstandsressource ist in diesem Zusammenhang der Kohärenzsinn, welcher die Faktoren Verstehbarkeit, Bewältigbarkeit/Machbarkeit und Sinnhaftigkeit beinhaltet. Verfügen Beschäftigte über einen gut ausgeprägten Kohärenzsinn, so erleben sie ihren Arbeitsinhalt und die Arbeitsorganisation als sinnvoll, verstehen die an sie gestellten Anforderungen und sehen diese als machbar an. Mit Blick auf die Einführung und Verwendung digitaler Technik sollten Umstrukturierungsprozesse so gestaltet sein, dass sie im Einklang mit dem Kohärenzsinn der Beschäftigten stehen. Hierzu ist es hilfreich, den Mehrwert neuer Techniken klar zu vermitteln, um die Bereitschaft, zusätzliche Aufwände, wie notwendige Schulungsmaßnahmen oder Veränderungen von Arbeitsabläufen zu akzeptieren, zu fördern.

4.2.4 Fazit – Implementierung von digitaler Technik in Angebote und Maßnahmen des BGM

Belastungsfaktoren digitaler Arbeit können Stressreaktionen hervorrufen. Zur Prävention von Stress können Stressbewältigungstrainings oder Resilienzstärkungen der Erweiterung der personalen Kompetenz dienen. Um eine Entgrenzung der Arbeit im Sinne eines »Work-Life-Blendings« zu reduzieren, bereitete der Betriebsrat einer teilnehmenden Klinik im Projekt DigiKIK, gemeinsam mit dem Betrieblichen Gesundheitsmanagement, eine Betriebsvereinbarung zum Thema »Erreichbarkeit« vor, in der verschiedene Aspekte der Kommunikation (Telefon, E-Mail, SMS, Messenger) mit den Beschäftigten in deren Freizeit behandelt werden. Hierauf aufbauend könnte ein Angebot geschaffen werden, um Beschäftigte bei Technikauswahl zu beteiligen und Datenverarbeitung transparent machen. Weiterhin können Betriebsräte Unterstützungsangebote zur Bewältigung von Abgrenzungs- und Überlastungsproblemen bereitstellen (Carstensen 2015).

Literatur

Ahlers E, Klenner C, Lott Y, Maschke M, Müller A, Schildmann C, Voss D & Weusthoff A (2018). Genderaspekte der Digitalisierung der Arbeitswelt, Arbeitspapier, No. 311. Düsseldorf: Hans-Böckler-Stiftung.

Beck D, Berger S, Breutmann N, Fergen A, Gregersen S, Morschhäuser M, Reddehase B, Ruck YR, Sandrock S, Splittgerber B & Theiler A (2017). Arbeitsschutz in der Praxis. Empfehlungen zur Umsetzung der Gefährdungsbeurteilung psychischer Belastungen. Berlin: Leiter des GDA-Arbeitsprogramms Psyche.

BKK-Dachverband (2017). BKK-Gesundheitsreport 2017 Digitale Arbeit – Digitale Gesundheit. Zahlen, Daten, Fakten mit Gastbeiträgen aus Wissenschaft, Politik und Praxis. Medizinisch Wissenschaftliche Vertragsgesellschaft.

Bleses P & Busse B (2020). Digitalisierung der Pflegearbeit in der ambulanten Pflege: Herausforderungen und Gestaltungsmöglichkeiten guter Arbeitsqualität. In: Bleses P, Busse B & Friemer A (Hrsg.) (2020). Digitalisierung der Arbeit in der Langzeitpflege als Veränderungsprojekt. Berlin: Springer, S. 49–65.

BMAS – Bundesministerium für Arbeit und Soziales (2019). Arbeitsmedizin. Psychische Gesundheit im Betrieb. Arbeitsmedizinische Empfehlung. Ausschuss für Arbeitsmedizin. Berlin. Unter: https://www.bmas.de/SharedDocs/Downloads/DE/Publikationen/a450-psychische-gesundheit-im-betrieb.html (letzter Zugriff: 11.09.2023).

Böhm SA, Bourovoi K, Brzykcy A, Kreissner LM & Breier C (2016). Auswirkungen der Digitalisierung auf die Gesundheit von Berufstätigen: Eine bevölkerungsrepräsentative Studie in der Bundesrepublik Deutschland. St. Gallen: Universität St. Gallen.

Bräutigam C, Enste P, Evans M, Hilbert J, Merkel S & Öz F (2017). Digitalisierung im Krankenhaus. Mehr Technik – bessere Arbeit? Study 364. Düsseldorf: Hans-Böckler-Stiftung.

Breuer J, Bleses P & Philippi L (2020). Praxisorientierung und Partizipation. Schlüssel für Technikgestaltung in Veränderungsprojekten. In: Bleses P, Busse B & Friemer A (Hrsg.) (2020). Digitalisierung der Arbeit in der Langzeitpflege als Veränderungsprojekt. Berlin: Springer, S. 97–117.

Busch-Heizmann, A., Entgelmeier, I. & Rinke, T. (2018). Digitalisierung und Entgrenzung:. Welche personenbezogenen Merkmale beeinflussen die Gestaltung von Berufs- und Privatleben unter dem erwerbsbezogenen Einsatz von IuK-Technologien und wie lassen sich die Zusammenhänge überprüfen? (Hans-Böckler-Stiftung, Hrsg.) (Forschungsförderung Working Paper 92). Düsseldorf.

Carstensen T (2015). Neue Anforderungen und Belastungen durch digitale und mobile Technologien. WSI-Mitteilungen 68(3), S. 187–193.

Christiansen M (2020). Arbeitsorganisation und Führungskultur. In: Jacobs K, Kuhlmey A, Greß S, Klauber J & Schwinger A (Hrsg.) (2020). Pflege-Report 2019. Berlin, Heidelberg: Springer, S. 123–135. https://doi.org/10.1007/978-3-662-58935-9_9

Damm K (2012). Prozessoptimierung und Arbeitsteilung. In: Bechtel P & Smerdka-Arhelger I (Hrsg.) (2012). Pflege im Wandel gestalten – Eine Führungsaufgabe. Berlin, Heidelberg: Springer.

Daum M (2022). Die Digitalisierung der Pflege in Deutschland: Status quo, digitale Transformation und Auswirkungen auf Arbeit, Beschäftigte und Qualifizierung. Hamburg: DAA-Stiftung Bildung und Beruf.

Dehnbostel P (2019). Betriebliche Lernorte, Lernräume und Selbstlernarchitekturen in der digitalisierten Arbeitswelt. In: Magazin erwachsenenbildung.at. Ausgabe 35/36. Wien, S. 04_1–9. https://erwachsenenbildung.at/magazin/19-35u36/04_dehnbostel.pdf (letzter Zugriff: 13.07.2023).

Dragano N, Riedel-Heller SG & Lunau T (2021). Haben digitale Technologien bei der Arbeit Einfluss auf die psychische Gesundheit? In: Der Nervenarzt 92, S. 1111–1120. https://doi.org/10.1007/s00115-021-01192-z.

Drupp M & Meyer M (2020). Belastungen und Arbeitsbedingungen bei Pflegeberufen – Arbeitsunfähigkeitsdaten und ihre Nutzung im Rahmen eines Betrieblichen Gesundheitsmanagements. In: Jacobs K, Kuhlmey A, Greß S, Klauber J & Schwinger A (Hrsg.) (2020). Pflege-Report 2019. Berlin, Heidelberg: Springer. https://doi.org/10.1007/978-3-662-58935-9_2

Erpenbeck J & Sauter W (2015). Vom Wissen zur Kompetenz. In: Wissen, Werte und Kompetenzen in der Mitarbeiterentwicklung. essentials. Wiesbaden: Springer Gabler.

Giese C & Heubel F (2015). Pflege als Profession. In: Heubel F (Hrsg.) (2015). Professionslogik im Krankenhaus. Frankfurt, S. 35–50.

Gimpel H, Lanzl J, Manner-Romberg, T & Nüske N (2018). Digitaler Stress in Deutschland: Eine Befragung von Erwerbstätigen zu Belastung und Beanspruchung durch Arbeit mit digitalen Technologien. Düsseldorf: Hans-Böckler-Stiftung, 2018. 57 S. (Forschungsförderung Working Paper, Hans-Böckler-Stiftung; 101).

Gimpel H, Berger M, Regal C, Urbach N, Kreilos M, Becker J & Derra ND (2020). Belastungsfaktoren der digitalen Arbeit. Eine beispielhafte Darstellung der Faktoren, die digitalen Stress hervorrufen. Augsburg: Projektgruppe Wirtschaftsinformatik des Fraunhofer FIT.

Goransson O, Pettersson K, Larsson PA & Lennernas B (2008). Personals attitudes towards robot assisted health care – A pilot study in 111 respondents. Studies in Health Technology & Informatics, 137, S. 56–60.

Hülsken-Giesler M & Krings BJ (2015). Technik und Pflege in einer Gesellschaft des langen Lebens. Einführung in den Schwerpunkt. In: Technikfolgenabschätzung – Theorie und Praxis 24. Jg., Heft 2, August 2015.

Junghanns G & Kersten N (2019). Informationsüberflutung am Arbeitsplatz. Zentralblatt für Arbeitsmedizin, Arbeitsschutz und Ergonomie 69, S. 119–132.

Kirchner S. (2015) Konturen der digitalen Arbeitswelt. Eine Untersuchung der Einflussfaktoren beruflicher Computer- und Internetnutzung und der Zusammenhänge zu Arbeitsqualität. In: Kölner Zeitschrift für Soziologie und Sozialpsychologie 67, S. 763–791.

Hacker W (1984). Psychologische Bewertung von Arbeitsgestaltungsmaßnahmen. Ziele und Bewertungsmaßstäbe (Spezielle Arbeits- und Ingenieurpsychologie in Einzeldarstellungen, Bd. 1, 2. Aufl.). Berlin: Springer. https://doi.org/10.1007/978-3-642-95437-5

Hacker W (2015). Lern-, gesundheits- und leistungsförderliche Arbeitsgestaltung in kleinen und mittleren Unternehmen – Warum und wie? Dresden: Technische Universität Dresden.

Kloimüller, I., Czeskleba, R. (2018). Erhalt von Arbeitsfähigkeit als wesentliche Aufgabe im Betrieblichen Gesundheitsmanagement. In: Pfannstiel, M., Mehlich, H. (eds) BGM – Ein Erfolgsfaktor für Unternehmen. Springer Gabler, Wiesbaden. https://doi.org/10.1007/978-3-658-22738-8_2

Kubek V (2020). Digitalisierung in der Pflege: Überblick über aktuelle Ansätze. In: Kubek V, Velten S, Eierdanz F & Blaudszun-Lahm A (Hrsg.) (2020). Digitalisierung in der Pflege. Wiesbaden: Springer Verlag, S. 15–20. https://doi.org/10.1007/978-3-662-61372-6_3

Lohmann-Haislah A (2012). Stressreport Deutschland 2012. Psychische Anforderungen, Ressourcen und Befinden. Dortmund, Berlin, Dresden. Unter: http://www.baua.de/de/Publikationen/Fachbeitraege/Gd68.pdf?__blob=publicationFile&v=16 (letzter Zugriff: 13.07.2023).

Lutze M, Trauzettel F, Busch-Heizmann A & Bovenschulte M (2021). Potenziale einer Pflege 4.0. Wie innovative Technologien Entlastung schaffen und die Arbeitszufriedenheit von Pflegefachpersonen in der Langzeitpflege verändern. Gütersloh: Bertelsmann Stiftung.

Lück M & Melzer M (2020). Arbeitsbedingungen in der Altern- und Krankenpflege – Höhere Anforderungen, mehr gesundheitliche Beschwerden. BIBB/BAuA-Faktenblatt 31. Dortmund: Bundesanstalt für Arbeitsschutz und Arbeitsmedizin.

Metz AM & Rothe HJ (2020). SPA – Screening psychischer Arbeitsbelastung. Berlin: Springer-Nature.

Merda M, Schmidt K & Kähler B (2017). Pflege 4.0 – Einsatz moderner Technologien aus der Sicht professionell Pflegender. Forschungsbericht. Hamburg: Berufsgenossenschaft für Gesundheitsdienst und Wohlfahrtspflege (BGW) (Hrsg.). Unter: https://www.bgw-online.de/resource/blob/20346/e735030f6178101cf2ea9fa14e1bc063/bgw09-14-002-pflege-4-0-einsatz-moderner-technologien-data.pdf (letzter Zugriff: 13.07.2023).

Rau R & Hoppe J (2020). iga.Report 41. Neue Technologien und Digitalisierung in der Arbeitswelt. Erkenntnisse für die Prävention und Betriebliche Gesundheitsförderung. Dresden: iga.

Richter G, Ribbat M & Mühlebrock I (2020). Lernförderliche Arbeitsgestaltung im Dienstleistungssektor am Beispiel der Sachbearbeitung: Die doppelte Rolle der Führungskraft. Dortmund, Berlin, Dresden: Bundesanstalt für Arbeitsschutz und Arbeitsmedizin.

Richter G, Ribbat M & Thomson B (2018). Die Digitalisierung der Arbeit: Arbeitsintegriertes Lernen als Strategie vorausschauender Personalpolitik. In: Redlich T, Moritz M & Wulfsberg J (Hrsg.) (2018). Interdisziplinäre Perspektiven zur Zukunft der Wertschöpfung. Wiesbaden: Springer Gabler, S. 219–232.

Rösler U, Schmidt K, Merda M & Melzer M. (2018). Digitalisierung in der Pflege. Wie intelligente Technologien die Arbeit professionell Pflegender verändern, Initiative Neue Qualität der Arbeit (INQA), Berlin.

Schröer L, Gießler W, Bräutigam C, Schmidt C, Breuker G, Scheda W, Evans M & Hecken L (2020). Werkstattbericht: Digitale Transformation und interaktive Arbeit im Krankenhaus: Kompetenz- und Technikentwicklung integriert gestalten. Unter: https://63756a7d-190e-4dd3-b20b-a57a653cd5b7.filesusr.com/ugd/192cef_8f6dcaef5d0e45b49d2d51ab88492c36.pdf (letzter Zugriff: 13.07.2023).

Schmucker R (2018). Die Digitalisierung der ArbeitSswelt aus Sicht der Beschäftigten. In: Schröder L & Urban HJ (Hrsg.). Ökologie der Arbeit – Impulse für einen nachhaltigen Umbau. Bund Verlag.

Simon M (2017). Das Gesundheitssystem in Deutschland: eine Einführung in Struktur und Funktionsweise, 6. Aufl., Hogrefe, Bern: Hogrefe Verlag.

Urban M & Schulz L (2020). Digitale Patientendokumentationssysteme. Potenziale, Herausforderungen und Gestaltungsmöglichkeiten. In: Bleses P, Busse B & Friemer A (Hrsg.) (2020). Digitalisierung der Arbeit in der Langzeitpflege als Veränderungsprojekt. Berlin: Springer Vieweg.

Weis F (2022). Work-Life-Balance und hybride Arbeitsgestaltung – Empfehlungen für Führungskräfte bei hybrider Teamarbeit. In: Cloots A (Hrsg.) (2022). Hybride Arbeitsgestaltung. Wiesbaden: Springer Gabler, S. 103–111. https://doi.org/10.1007/978-3-658-36774-9_6

Wörmann, A. & Brenscheidt, F & Gerstenberg, S. (2019): Arbeitszeit in Deutschland: Länge, Lage, Flexibilität der Arbeitszeit und die Gesundheit der Beschäftigten. In: Erschienen in: Arbeitszeitpolitik. Verlag: Springer Berlin Heidelberg.

Zieschang H & Heitmann C (2020). Wie weit ist die Digitalisierung in deutschen Unternehmen schon angekommen? In: DGUV forum 10, S. 39–42.

Zuboff S (2015). Big Other. Surveillance Capitalism and the Prospects of an Information Vivilization. In: Journal of Information Technology 30, S. 75–89. https://doi.org/10.1057/jit.2015.5

4.3 Digitalisierung der Arbeit in Krankenhäusern – Partizipation als Strategie und Instrument für Technikaneignung

Andreas Friemer, Peter Bleses

Die Digitalisierung von Arbeit im Krankenhaus wird – insbesondere in den auf die Arbeit am und mit Menschen ausgerichteten Bereichen – als komplexer, soziotechnischer Veränderungsprozess mit multiplen und miteinander verzahnten Veränderungsdimensionen eingeschätzt. Er fordert alle Gruppen von Beschäftigten, Führungskräften und Interessenvertretungen heraus, bietet aber auch Chancen für eine bessere Arbeitsgestaltung. Der Beitrag geht von der Frage aus, inwieweit die Beteiligung der Beschäftigten als Instrument einer für alle erfolgreichen Implementierung und nachhaltigen Nutzung digitaler Technik im Arbeitsalltag von Krankenhausbeschäftigten wirken kann. Im Mittelpunkt der Analyse werden die sog. *Experimentierräume* stehen, die im Projekt DigiKIK[10], in vier Kliniken entwickelt und eingerichtet wurden. Die Experimentierräume bilden ergebnis- und gestaltungsoffene betriebliche Reallabore, in denen mittels breiter Beteiligung – von Expert:innen über Führungskräfte und betriebliche Interessenvertretungen bis hin zu Beschäftigten aus unterschiedlichen Arbeitsbereichen – analoge Arbeitsprozesse in Hinblick auf deren Digitalisierungspotenziale gemeinsam analysiert und auf dieser Basis passende digitalisierte Lösungsansätze entwickelt bzw. bestehende Ansätze optimiert wurden.

4.3.1 Einführung

Mit der Digitalisierung von Arbeit bzw. von bestimmten Arbeitsprozessen werden seitens der Unternehmen oft Rentabilitätsziele bzw. Konkurrenzvorteile im Vergleich zu Mitbewerber:innen verfolgt. Das trifft auch auf die Krankenhäuser als Gesundheitsdienstleistungsorganisationen zu, die aufgrund eines starken Wirtschaftlichkeitsdrucks beständig nach Effizienzsteigerungen ihrer Verwaltungs-, medizinischen und pflegerischen Prozesse streben (müssen). Für die dort Beschäftigten – insbesondere die Pflegekräfte, das ärztliche Personal, die Führungskräfte und die Akteure der betrieblichen Mitbestimmung – bergen Ansätze der Digitalisierung von Arbeitsprozessen oft deutliche Veränderungspotenziale ihrer bisherigen Arbeitsweisen und Kooperationsbeziehungen sowie der technischen und organisatorischen Rahmenbedingungen ihrer Arbeit. Dabei sind die Herausforderungen in Organisationen besonders groß, in denen Arbeitskulturen, Organisationsprozesse, vorherrschende Berufskulturen und die Primäraufgaben vieler Beschäftigtengruppen eine eher geringe Affinität zur Digitalisierung besitzen. Zwar dürfte die Affinität der Beschäftigten zum Umgang mit Technik in Krankenhäusern aufgrund einer längeren Tradition des faktischen Technikeinsatzes größer sein als etwa in der ambulanten Pflege oder der stationären Langzeitpflege (Bleses u. a. 2020). Dennoch sind Gesundheitsdienstleistungen und insbesondere die Krankenpflege soziale Dienstleistungen, die am und mit Menschen erbracht werden. Diese sog. »Interaktionsarbeit« ist durch persönliche Hinwendung und individuelle Bedarfsorientierung als Mittel der Herstellung einer Kooperationsbeziehung zwischen Pflegenden und Patient:innen gekennzeichnet (Böhle u. a. 2015; für die Langzeitpflege: Weihrich u. a. 2012; Becke und Bleses 2016). Technikeinsatz – der nicht unbedingt digitale Technik ist – ist daher zwar Element der Tätigkeit in Krankenhäusern, aber nicht unbedingt das zentrale Kennzeichen der berufskulturellen Prägungen und alltäglichen Arbeitsaufgaben vor allem von Pflegekräften.

In der stationären Krankenpflege wird der Umgang mit zunehmend digitalisierter Medizintechnik allerdings immer mehr zum alltäglichen Bestandteil der Arbeit auch in den patientennahen Tätigkeiten. Viele Krankenhäuser treiben diese Entwicklung – z. B. bei Dokumentationen und Behandlungsprozessverfolgung über Krankenhausinformationssysteme (KIS) – gegenwärtig voran. Trotz der dadurch durchaus vorhandenen Erfahrungen mit digital gestützten Arbeitsprozessen in den

---

10 www.digikik-projekt.de

unterschiedlichen Klinikbereichen (insbesondere in der Diagnostik und der Intensivpflege) bergen zukünftige Technikeinführungen bzw. -implementierungen durch eine zunehmend professionellere Vernetzung vieler Arbeitsbereiche sowie den weiterwachsenden Anteil, den digitalisierte Arbeitsprozesse an den verschiedenen medizinischen und pflegerischen Tätigkeiten gewinnen, große Veränderungspotenziale. Das betrifft insbesondere die Kompetenzanforderungen an die Beschäftigten, da etwa erhöhte Verantwortlichkeiten für vor- und nachgelagerte Prozesse entstehen können. Betroffen sind aber auch die organisatorischen Handlungsanforderungen, etwa die Neuorganisation von Arbeitsprozessen, Koordinationsanforderungen über Bereichsgrenzen hinaus, die Führung bzw. »Mitnahme« von Beschäftigten in tiefgreifenden Veränderungsprozessen.

In der komplexen Gesamtorganisation Krankenhaus wird der Veränderungsprozess der Digitalisierung der Arbeitsprozesse in der Regel durch das Top-down-Prinzip bestimmt. Das Management definiert übergeordnete Ziele, aus denen sich dann Teilziele ableiten, deren Umsetzung in der Verantwortlichkeit der jeweiligen Abteilungs- oder Bereichsleitungen liegen. Die Beschäftigten in diesen Bereichen werden in die Umsetzungsplanung und die Gestaltung der Projekte oft nicht einbezogen, können also ihre Erwartungen bzw. Befürchtungen sowie ihre Bedarfe, Ideen und Praxiswissen nicht einbringen. Dies kann sowohl die Akzeptanz solcher Veränderungen und die aus ihnen resultierenden Anforderungen auf Seiten der Beschäftigten als auch die Einsatzqualität technischer Ansätze und damit auch deren effiziente Nutzung im jeweiligen Arbeitsbereich in Frage stellen. Für Beschäftigte und deren Akzeptanz von Veränderungen ihrer Arbeitsprozesse steht die Praxistauglichkeit im Mittelpunkt – und der konkrete Nutzen, der von den Veränderungen auch für die eigene Arbeit zu erwarten ist. Verursachen die veränderten Arbeitsprozesse mehr Aufwand und erbringen hingegen nur wenig oder gar keinen Nutzen, nur weil das unmittelbare Erfahrungswissen der Praxisakteur:innen nicht einbezogen worden ist, führt das schnell zum Scheitern von Innovationsprozessen. Das gilt gerade für Organisationen wie Krankenhäusern, in denen in vielen Bereichen die Beschäftigten aufgrund von Wirtschaftlichkeitsanforderungen sowie Fachkräftemangel sowieso schon bis an oder über die Grenzen hinaus durch Arbeitsverdichtung belastet sind.

Die Alternative bestünde darin, die Beschäftigten mit ihrem Wissen frühzeitig und transparent in die Planung von (digitalen) Veränderungsprojekten einzubinden. Die Partizipation möglichst aller Betroffenengruppen kann dabei unterschiedliche Zielsetzungen bedienen:

- Kompetenzbildung und personale Entwicklung zur Erhöhung ihrer beruflichen Handlungsfähigkeit bei den Mitarbeiter:innen auch in Hinblick auf zukünftige Technikinnovationen,
- Erhöhung der Ergebnisqualität bei den technischen Lösungen und Anwendung mit positiven Effekten auf die Effizienz,
- Erleichterung der Arbeit und Wegfall von Belastungen für die Beschäftigten sowie
- Steigerung der Akzeptanz und damit eine nachhaltigere Nutzung der Innovationen.

In Beteiligungsprozessen erleben die Beschäftigten dadurch Selbstwirksamkeit, dass ihr Engagement, ihre Erfahrungen und Ideen als gleichberechtigter Input bei der Gestaltung von Lösungen einbezogen werden. Damit geht auch ein Rollenwechsel einher, in dem sie sich von top-down-gesteuerten Veränderungsobjekten zu handelnden Subjekten entwickeln.

Wenngleich die positive Wirkung von partizipativen Ansätzen in der Veränderungsgestaltung vielfach belegt ist (für die Pflege: Kubek und Eierdanz 2020; Bleses u. a. 2020), ist deren Umsetzung allerdings einfacher gesagt als getan. Abhängig von den Rahmenbedingen (Organisationsgröße und -komplexität; Zahl der Beteiligtengruppen; Abhängigkeitsgrad der Organisation von nicht beeinflussbaren Vorgaben von »oben« usw.) hängt der Erfolg partizipativer Entscheidungen von vielen Kriterien ab. Trivial ist Beteiligung von Beschäftigten in Veränderungsprojekten jedenfalls in keinem Fall. Ein wichtiges Element ist dabei insbesondere das Zusammenspiel verschiedener Partizipationsakteure und -ebenen im Prozess der Beschäftigtenbeteiligung. Das betrifft zum Beispiel die Repräsentation der verschiedenen Tätigkeitsgruppen ebenso wie vor allem auch das Nebeneinander von direkter Partizipation (einzelne Beschäftigte ohne Vertretungsfunktion) und indirekter Partizipation im Rahmen der betrieblichen Mitbestimmung.

Der Beitrag geht im Folgenden am Beispiel der *Experimentierräume* als einem der zentralen Beteiligungsinstrumente der Gestaltung von Digitalisierungsvorhaben im Rahmen des Projekts DigiKIK der Hauptfrage nach: Inwieweit wirkt die Beteiligung der Beschäftigten als Instrument einer für alle erfolgreichen Implementierung und nachhaltigen Nutzung digitaler Technik im Arbeitsalltag von Krankenhausbeschäftigten? Welche Herausforderungen und Chancen ergeben sich aus der Beteiligung von Beschäftigten in (digitalen) Veränderungsprojekten in Krankenhäusern? Zur Beantwortung der Hauptfrage zeigen wir zunächst kurz auf, in welchen Dimensionen sich eigentlich die Digitalisierung der Arbeit auf die beteiligten Beschäftigtengruppen und die Gesamtorganisation (in diesem Fall die Krankenhäuser) auswirkt bzw. auswirken kann und warum die Mehrdimensionalität und Komplexität ein beteiligungsorientiertes Vorgehen sinnvoll macht (▶ Kap. 4.3.2). Anschließend schildern wir das partizipationsbasierte Instrument Experimentierraum als Ansatz der Veränderungsgestaltung (▶ Kap. 4.3.3), um daraufhin die Frage zu stellen, wie konkret die Partizipationsformen gestaltet und die Partizipationsakteure und -ebenen sinnvoll miteinander verbunden werden können. Den Abschluss bildet ein kurzes Fazit (▶ Kap. 4.3.4).

4.3.2 Veränderungsdimensionen im Prozess der »Digitalisierung der Arbeit«

Die Herausforderungen und Wirkungen von Digitalisierungsvorhaben auf ein Krankenhaus und deren Beschäftigte hängen zum einen von der organisationalen und personalen Disposition (digitale Affinität der Geschäftsprozesse, Digitalisierungsstand und -strategien, Vorerfahrungen, arbeitsprozessuale Reichweite und Tiefe für Mitarbeiter:innen, Kompetenzstände etc.) ab, zum anderen aber auch davon, welche Veränderungsdimensionen in einem Unternehmen berührt werden.

Dabei gestaltet sich in der Regel jedes konkrete – wenn auch unterschiedlich umfängliche – Digitalisierungsvorhaben immer als mehrdimensionales sozio-technisches Veränderungsprojekt – das in Abhängigkeit von der eingesetzten Technik und ihrem konkreten Einsatzbereich Beschäftigtengruppen unterschiedlich betrifft. Der Begriff »sozio-technisches« System verweist darauf, dass Technikeinsatz und Technikentwicklung in Arbeitssystemen durch Interessenlagen und Handeln von Akteur:innen und durch Arbeits- und Organisationskulturen und die daraus abgeleiteten Regeln sozial eingebettet sind (Maucher u. a. 2002; Ulich 2013). Dabei geht es nicht allein um die Analyse der Veränderungsbestandteile und -hintergründe, sondern auch um die zu bewältigenden Anforderungen im Hinblick auf die (Arbeits-) Organisationsentwicklung (Paul 2017). Nachfolgend werden unter dieser Perspektive verschiedene Veränderungsdimensionen in – nicht nur digitalen – Veränderungsprojekten beleuchtet, die an anderer Stelle ausgearbeitet wurden und hier nur kurz aufgelistet werden können (▶ Abb. 16).

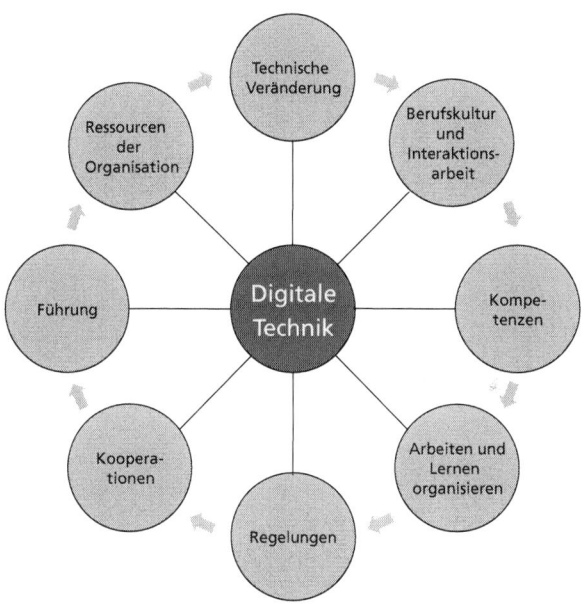

Abb. 16: Veränderungsdimensionen im Prozess der Digitalisierung von Arbeit (Bleses u. a. 2020)

Die Veränderungsdimensionen reichen – ausgehend von der Art und Weise bzw. Eingriffstiefe des avisierten Technikeinsatzes in die Arbeitsprozesse – von der berufskulturellen Dimension (»Inwieweit verändert sie die Arbeit am und mit Menschen?«) über »Kompetenzanforderungen (»Was benötigen die verschiedenen Akteursgruppen zur Bewältigung des Veränderungsprozesses bis hin zur guten Arbeit mit der neuen Technik«?) und Fragen der arbeitsorganisatorischen Anpassung, neuen Regelungs-, Führungs- und Kooperationsanforderungen bis hin zu den Frage: Verfügt die Organisation überhaupt über die finanziellen, organisatorischen und personalen Ressourcen, um den Veränderungsprozess erfolgreich gestalten zu können – oder stellen sich Anforderungen, welche die Ressourcen überstrapazieren würden? Man könnte das auch als »Gretchenfrage« bezeichnen, die darüber entscheidet, ob der geplante Veränderungsprozess in der beabsichtigten Form, Tiefe und Umfänglichkeit überhaupt, sofort oder nur in einzelnen Schritten gegangen werden kann.

In fast allen Veränderungsdimensionen zeigt sich, dass Beschäftigte unmittelbar betroffen sind. Das liegt zum einen daran, dass immer das Verhältnis von Organisation und Individuum berührt ist. Und das liegt zum anderen auch daran, dass manche Veränderungen überhaupt nur durch die Individuen selbst (z. B. Integration digitalen Technikeinsatzes in die eigenen berufskulturellen Vorstellungen, Entwicklung von Kompetenzen zum Umgang mit digitaler Technik) oder ihr direktes Mitwirken bewältigt werden können (z. B. Kooperation mit anderen, Arbeitseinsatz im Rahmen des Veränderungsprozesses). Diese Mitwirkung, die zudem dafür bürgt, dass ein Mindestmaß an unmittelbarem Praxiswissen in die Veränderungsgestaltung einfließt, wird kaum ohne ein eigenes Nutzenkalkül zu erreichen sein. Warum sollte man sich an etwas beteiligen, was zu Verschlechterungen der eigenen Arbeit oder Position im Arbeitsprozess führen würde? Was konkret die jeweiligen Nutzenaspekte in der Veränderungsgestaltung sein können, wie sie gestaltet und erreicht werden können, ist ebenfalls nur durch Beteiligung am Prozess zu erfahren. Gerade in chronisch überlasteten Organisationen wie den Krankenhäusern, in denen Arbeitsbelastung ein beständiges Thema ist, werden Aspekte der Verbesserung der Arbeitsqualität durch digitalen Technikeinsatz im Fokus stehen – vor allem dann, wenn es auch noch Mehraufwand verursacht, den digitalen Technikeinsatz einzuführen.

4.3.3 Partizipationsinstrument: Ergebnisoffene Experimentierräume

Mit der Umsetzung sogenannter Experimentierräume[11] im Arbeitsfeld Krankenhaus wurde im Projekt DigiKIK ein innovativer Ansatz in Bezug auf eine beteiligungsorientierte Organisation von Gestaltungsprozessen gewählt (vgl. zur Bedeutung eines experimentellen Designs zur Gestaltung von Veränderungsprozessen auch Becke 2013). Ausgangspunkt waren und sind Herausforderungen der Digitalisierung von Arbeit in den unterschiedlichen Abteilungen von Krankenhäusern für die Organisations- und Arbeitsprozesse. In diesem Kontext fungieren Experimentierräume als Prototypen für Partizipationsinstrumente in einer Veränderungsstrategie des »Wandel[s] durch Experimente« (Becke 2013, S. 77 ff.), die alle Stakeholder in den von digitalen Innovationsprozessen betroffenen Krankenhäusern einbeziehen. Und dazu gehören auch ganz wesentlich die Pflege- und medizinischen Fachkräfte als Expert:innen ihrer eigenen Arbeit. Deren Fach- und Erfahrungswissen mit dem Blick auf die praktischen Anforderungen und Bedarfe ihrer täglichen Arbeit werden in einem solchen Prozedere als ein wichtiger Faktor für die Beurteilungen von

---

11 https://www.inqa.de/DE/handeln/inqa-experimentierraeume/uebersicht.html

Sinnhaftigkeit und Praxistauglichkeit resp. auch »robuster Gestaltung« (Becke 2013, S. 77) von digitalen Innovationen aufgewertet. Die Realisierung solcher experimenteller Gestaltungsräume wird auch wesentlich durch das Bundesministerium für Arbeit und Soziales (BMAS) mit seiner Initiative Neue Qualität der Arbeit (INQA) unterstützt, weil diese als »zentrales Instrument [gesehen werden], das Unternehmen und ihre Beschäftigten dabei unterstützt, die Herausforderungen der digitalen Transformation gemeinsam zu bewältigen« (BMAS 2017, S. 1).

Experimentierräume unterscheiden sich von klassischen Top-down-Formaten des Projektmanagements. In den zeitlich begrenzten Experimentierräumen, die in der Regel als mehrwöchige bis mehrmonatige Pilotvorhaben angelegt sind, werden »neue Problemlösungen bzw. Veränderungsvorhaben gemeinsam durch Führungskräfte, die betriebliche Interessensvertretung und Beschäftigte zielorientiert entwickelt, erprobt und bewertet« (Becke 2013, S. 79).

Wesentlicher Charakter der Experimentierräume ist einerseits die Ergebnisoffenheit, wodurch ein Erfolgszwang zur Entwicklung von Lösungen entfällt. Experimentierräume können daher auch »scheitern« aufgrund des Ergebnisses, dass es keinen validen Bedarf an Innovationen gibt oder diese sich nicht praxistauglich umsetzen lassen. Andererseits müssen sich Organisationen eine solche *Ressourcenverschwendung* auch als *faux frais* leisten können, weshalb diese Strategie nicht überall standardisiert umgesetzt werden kann.

Daneben sind Experimentierräume durch die explizite Beteiligung von Beschäftigten charakterisiert, um unter dem Einbezug allen Fach- und Erfahrungswissens gemeinsame und damit von möglichst allen nachhaltig akzeptierten und somit auch robusten Lösungen entwickeln zu können. Unter dieser Zielsetzung bieten solche »Entwicklungslabore« Freiräume für reflexive Effekte bei den Beteiligten, z. B. durch kollaboratives Arbeiten und diskursive Gestaltungsverfahren, aber auch auf der individuellen Ebene durch eine Art analytischer Metaperspektive auf die eigenen Tätigkeiten. Das gemeinsame Arbeiten, Analysieren und Entwickeln in solchen sozialen Kontexten unterschiedlicher Couleur in Bezug auf die Hierarchie- und Funktionsgruppen gestaltet sich im Idealfall auch als guter Nährboden für die (Aus-)Bildung von zukünftig benötigten Kompetenzen – fachlicher und auch überfachlicher Ausrichtung.

Ausgangspunkt eines Experimentierraumes ist eine Herausforderung, mit der sich eine Organisation konfrontiert sieht und die Umstrukturierungen in den Arbeitsprozessen erforderlich macht. Bei den Praxispartnern des Projekts DigiKIK war dieses Momentum der Einsatz digitaler Technik in verschiedenen Arbeitsbereichen der beteiligten Krankenhäuser. *Zielpunkt* ist eine möglichst passgenaue Lösung für die gesamte Organisation. Zur Steuerung und Umsetzung eines solchen Gestaltungsraumes bedarf es eines *Teams* aus Beschäftigten, Führungskräften und auch der Mitarbeitendenvertretung. Im Projekt DigiKIK wurde dieser Prozess zudem durch klinikeigene Steuerungsgruppen begleitet, die weitestgehend die Beschäftigtengruppen in den unterschiedlichen Klinikabteilungen repräsentierten, sowie durch sogenannte Projektlots:innen, die in Bezug auf die Kommunikation und Umsetzung eine multiplikatorische Schnittstelle zu Geschäftsführungen, Mitbestimmungsgremien und den Mitarbeiter:innen einnahmen.

Zu Beginn vereinbart das Team gemeinsam die Gestaltungskriterien für den Experimentierraum und die Struktur der Umsetzungsschritte.

Dies umfasste in einer ersten *Konsolidierungsphase* die Sichtung und Sortierung bestehender Ansätze und Ideen sowie deren *Priorisierung* unter inhaltlichen und zeitlichen Aspekten. Was soll mit welchen Mitteln erreicht werden, welche Instrumente müssen dafür entwickelt und welche Zeitfenster müssen dafür veranschlagt werde? Gibt es beispielsweise kurzfristige Handlungsbedarfe oder gibt es Veränderungen, die erst mittelfristig umgesetzt werden können? Die Ergebnisse im Projekt DigiKIK zeigen, dass der Einsatz digitaler Technik ohne eine vorherige Analyse der konkreten analogen oder auch schon teildigitalisierten Arbeitsprozesse und -anforderungen nur unzureichend umzusetzen ist und im worst case sogar die Situation für alle Beteiligten verschlechtern kann. Der Experimentierraum bietet als soziale Plattform die Chance, die eigenen Arbeitsprozesse in Bezug auf ihr Digitalisierungspotenzial individuell oder auch kollaborativ zu reflektieren und auf dieser Basis Prototypen für Gestaltungslösungen zu entwerfen.

In der eigentlichen *Gestaltungsphase* werden im Team Lösungsansätze entwickelt und anschließend festgelegt, welche davon zunächst erprobt werden sollen. In einer gemeinsamen Ergebnisevaluation der Erprobungsphase werden die Wirkungen reflektiert, um die »Praxistauglichkeit« der Gestaltungsansätze bewerten zu können. Welche Lösung sollen fortgeführt und dann auch in die Arbeitsprozesse implementiert werden, wo müssen Anpassungen vorgenommen bzw. welche Ansätze können grundsätzlich verworfen werden? Diese Ergebnisoffenheit ist prinzipiell eine Stärke der Experimentierräume: Lösungsansätze können, müssen aber nicht verworfen werden, Fehler sind möglich ohne Sanktionsdrohungen und ebenso wesentlich ohne organisationale Konsequenzen, und aus unterschiedlichen Perspektiven als »gut« beurteilte resp. bewährte Ansätze werden beibehalten und weiterentwickelt.

Chancen

Experimentierräume bieten die Möglichkeit, das Fach- und Erfahrungswissen sowie die Ideen und Bedarfe aus verschiedenen Unternehmensbereichen zusammenzuführen und damit die Basis für ein kollaboratives Arbeiten unter einer gemeinsam festgelegten Zielsetzung – ohne die bestehenden organisationalen Strukturen infrage zu stellen. Alles was hier gemeinsam entwickelt, erprobt und im Erfolgsfall verstetigt wird, ist etwas »Besonderes« – aus einem Freiraum außerhalb der täglichen Geschäftsprozesse bzw. des Arbeitsalltags. Das betrifft die praxistauglichen »Produkte« ebenso wie die neue beteiligungsorientierte Form einer hierarchieübergreifenden Zusammenarbeit, aber auch die (Echtzeit-)Einbindung der betrieblichen Interessenvertretungen und deren Austausch mit den IT-Expert:innen und den von den Digitalisierungsprozessen betroffenen Anwender*innen (z. B. in Bezug auf die Entwicklung bzw. Anpassung von Betriebsvereinbarungen).

Potenziell können solche partizipativen Gestaltungsräume außerdem einen Rahmen bilden für die persönliche und berufliche Entwicklung aller Beteiligten. Dies betrifft insbesondere die Bildung von Veränderungskompetenz durch das eigene Tun, indem sich Fachwissen be(s)tätigt und dadurch Selbstwirksamkeit erfahrbar macht. Beschäftigte in den Krankenhäusern können sich dadurch von Objekten (digitaler) Veränderungsprozesse zu handelnden und anerkannt wahrgenommenen Gestaltungsubjekten entwickeln – mit entsprechend motivierenden Aspekten für ein zukünftiges Engagement. So gaben in einer abschließenden Online-Befragung drei von vier Teilnehmenden an Gestaltungsangeboten des Projekts DigiKIK an, sich auch zukünftig an der Gestaltung von Veränderungen zu beteiligen und dafür auch ihre eigenen Arbeitserfahrungen einbringen zu wollen.

Neben den positiven Wirkungen für die eigene berufliche Handlungsfähigkeit der einbezogenen Arbeitnehmer:innen ergeben sich durch die im Ergebnis »gut durchdachten und gut gemachten« Lösungen im Idealfall entlastende Wirkungen im Arbeitsalltag, z. B. durch die Umsetzung effizienterer Arbeitsprozesse. So gab jede/r zweite Befragte an, jetzt besser bzw. sicherer aufgestellt für zukünftige Digitalisierungsprojekte zu sein. Über 90 % stimmten der Aussage, dass durch den »Einsatz von digitaler Technik die Arbeit besser organisiert werden kann, wenn jede/r genau weiß, wie wichtig die eigene Beteiligung ist« »vollständig« (40 %) bzw. »eher« (53 %) zu.

Herausforderungen

So chancenreich und qualitätssichernd erfolgreich Experimentierräume potenziell auch abgeschlossen werden können, ist ihre Realisierung aufgrund von unzureichender Ressourcenlagen (personelle Engpässe, Arbeitsbelastungen, Zeit- und Raumfenster, technische Ausstattung) und organisationalen Strukturen bzw. Reglementierungen gerade im Sektor von Konzernkliniken (hierarchisch begründete Umsetzungskonflikte) oftmals sehr anspruchsvoll. Zudem basieren sie auf einem kontinuierlichen Engagement aller Beteiligten, die oftmals keine Erfahrungen mit solchen Partizipationsformaten haben und daher entsprechende überfachliche Kompetenzen erst noch ausbilden müssen – nach eigenen Aussagen ein zunächst *anstrengender* Lern- und Entwicklungsprozess. Partizipation wird von den Teilnehmenden eingefordert, Partizipation fordert diese aber auch in Form konstruktiver Mitarbeit von allen Beteiligten ein.

Daneben kann es in Krankenhäusern zu Friktionen in der Umsetzung von Lösungen kommen, wenn beispielsweise Geschäftsführung und Mitarbeitervertretung unterschiedliche Schwerpunktsetzungen in Bezug auf die Nutzung der Ergebnisse formulieren. So ist die Sicht der Konzernleitung oftmals eher auf den Ergebnisoutput fokussiert, der mit dem Wunsch nach schneller Umsetzung einhergeht, während Betriebs- bzw. Personalräte einen nach eigenen Angaben erweiterten Blick auf die Digitalisierung der Arbeitsprozesse haben (z. B. Risiko- und Gefährdungsbeurteilungen).

Dabei sehen sich Arbeitnehmervertretungen nach eigenen Einschätzungen in diesem Prozess zudem in zweierlei Hinsicht gefordert: zum einen unter dem Aspekt der Umsetzung von Beschäftigteninteressen, zum anderen aber auch in ihrem Selbstverständnis in Bezug auf die fortschreitende Digitalisierung von Tätigkeiten und Arbeitsprozessen. So sei die *klassische* Betriebsratsarbeit in diesem Kontext durch drei Handlungsfelder dominiert: ergonomische Anpassungen, Vermeidung von Arbeitsplatzverlusten und Einforderung adäquater Qualifizierungsangebote für von Digitalisierung betroffene Beschäftigte durch die Unternehmen. Inzwischen stelle sich aber auch die Frage, in welchem Maße dabei die Interessen der Mitarbeitenden in Bezug auf die Gestaltung ihrer Arbeitsbedingungen Berücksichtigung fänden, ob und in welcher Form Beschäftigte dabei stärker eingebunden werden müssten und ob dafür nicht neue Formen von indirekter Partizipation (Hucker 2008) entwickelt werden müssten.

Als weitere Herausforderung erweist sich die ergebnisoffene Prozessgestaltung, die Möglichkeiten der Evaluierung und der externen Steuerung stark einschränken. Die erfolgreiche Entwicklung gemeinsamer Lösungen ist daher häufig von dem individuellen und längerfristigen Engagement der Teammitglieder abhängig, die, selbst wenn sie anteilig für die Mitarbeit im Experimentierraum freigestellt wurden, ja weiterhin in die alltäglichen Arbeitsbelastungen eingebunden sind. Und diese können sich durch außergewöhnliche Umstände (z. B. hohe Krankenstände, Personalfluktuation) oder – wie in den letzten zwei Jahren krisenhaft zu beobachten – pandemische Notlagen plötzlich verschärfen. Kliniken könnten dann *Sonderaufgaben* wie die Mitarbeit in Entwicklungslaboren zunächst zurückstellen, was allerdings mit negativen Wirkungen auf die Motivation der Beteiligten einhergehen und damit den gesamten partizipativen Ansatz solcher Gestaltungsfreiräume infrage stellen könnte.

Durch das Projekt DigiKIK wurde der gesamte Prozess der Planung, Umsetzung und Ergebnisauswertung der klinikeigenen Experimentierräume kontinuierlich unterstützt (Moderation, Input wissenschaftlicher Expertise, Recherche zu Gute-Praxis-Modellen, Aufbereitung und Präsentation der Entwicklungsstände aus den Laboren), wodurch einige der beschriebenen Stolpersteine entschärft werden konnten. Daran anknüpfend stellt sich allerdings die Frage, inwieweit sich solche beteiligungsorientierte Gestaltungsansätze auch ohne externe Projektförderung und begleitendem Coaching in Eigenregie der Krankenhäuser realisieren lassen. Die Ergebnisse aus dem Projekt DigiKIK weisen jedenfalls darauf hin, dass in Kliniken, in denen eine eher vertrauensvolle und konstruktive Arbeitsatmosphäre herrscht, sich ein besserer Nährboden für einen gelingenden Experimentierraum finden lässt als in solchen mit einer eher konflikthaften Betriebskultur – insbesondere auch dann, wenn es hier schon in der Vergangenheit gescheiterte Digitalisierungsprojekte gegeben hat.

4.3.4 Fazit

Experimentierräume bieten als soziale Plattformen ein legitimiertes Format für die Entwicklung bedarfsgerechter Lösungen zur Umsetzung digitaler Innovationsansätze in Organisationen unter Einbezug aller Stakeholder: Geschäftsführungen, Mitarbeitervertretungen, Abteilungsexpert:innen und, ganz wesentlich, die betroffenen Beschäftigten. Die konkrete Ausgestaltung (Zeit,- Raum-, Technik- und Personalressourcen) richtet sich allerdings nach den Rahmenbedingungen der jeweiligen Organisation.

Dabei muss jedoch die generelle Eignung einer Organisation für den Einsatz eines solchen innovativen Beteiligungsinstruments berücksichtigt werden. Wichtigstes Kriterium für eine (bruchlose) Integration eines Experimentierraumes ist die Bereitschaft der Geschäftsführung, betrieblichen Interessenvertretung und von Fachabteilungen wie z. B. der EDV, die Expertise der Mitarbeitenden überhaupt einzubeziehen und damit traditionelle Entscheidungsprozesse erweitern zu wollen. Für diese beteiligungsoffenen Einrichtungen bieten Experimentierräume *ungefährliche* Möglichkeitsräume, Perspektiven für neue Partizipationsformen auszuloten. Hingegen können Geschäftsleitungen, die traditionelle Entscheidungsmodelle präferieren, mit dem Konzept Experimentierraum nichts anfangen.

Daher sollten Verfahren zur Beurteilung der Eignung einer Organisation für das Format Experimentierraum entwickelt und vorgeschaltet werden. Ein solches Auswahlverfahren spielt auch im Kontext der Einrichtung und Verstetigung von Experimentierräumen außerhalb von geförderten Projekten wie DigiKIK eine wichtige Rolle, und zwar dahingehend, ob sich solche Modelle nur im Kontext externer Förderung realisieren lassen oder ob es tatsächliche Schnittstellen zu organisationalen Interessenlagen gibt.

Experimentierräume bieten geschützte Räume für hierarchieübergreifende Aushandlungsprozesse in Bezug auf spezifische Fragestellungen – hier im Kontext der Digitalisierung von Arbeitsprozessen in unterschiedlichen Krankenhausabteilungen.

Durch das gestaltungsoffene Format kann das Fach- und Erfahrungswissen der beteiligten Beschäftigten als Expert:innen ihrer konkreten Arbeit gestaltend eingebunden werden, was im Idealfall zu positiven *Doppeleffekten* führen kann. Zum einen dadurch, dass sich die *Praxistauglichkeit* der entwickelten digitalen Lösungen verbessert und damit negative Technikfolgen, z. B. durch dysfunktionale Lösungen, vermieden werden. Zum anderen weisen solche praxistauglichen und damit nützlichen Lösungen zudem eine höhere *Akzeptanz* bei den Anwender:innen auf, wohl auch deshalb, weil die an der Entwicklung gestaltend beteiligten Beschäftigten sich möglicherweise stärker mit »ihren« Produkten identifizieren.

Die Partizipation der Mitarbeitenden hat aber nicht nur Wirkungen auf die *Ergebnisqualität* der entwickelten Lösungen, sondern kann bei ihnen auch zur Bildung oder zum Ausbau überfachlicher *Kompetenzen* führen. Durch ihre aktive Beteiligung erfahren sie Selbstwirksamkeit und bauen damit ihre berufliche Handlungsfähigkeit auch in Hinblick auf zukünftige (digital basierte) Herausforderungen aus.

Darüber hinaus bietet die Einbindung von Mitarbeitervertretungen in die Experimentierräume auch Perspektiven auf einen Rollenwechsel in Bezug auf einen konstruktiveren Umgang mit dem Einsatz von digitaler Technik im Arbeitsalltag, und zwar dahingehend, dass Betriebs- und Personalräte im Diskurs mit Beschäftigten auch potenzielle Chancen berücksichtigen, die sich für deren Arbeitsqualität ergeben könnten.

Literatur

Antonovsky A (1997). Salutogenese. Zur Entmystifizierung der Gesundheit. Tübingen: Deutsche Gesellschaft für Verhaltenstherapie. In: Franke A (Hrsg.) (1997). Deutsche Gesellschaft für Verhaltenstherapie, Tübingen.

Becke G (2013). Mit Veränderungen experimentieren. In: Becke G, Behrens M, Bleses P, Meyerhuber S & Schmidt S (Hrsg.) (2013). Organisationale Achtsamkeit. Veränderungen nachhaltig gestalten. Stuttgart: Schäffer-Poeschel Verlag für Wirtschaft, Steuern, Recht, S. 77–98.

Becke G (2009). Das Konzept nachhaltiger Arbeitsqualität – Grundlage für eine gesundheitsförderliche Gestaltung der Erwerbsarbeit in der Wissensökonomie. In: Becke G, Bleses P & Schmidt S (Hrsg.) (2009). Nachhaltige Arbeitsqualität: Eine Perspektive für die Gesundheitsförderung in der Wissensökonomie. Artec-Paper Nr. 158. Bremen: Universität Bremen, S. 9–23.

Becke G & Bleses P (2016). Pflegepolitik ohne Arbeitspolitik. Entwicklungen im Feld Altenpflege. In: Jahrbuch für Christliche Sozialwissenschaften: Sozialethik der Pflege und Pflegepolitik, hrsg. von Marianne Heimbach-Steins. Münster: Aschendorff Verlag, S. 105–126.

Bleses P (2013). Die direkte Beteiligung von Beschäftigten als Innovation vor der Innovation. In: Klinke S & Rohn H (Hrsg.) (2013). RessourcenKultur. Vertrauenskulturen und Innovationen für Ressourceneffizienz im Spannungsfeld normativer Orientierung und betrieblicher Praxis. Baden-Baden: Nomos Verlagsgesellschaft, S. 325–341.

Bleses, P, Busse B & Friemer A (2020). Veränderungsprojekte Digitalisierung der Arbeit in der Langzeitpflege. Anforderungen und Gestaltungsoptionen im Rahmen umfassender Veränderungsprozesse. In: Bleses P, Busse B & Friemer A (Hrsg.) (2020). Digitalisierung der Arbeit in der Langzeitpflege als Veränderungsprojekt, Berlin: Springer Vieweg, S. 11–31.

Bleses P, Friemer A & Busse B (2020). Beteiligungsorientierte Digitalisierung der Pflegearbeit: Das Beispiel »digitaler Torenbegleiter«. In: Kubek V, Velten S, Eierdanz F & Blaudszun-Lahm A (Hrsg.) (2020). Digitalisierung in der Pflege. Zur Unterstützung einer besseren Arbeitsorganisation. Berlin: Springer Vieweg, S. 49–62

Böhle U & Weihrich M (2015). Interaktionsarbeit gestalten. Vorschläge und Perspektiven für humane Dienstleistungsarbeit. Berlin: edition sigma.

Bundesministerium für Arbeit und Soziales (BMAS) (2017). Bekanntmachung der Förderrichtlinie Zukunftsfähige Unternehmen und Verwaltungen im digitalen Wandel Vom 1. August 2017. In: Bundesanzeiger BAnz AT 14.08.2017 B2. https://www.bmas.de/SharedDocs/Downloads/DE/Meldungen/2017/bekanntmachung-foerderrichtlinie.pdf?__blob=publicationFile&v=1 (letzter Zugriff: 13.07.2023).

Hielscher V, Kirchen-Peters S & Sowinski C (2015). Technologisierung der Pflegearbeit? Wissenschaftlicher Diskus und Praxisentwicklungen in der stationären und ambulanten Langzeitpflege, in: Pflege & Gesellschaft 20(1), S. 5–19.

Hucker, T (2008). Betriebliche Partizipation und gesellschaftlicher Wandel. München: Hampp. https://doi.org/10.1688/9783866182806

Kubek V & Eierdanz F (2020). Partizipative und bedarfsorientierte Strategien zur Digitalisierung in Pflegeeinrichtungen. In: Kubek V, Velten S, Eierdanz F & Blaudszun-Lahm A (Hrsg.) (2020). Digitalisierung in der Pflege. Zur Unterstützung einer besseren Arbeitsorganisation. Berlin: Springer Vieweg, S. 21–30.

Maucher I, Paul H & Rudolf C (2002). Modellierung in Soziotechnischen Systemen. In Desel J & Weske M (Hrsg.) (2002). Promise 2002. Prozessorientierte Methoden und Werkzeuge für die Entwicklung von Informationssystemen. 9.–11. Oktober 2002 in Postdam. Gesellschaft für Informatik, Bonn: Köllen Druck + Verlag GmbH, S. 128–137.

Paul G (2017). Anforderungen an soziotechnische Systemgestaltung bei der Einführung und Nutzung von Kollaborationsanwendungen. Beitrag zur Fachtagung des CollaboTeam-Verbundes am 14.09.2017 in Göttingen, Soziologisches Forschungsinstitut Göttingen an der Georg-August-Universität. Download unter: https://www.colloboteam.de/fileadmin/user_upload/17-09-14_Gerd_Paul_-_Anforderungen_soziotechnische_Systemgestaltung.pdf (letzter Zugriff: 13.07.2023).

Ulich E (2013). Arbeitssysteme als Soziotechnische Systeme – eine Erinnerung. In: Journal Psychologie des Alltagshandelns 6(1), S. 4–12.

Weihrich M, Dunkel W, Rieder K, Kühnert I, Birken T & Herms I (2012). Interaktive Arbeit in der Altenpflege: zwischen Arbeitswelt und Lebenswelt. In: Dunkel W & Weihrich M (Hrsg.) (2012) Interaktive Arbeit. Theorie, Praxis und Gestaltung von Dienstleistungsbeziehungen. Wiesbaden: Springer VS, S. 181–217.

4.4 Partizipation im Krankenhaus – die Quadratur des Kreises?

Laura Schröer, Alfons Schröer, Leonie Hecken

Im Projekt DigiKIK wurden Beschäftigte zu ihrer Beteiligung bei der Implementierung und Entwicklung digitaler Technik befragt. 49,6 % der Befragten gaben an, dass sie sich bei der Entwicklung und Einführung stärker beteiligen möchten, während 21,7 % (n = 1.127) der Befragten berichten, dass sie bereits umfassend bei der Entwicklung digitaler Lösungen einbezogen werden. 22,4 % der Beschäftigten bestätigen, dass sie auch bei der Bewertung neuer Technik in ihrem Arbeitsumfeld beteiligt werden. Darüber hinaus fühlen sich 34,8 % der Befragten rechtzeitig informiert vor der Einführung digitaler Technik. 30,2 % der Beschäftigten haben sogar eigene konkrete Ideen für den sinnvollen Einsatz weiterer Technik (▶ Abb. 17).

Ein Bedeutungsgewinn an Partizipationsmöglichkeiten für Pflegekräfte wird auch in den Handlungsempfehlungen des Positionspapiers zum Nationalen Aktionsplan Pflege gefordert. Darin heißt es »Ausbau von Mitbestimmungs- und Partizipationsmöglichkeiten und Steigerung der Problemlösungs-, Leistungs- und Erneuerungsfähigkeit innerhalb der Pflegeeinrichtungen und -dienste« (Bals u. a. 2015, S. 44).

Doch was ist eigentlich mit Partizipation gemeint und wie kann diese praktisch umgesetzt werden?

Im Rahmen eines Qualifizierungsworkshops im Projekt DigiKIK wurde mit Beschäftigten aus den vier teilnehmenden Kliniken über ihre Erfahrungen mit und ihre Erwartungen an Beteiligung diskutiert. Dabei standen folgende Leitfragen im Fokus der Diskussion:

1. Was verstehe ich unter Beteiligung in meiner Klinik bzw. an meinem Arbeitsplatz?
2. Welche konkreten Erfahrungen habe ich mit Beteiligung in meiner Klinik gemacht?
3. Wie kann Beteiligung in meiner Klinik erfolgreich umgesetzt werden?

Die Ergebnisse der Diskussion werden im Folgenden skizziert und theoretisch fundiert.

4 Zusammenhang von Technik, Arbeitsgestaltung und partizipativen Verfahren

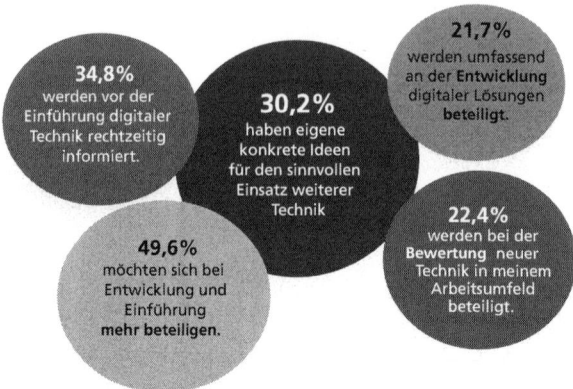

Abb. 17: Befragungsergebnisse zur Beteiligung

4.4.1 Was verstehe ich unter Beteiligung in meinem Klinikbereich/Arbeitsplatz?

Der Begriff *Beteiligung* ist zunächst abstrakt und muss deutlicher präzisiert werden. Dies wurde deutlich, da die Beschäftigten weitere Erläuterungen der Fragestellung benötigten, um in die Diskussion einsteigen zu können. Bei der Diskussion mit den Beschäftigten zeigte sich, dass diese zwischen verschiedenen Ebenen der Beteiligung unterscheiden und diese ebenfalls unterschiedlich wahrnehmen und bewerten. Diese beiden Ebenen könnte man durch das Begriffspaar »operativ« und »strategisch« unterscheiden und beschreiben.

Die Beteiligung auf der *operativen Ebene* meint die Beteiligung an der Gestaltung von Prozessen an einzelnen Arbeitsplätzen innerhalb eines vorgegebenen Systems. Die Beteiligung auf der *strategischen Ebene* meint die Beteiligung bei der Auswahl von Systemen selbst, die über den einzelnen Arbeitsplatz oder die Arbeitsgruppe hinausgehen.

Zudem wurde von der betrieblichen Interessenvertretung kritisch reflektiert, dass häufig der betriebliche Raum für Beteiligung nicht vorhanden sei. Damit ist gemeint, dass für aus Beteiligungsformaten abgeleitete Verbesserungsvorschläge in den sozialen Strukturen der Organisation kein Platz ist. Die betriebliche Beteiligung wird als Fremdkörper wahrgenommen und hat keine etablierte Routine im Sinne etwa eines Verfahrens. Auch erfolge die direkte Ansprache des Betriebsrates durch die Beschäftigten nur sporadisch, da auch hierfür keine Verfahren erprobt sind. Die Ansprache erfolgt so quasi zufällig, aber nicht systematisch. Die in den Kliniken etablierten *Instrumente,* wie das sogenannte Ideenmanagement, sind selektiv und adressieren überwiegend Fragen und Probleme hinsichtlich der Funktionalität von Technik und bilden so nicht die Wünsche der Teilnehmenden ab. Sie gehen letztlich am Bedarf vorbei und sind in sich selbst ineffizient und lösen somit weder das Problem der Organisation noch das der Beschäftigten.

Die Teilnehmenden der Diskussion vermuten, dass aus Sicht des Managements Beteiligungsformate nur attraktiv erscheinen, wenn sich der Arbeitgeber dadurch a priori einen positiven Return on Investment (ROI) verspricht. Der ROI ist eine Kennzahl, die wirtschaftliche Vor- und Nachteile einer Investition aufzeigen kann. Dazu wird das Verhältnis zwischen dem zu erwartenden Gewinn und der Investition beschrieben. Ein höherer ROI zeigt somit im Vergleich zu einem niedrigeren eine rentablere Investition an (Gocheva u. a. 2012). Bei dieser wirtschaftlichen Betrachtung wird also die Beteiligung als eine Investition in das Unternehmen angesehen und somit auch geschaut, wie sich diese wirtschaftlich auswirkt.

4.4.2 Theoretische Reflexion zur Diskussionsfrage 1 – Begriffsdefinition

Beteiligung (der Beschäftigten) ist ein zu präzisierender Begriff. Er beinhaltet ein weites Bedeutungsspektrum und soll dafür zunächst stärker eingegrenzt und operationalisiert werden. Für ein Unternehmen kann Beteiligung aber auch als ein Mittel zum Zweck verstanden werden, um allein höhere Produktivität, bessere Qualität und Kostensenkung zu erreichen. Und es kann mit anderen Interessen des Unternehmens und der Unternehmensleitung im Widerspruch stehen (zum Beispiel mit einem hierarchischen Organisationsverständnis). Für die Arbeitnehmerseite werden ebenfalls Erwartungshaltungen formuliert, wie z. B. höhere Einkommen, mehr persönliche Flexibilität, verbesserte Qualifikation und Gesundheit (Itkowiak 2009). Zweck von Beteiligungsprojekten aus dieser Sicht ist die Durchsetzung der Interessen der Beschäftigten. Sie intendieren damit eine Veränderung bestehender Macht- und Entscheidungsstrukturen. Da Partizipation immer innerhalb von bestehenden Entscheidungs- und Organisationsstrukturen stattfindet und auch von unterschiedlichen Interessen geprägt und gesteuert wird, muss man neben der Intention bzw. den Konzepten die reale betriebliche Verankerung von Partizipation betrachten. Dabei wird deutlich, dass eine wirkliche Beteiligung im Sinne der Gesundheitsförderung in der Perspektive der Ottawa Charta nur selten oder mehr rudimentär betrieblich stattfindet.

In Anknüpfung an die Erfahrungen der Gesundheitszirkel kann man verschiedene Ebenen der Beteiligung der Beschäftigten unterscheiden. In einem Gesundheitszirkel erfolgt die Beteiligung auf einer auf den jeweiligen Arbeitsplatz bezogenen Ebene. Man kann für diese Ebene der Beteiligung den Begriff »*operativ*« benutzen, wie dies auch von den Teilnehmenden der Diskussion gemacht wurde. Demgegenüber steht eine Beteiligung, die sich mit Veränderungen oder Optimierungen beschäftigt, die das gesamte Unternehmen betreffen und über den eigenen Arbeitsbereich hinausgehen. Diese Ebene kann man »*strategisch*« nennen. Unter Umständen macht es ebenfalls Sinn, eine mittlere Ebene zu betrachten, die sich weder direkt nur auf einzelne Arbeitsplätze bezieht noch einen unternehmensweiten Fokus hat.

Für die *operative Ebene* gibt es in Deutschland bisher wenig Erfahrungen außerhalb der Betrieblichen Gesundheitsförderung und in einzelnen, an das Total Quality Management (TQM) anknüpfenden Ansätzen, wie Qualitätszirkel und Lernwerkstatt. Rechtlich ist diese Ebene kaum verankert – wenn überhaupt, dann in Betriebsvereinbarungen.

Auf der *strategischen Seite* gibt es dagegen rechtliche Regeln und auch definierte Zuständigkeiten bei den Betriebs- und Personalräten. Allerdings ist der Umfang der Beteiligungsrechte zwischen den Parteien der Betriebsverfassung und auch den Sozialpartnern umstritten. Für die eine Seite gehen die Rechte zu weit, für die andere sind sie zu eng gefasst. Rechtlich ist der Spielraum für die Vertretung der Beschäftigten in der Arbeitsgestaltung und im Arbeitsschutz geringer als im Bereich der betrieblichen Weiterbildung.

Eine weitere Dimension des Begriffes betrifft das Ausmaß bzw. die »*Spannweite*« der Beteiligung. Lässt man hierzu einmal den – recht häufigen – Fall außen vor, dass es keinerlei Beteiligung gibt, so geht diese Dimension von der Anhörung bis zur gleichberechtigen Mitentscheidung. Empirisch gesehen ist in Deutschland selbst die Anhörung als ein niedrigschwelliges Format der Beteiligung selten. Eine Kategorisierung von Beteiligung nach dessen Ausmaß wird beispielsweise durch die Stufenleiter von Wright (Wright 2011) vorgenommen, welche im Rahmen der Qualifizierung ebenfalls diskutiert wurde.

Das nächste Merkmal zur Differenzierung des Begriffes ist der *Grad der Formalisierung*. Das Betriebsverfassungsgesetz (BetrVG) ist ein Beispiel für eine rechtlich fixierte Form der formalen Beteiligung. Die Bildung von flüchtigen Ad-hoc-Gruppen oder die beiläufige Einholung eines Erfahrungswertes durch eine Führungskraft ist ein Beispiel für eine nicht formale Beteiligung. Neben dem Gesetz sind auf dieser Ebene auch der Tarifvertrag und die Betriebsvereinbarung mögliche Instrumente einer Formalisierung von Beteiligungsrechten.

Eine weitere Differenzierung besteht in der Unterscheidung, ob es sich um eine *direkte* Beteiligung oder eine *indirekte* Beteiligung handelt. Die deutsche Betriebsverfassung kennt rechtlich nur das Instrument der indirekten Beteiligung. Die Beschäftigten werden über den Betriebsrat repräsentiert. Eine direkte Beteiligung ist nicht vorgesehen.

Beteiligung kann auch danach differenziert werden, ob es um auf *Dauer gestellte Verfahren* oder um *temporäre Lösungen* geht. Der Gesundheitszirkel ist eine temporäre Kleingruppe zur Optimierung von Problemen in einer bestimmten Arbeitsgruppe, das Betriebliche Vorschlagswesen dagegen ein Verfahren, das auf Dauer angelegt ist.

Weiterhin kann die *zeitliche Dimension* als ein Unterscheidungsmerkmal für Beteiligung genutzt werden. Dazu werden nach Black und Gregersen (1997) Entscheidungsprozesse in fünf Phasen geteilt. Die These ist, dass sich die Chancen auf einen Einfluss sowie auf das Durchsetzen eigener Entscheidungen je nach Zeitpunkt der Partizipation unterscheiden. Die fünf Phasen sind die der Problemidentifikation, der Erarbeitung eines Lösungsansatzes, der Lösungsauswahl, der Implementierung sowie der Evaluation der Maßnahmen (Hucker 2008).

In der *Zeitperspektive* kann man zusätzlich den Blick auf die zu gestaltende Arbeit selbst richten und folgende Gesichtspunkte herausarbeiten: Das ist zum einen die *Transformationsdynamik*, also die Frage nach der Geschwindigkeit der Veränderungen nach Einschätzung der Akteur:innen als eine subjektive Dynamik und/oder als objektive Transformationsdynamik, wenn man von außen den Prozess beobachtet, weiterhin die *Transformationsverortung*, also die Einschätzung des Wirksamkeitshorizontes aus der Perspektive der Betroffenen unter der Frage, ob die eigene Arbeit, beispielsweise die eigene Branche, der Betrieb oder auch die Berufsgruppe, als nachholend, mitschwimmend oder vorangehend wahrgenommen werden, und als letztes der *Transformationshorizont*, also der Zeitraum der Gestaltung: Wird Digitalisierung als heute antizipierend zu gestalten wahrgenommen oder wird sie als später zu gestalten und reaktiv wahrgenommen (Pfeiffer 2019)?

Ein anderer Fokus ist es, wenn man die Beschäftigten in Planungsprozesse einbezieht. Dies können technische Veränderungen, räumliche Veränderungen und auch organisatorische Veränderungen sein, die das Management auf der *strategischen Ebene* beschlossen hat – mit oder ohne Einbindung oder Beteiligung des Betriebsrates – und für deren Realisierung das Wissen der Beschäftigten genutzt werden soll, um das richtige Anforderungsprofil oder ein Pflichtenheft zu erzeugen. Dieser Fokus ist dann *prospektiv*, der des »klassischen« Gesundheitszirkels eher *reaktiv*. Die *prospektive* Dimension wiederum lässt sich noch einmal danach differenzieren, wie nah die Umsetzung in den Routinebetrieb ist. Befindet sich das Unternehmen noch in einer Sondierungsphase, geht es darum, verschiedene Alternativen zu testen, oder geht es darum, die möglichen Umsetzungsprobleme einer bereits teilweise eingeführten »Lösung« zu optimieren?

Auf Basis der Diskussion zeichnen sich für den Begriff der Beteiligung folgende Dimensionen ab:

- Ebenen der Beteiligung
- Spannweite der Beteiligung
- Formalisierung und Verrechtlichung
- Direkte oder indirekte Beteiligung
- Temporäre Beteiligung
- Reaktive oder prospektive Beteiligung
- Zeiliche Dimension der Beteiligung

4.4.3 Erfahrungen der Teilnehmenden aus der Praxis: Welche Erfahrungen habe ich mit Beteiligung gemacht?

Mit dieser Frage wurden eigene Erfahrungen der Teilnehmenden mit Beteiligung gesammelt und hinsichtlich ihrer Wirkung (positiv/negativ) bewertet. Die Erfahrungen wurden dann zu drei Themenkreisen zusammengefasst, die gleichzeitig Kriterien für einen Erfolg von Partizipationsverfahren darstellen können, und zwar zum Themenkreis der »Organisationskultur und Organisationsstruktur«, zum Themenkreis der »Ressourcen und der Gestaltungsspielräume von Beschäftigten« und drittens zu den »Mitbestimmungsstrukturen«.

Positive Erfahrungen mit unterschiedlichen Beteiligungsformen werden gemacht, wenn die Organisationskultur durch feste Ansprechpartner:innen, gute Erreichbarkeit und Kommunikation gekennzeichnet ist und somit Prozesse der Beteiligung durch strukturelle Bedingungen erleichtert werden. Außerdem braucht Beteiligung Zeit. Nur wenn diese vorhanden ist, kann Beteiligung erfolgreich umgesetzt werden. Die Teilnehmenden beschrieben, dass im Krankenhausalltag zusätzliche Ressourcen kurzfristig relativ schlecht eingeräumt werden können. Außerdem ist für das Erleben von Beteiligung das Gefühl relevant, dass die eigenen Ideen auch umgesetzt werden und nicht von anderen gelenkt oder aber nicht wahrgenommen werden. Beteiligung sollte verbindlich sein und auf transparenten Informationen und konfliktfreien Mitbestimmungsstrukturen basieren.

Negative Erfahrungen wurden beschrieben, wenn für Beteiligungsprozesse keine Verbindlichkeiten bestehen, diese intransparent sind oder Konflikte dazu führen, dass keine langfristigen Lösungen erzielt werden können. Negativ wahrgenommen wurde außerdem, dass bei einer Auslagerung der IT diese für Schulungen oder bei Problemen schwieriger zu kontaktieren ist und dass es durch dezentrale Unternehmensstrukturen zu Schwierigkeiten bei der Umsetzung von Ideen kommen kann. Diese von den Teilnehmenden genannten Erfolgsfaktoren sowie Hemmnisse für Beteiligung werden im weiteren Verlauf noch durch Forschungsergebnisse ergänzt und theoretisch eingeordnet.

4.4.4 Theoretische Reflexion zur Diskussion zu Frage 2 – Erfahrungen mit Beteiligungsverfahren

Die wissenschaftliche Debatte zeigt, dass Mitarbeiterorientierung und Beteiligung die Akzeptanz von Technik fördern kann; konkrete Verfahrensbeschreibungen liegen aber nur exemplarisch vor (Bräutigam u. a. 2017; Rösler u. a. 2018; Bleses u. a. 2018; Fuchs-Frohnhofen u. a. 2018). Vielmehr wird in der aktuellen Debatte der Status quo beschrieben und die Wichtigkeit von partizipativen Verfahren betont. Denn in der betrieblichen Praxis wird beobachtet, dass technische Systeme an den Bedürfnissen der Arbeitenden vorbei entwickelt und eingeführt werden und statt einer Entlastung eine zusätzliche Belastung für die Beschäftigten entsteht (Rösler u. a. 2018). So wird eine Situation geschaffen, die weder für das Management noch für die Beschäftigten befriedigend ist.

Ein Grund für die geringe Beteiligung der Beschäftigten in der Pflege wird häufig mit den fehlenden zeitlichen Kapazitäten aufgrund einer knappen Personalausstattung begründet (Kubek und Eierdanz 2020). Der seit langem herrschende Personalmangel auf den Stationen lässt wenig zeitlichen Raum für Reflexion und Optimierung, der Fokus liegt auf dem akuten Bewältigen einer sehr schwierigen Situation. Diese Situation gilt aber nicht nur für die Pflegekräfte, sondern auch für das Management und für den Betriebsrat. Auch hier steht die Bewältigung des Tagesgeschehens häufig ganz oben auf der Agenda. Man würde aber die Diskussion extrem verkürzen, wenn man allein auf den Zeitfaktor abhebt. *Die fehlende Zeit ist sozial-ökonomisch vermittelt.* Sie hat einen starken Bezug auf die Kultur in den Kliniken und auch zu ihrer Finanzierung. Das Handeln von Beschäftigten, auf welcher Ebene eines Unternehmens auch immer, steht im Kontext der – sichtbaren – Organisationsstruktur und der – meist unsichtbaren – Organisationskultur, die beide auf ihre Art und Weise Zuständigkeiten und Rechte schaffen oder verwehren. Zu diesen Rechten gehört auch die Verfügung über zeitliche Ressourcen. Die zeitliche Perspektive ist daher »nur« Ausdruck einer spezifischen Organisationskultur und -struktur.

Die Digitalisierung bewirkt in der Pflege nicht nur einen technischen Wandel, sondern ebenso einen Wandel der Kultur in den Betrieben sowie der Führung. Dieser Wandel kann Pflegekräfte entlasten und bei kompetenter Pflege unterstützen, er kann aber auch Ängste auslösen, sogar eine zusätzliche Belastung schaffen und eine gute Pflege behindern. (Christiansen 2019; Merda u. a. 2017). Beschäftigte sind am besten dazu in der Lage, zu beurteilen, was technisch sinnvoll und umsetzbar ist. Sie können beurteilen, wie eine Integration der Technik in ihren Arbeitsalltag aussehen könnte. Becker und Prümper (2011) gehen davon aus, dass Partizipationsmöglichkeiten bei hohen Arbeitsanforderungen moderierend auf Beanspruchungen wirken können, ähnlich wie das für Entscheidungs- und Kontrollspielräume nachweisbar ist. Einer eingeschränkten Arbeitsfähigkeit kann somit mit einer Stärkung direkter Partizipation entgegengewirkt werden, wenn diese verbindlich umgesetzt und festgeschrieben wird (Becker und Prümper 2011). Demgegenüber sinkt der Wille zur Nutzung von Technik und zur Annahme dieser, wenn Pflegekräfte an deren Entwicklung kaum beteiligt werden (Bleses u. a. 2018).

Die Diskussion zeigt, dass auch kleine Erfolge der Beteiligung dazu führen können, dass das Interesse der Pflegekräfte wächst und auch Widerstände seitens des Managements und der Chefärzte reduziert werden können. Mit anderen Worten: Das Experimentieren mit kleinen und überschaubaren Ansätzen kann mittel- und langfristig erfolgreich sein. Dieses Vorgehen kann dabei auch auf Argumente bauen, die sowohl für das Management als auch für die Beschäftigten und ihre Vertretung reale Verbesserungen bringen können. Die Literatur zeigt, dass eine frühzeitige Einbindung dazu führt, dass sich spätere Nutzer:innen eher mit dem Ergebnis verbunden fühlen und einen frühen positiven Kontakt zu technischen Systemen aufbauen können (Rösler u. a. 2018). Übereinstimmende Aussagen finden sich in der Literatur auch darüber, dass eine frühzeitige Einbindung aller Beteiligten notwendig ist, um technische Systeme möglichst erfolgreich zu entwickeln und einzuführen (BMG 2019; Merda u. a. 2017; Rösler u. a. 2018; Evans und Gießler 2016; Fuchs-Frohnhofen u. a. 2020). Eine frühe Einbindung der Beschäftigten kann außerdem die Akzeptanz neuer Technologien erhöhen sowie eine Sinnhaftigkeit der Umgestaltungen aufzeigen und Anerkennung ausdrücken (Bleses und Busse 2020). Auch die Motivation der Beschäftigten kann gesteigert werden (Eierdanz und Blaudszun-Lahm 2020). Außerdem kann bei einer Einbindung der Beschäftigten die Technikentwicklung von deren Wünschen und Anforderungen ebenso profitieren (Breuer u. a. 2020). Durch die Zusammenführung unterschiedlicher Fachrichtungen können innovative sowie praxistaugliche Lösungen entstehen (Rösler u. a. 2018).

Die Beteiligung von Beschäftigten kann die Entwicklungs- und Einführungsprozesse verlängern. Auch die Beteiligten können den Prozess als langwierig einschätzen. Dennoch kann das Gefühl der Langwierigkeit durch einen schrittweisen Einbezug der Beschäftigten überwunden werden (Breuer u. a. 2020). Bei einer Abfrage der Eindrücke von späteren Nutzer:innen darf nicht der Eindruck entstehen, dass auf diese im späteren Verlauf keine Rücksicht mehr genommen wird. Dies würde ein Hindernis für eine erfolgreiche Beteiligung darstellen (Eierdanz und Blaudszun-Lahm 2020). Damit sich aus Analysen und daraus abgeleiteten Maßnahmen erfolgreiche Wirkungen entfalten können, müssen Entwicklungsprozesse also integrativer und dynamischer gestaltet werden. So kann final eine Gegenstandsangemessenheit erreicht werden (Israel u.a. 2005). Übertragen auf das betriebliche Gesundheitsmanagement bedeutet das konkret, dass Beschäftigte in allen drei vorgestellten Bereichen nicht nur passiv teilnehmen, sondern aktiv mitwirken sollen. Kurz gesagt: Teilhabe statt bloßer Teilnahme an Prozessen. Diese Einflussnahme von Beschäftigten auf die Gestaltung ihrer eigenen Arbeits- und Lebensbedingungen wird als Partizipation bezeichnet (Itkowiak und Kratzer 2009). Gelingt das, profitieren alle Beteiligten von einem besseren Verständnis der zu untersuchenden Zusammenhänge und der sozialen Bedingtheit. Dementsprechend nimmt die Notwendigkeit von Partizipation zu, je mehr Veränderung und Wandel es gibt beziehungsweise je kürzer die Veränderungszyklen werden (Badura u.a. 2012). In Bezug auf den beschriebenen Wandel der Arbeitswelt und der zunehmenden Bedeutung psychischer Stressoren ist es daher sehr wichtig, dass Betroffene einbezogen werden, um ihr subjektives Empfinden angstfrei im respektvollen Dialog zum Ausdruck bringen zu können und an einer für sie passenden Bewältigungsstrategie mitarbeiten zu können. Immerhin sollen sie diese auch umsetzen. Da die Betroffenen an der Lösung selber mitwirken, können diese sich darüber hinaus auch mehr damit identifizieren, weshalb auch die Akzeptanz und vor allem die Qualität implementierter Maßnahmen steigt (Unger 2012; Romahn 2006). Nur akzeptierte Lösungen sind wirklich nachhaltig und sollten daher in einer Unternehmung auf großes Interesse stoßen.

Bei der Planung der Einführung neuer Technologien im Betrieb sollte berücksichtigt werden, welche Ressourcen für die Teilnahme an Qualifizierung vorhanden sind (Kubek 2020). Von Beschäftigten identifizierte förderliche Faktoren für eine Innovationsbeteiligung sind, wie bereits erwähnt, Fortbildungen, außerdem eine Vielfalt an Aufgaben, Kollegialität im Team sowie eine frühzeitige Einbindung in Innovationsprozesse. Sind diese Voraussetzungen nicht erfüllt, kann es zu Hemmnissen kommen, außerdem stellen Personalmangel und physische sowie psychische Belastungen hemmende Faktoren dar (Hinding u.a. 2016).

4.4.5 Erfahrungen der Teilnehmenden zu Umsetzungsmöglichkeiten von Beteiligung am Arbeitsplatz

Im Projekt DigiKIK wurden beteiligungsorientierte Verfahren im Umgang mit betrieblichen Veränderungsprozessen reflektiert und erprobt. In diesem Kontext wurden Erfahrungen und Ideen der Beschäftigten gesammelt, welche dabei helfen können, diese Erfahrungen in betriebliche und soziale Strukturen zu transferieren.

Ein möglicher Strukturaufbau wurde vor allem im Handlungsbereich des Betriebsrates von den Teilnehmenden gesehen. Der Betriebsrat bzw. der Personalrat ist in der deutschen Betriebsverfassung der Träger der formalisierten Beteiligung. Seine Kenntnisse zu den Themen der Arbeitsgestaltung und der Digitalisierung im Besonderen sind elementare Voraussetzungen dafür, dass die Beteiligung in den Kliniken mehr Gestaltungsspielraum bekommt. Daher kommt der Qualifizierung der Betriebsräte eine besondere Bedeutung zu. Dem Betriebsrat steht nach näherer

Vereinbarung mit dem Arbeitgeber ein Rückgriff auf Sachverständige gemäß § 80 Abs. 3 BetrVG zu. Mit dem Betriebsrätemodernisierungsgesetz, welches am 17.06.2021 verkündet wurde, wurde dieser Paragraph dadurch ergänzt, dass bei einer Beurteilung der Einführung oder Anwendung von Künstlicher Intelligenz durch den Betriebsrat die Hinzuziehung eines Sachverständigen als erforderlich gilt. Dies bedeutet, dass externe Expert:innen bei der Einschätzung von technischen Systemen konsultiert werden können. Die deutsche Betriebsverfassung bietet die Möglichkeit, über Betriebsvereinbarungen Regelungen zu schaffen, die über das BetrVG hinausgehen. Diese Möglichkeiten werden bisher nicht ausgeschöpft. Sie bieten bzw. böten den Rahmen, um mit ihnen schnell und flexibel auf Veränderungsbedarfe reagieren zu können. Zudem könnten diese Vereinbarungen auch Inhalte aus dem Bereich der Personalentwicklung haben, zum Beispiel eine am Mitarbeitenden orientierte kollegiale Führung und Kommunikation.

Es wurden positive Erfahrungen damit gemacht, Mitarbeitende auf kollegialer Basis in Gruppen von Mitarbeitenden sowie Leitungskräften zu schulen und in diesem Rahmen Ideen und Probleme entgegenzunehmen. Diese werden dann in einem betrieblichen Kontext nach deren Relevanz eingeordnet und umgesetzt. Diese niedrigschwellige Form der Beteiligung würde man nach der Systematik aus der ersten Diskussionsrunde eine operative Beteiligung nennen. Die Teilnehmenden sehen eine realistische Perspektive darin, dass Veränderungen erst in kleinem Rahmen (z. B. Pilotkliniken) getestet werden und dann geprüft werden soll, ob diese Veränderungen in den Regelbetrieb transferiert werden können. Erproben stellt so eine Ausdifferenzierung der Beteiligung dar. Hierfür können auch Erfahrungen von anderen Häusern genutzt werden, die eine längere Beteiligungshistorie haben.

Ob Beteiligung in einem Unternehmen gelebt werden kann, hängt von den Führungskräften ab. Diese agieren zwar immer vor dem Hintergrund der eigenen Sozialisation der Kultur des Unternehmens, dennoch kann durch Maßnahmen der Personalentwicklung ein Impuls dafür geschaffen werden, dass sich Führungskräfte als Ansprechpartner:innen für Mitarbeitende verstehen und diese Rolle übernehmen. Dafür sind ausreichende Schulungen notwendig, damit sie wissen, was unter Partizipation verstanden wird.

4.4.6 Theoretische Reflexion zur Diskussionsfrage – Ansatzpunkte zum Strukturaufbau

Ungeachtet der zuvor skizzierten Differenzierungsmerkmale von Beteiligung, scheint es vor allem entscheidend, eine Analyse der *Interessen der Akteure* vorzunehmen. Akteure sind in dieser Perspektive das Management und der Betriebsrat bzw. Personalrat, aber auch insbesondere in Kliniken weitere Stakeholder wie die Chefärzt:innen, die Pflegeleitung und auch technische Abteilungen. In der Reflexion zeigte sich, dass die handelnden Akteure heterogene Interessen verfolgen und übergreifende Veränderungsmaßnahmen praktisch nicht umsetzbar erscheinen. Dies wird auch durch eingeschränkte Handlungsspielräume und Informationsdefizite deutlich. Eine ganzheitliche Betrachtungsweise wurde durch nicht ideal umgesetzte Kommunikationsstrategien erschwert und eine ganzheitliche Bewertung bezüglich des Einflusses von Beteiligung auf den Erfolg von Projekten wie beispielsweise der Implementierung von digitaler Technik ist nicht möglich. Beteiligung wird theoretisch begrüßt, aber die hierfür notwendigen Ressourcen werden nicht bei der Durchführung von Veränderungsprozessen eingeplant.

Anders formuliert – der Erfolg von Beteiligung hängt davon ab, ob sie für alle Beteiligten eine Win-win-Perspektive eröffnen kann (Breuer u. a. 2020). Diese Gewinne können auf sehr unterschiedlichen Ebenen liegen. In der einfachsten Betrachtung vergleicht man betriebswirtschaftlich die Kosten und den Nutzen verschiedener zur Wahl stehender Verfahren und entscheidet aus Sicht des Managements, wo diese enge betriebswirtschaftliche Betrachtung ein Optimum erreicht. Diese Kosten- und Nutzenbetrachtung des Managements übersieht jedoch weitere Faktoren, die das unterstellte Optimum in Frage stellen können. Diese weniger betrachteten Faktoren beziehen sich auf die Effekte der Innovation oder Veränderung auf die Arbeitsbelastungen der Beschäftigten. Diese werden in der einfachen Betrachtungsweise als invariant ausgeblendet. Veränderte Belastungen resultieren dann in veränderten Beanspruchungen und in veränderten Krankenständen im Unternehmen.

Studien verweisen darauf, dass die Technikakzeptanz von der Beteiligung der Beschäftigten an deren Implementierung abhängt (Bleses u. a. 2018; Beiborn u. a. 2016; Breuer u. a. 2019). *Doch wie kann Beteiligung gelingen?* Als Voraussetzung werden u. a. (1.) Freiräume *genannt* (FINSOZ 2017). In einer Organisation, die permanent zeitliche Probleme hat, ist dennoch diese »Selbstverständlichkeit« schwer umzusetzen. Um Ängste abzubauen, ist es weiterhin hilfreich, wenn Beschäftigte (2.) in die jeweiligen Veränderungsprozesse eingreifen können und diesen nicht ausgeliefert sind (Christiansen 2019). Hierfür sind akzeptierte und im Konsens getragene Verfahren hilfreich, wie man dies zum Beispiel bei den Gesundheitszirkeln umgesetzt hat. Die Stabilität von Verfahren und der regulative Rahmen sind eng mit der Geschichte und der Kultur des Unternehmens verbunden.

Beispiele für *organisierte Beteiligungsverfahren* sind neben den Gesundheitszirkeln TQM oder auch Kaizen. Damit schafft man oberhalb der Ebene der Optimierung von Arbeitsprozessen eine zweite Optimierungsebene, die das Lernen und die Entwicklung der Organisation selbst zum Inhalt hat. Viele Organisationen neigen dazu, die Probleme der Organisation selbst zu externalisieren und zu verlagern. Aus einem Problem der Organisation kann dann ein individuelles Problem, ein individuelles »Versagen« oder auch Überforderung werden (Kratzer u. a. 2009). Eine offene und beteiligungsorientierte Organisation dagegen sollte folgende Merkmale aufweisen: Gestaltungsoptionen für Beschäftigte, Kritik zu äußern und eigene Vorschläge einbringen zu dürfen (Bleses u. a. 2018) und Veränderungen unter der Berücksichtigung von heterogenen Interessen zu ermöglichen (Hinding u. a. 2016). Beteiligung ist immer auch als ein Prozess zu sehen. Die Erfahrung dieser Prozesse bleibt im kollektiven Gedächtnis einer Organisation bestehen. Beispiele hierfür sind die Erfahrungen mit Mitarbeiterbefragungen. Niedrige Rücklaufquoten deuten oft darauf hin, dass vorhandene Erwartungen mit diesem Instrument enttäuscht wurden oder dass Beschäftigte von Anfang an nicht daran glauben, dass ihre Beteiligung wirklich gewünscht ist. Instrumente, die eine Beteiligung ermöglichen, sind unter anderem aktive Betriebsversammlungen, Großgruppenveranstaltungen und Mitarbeiterbefragungen (Oerder 2016, zit. nach Ludwig und Evans 2018). Befragungen können dann erfolgreich sein, wenn sie glaubwürdig, verbindlich und anonym sind und die Beschäftigten davon ausgehen, dass auf ihre Anregungen und Kritik eingegangen wird (Eierdanz und Blaudszun-Lahm 2020). Geht es um die Verringerung von Arbeitsbelastungen, dann können auch Gefährdungsbeurteilungen ein geeignetes Instrument darstellen (Ludwig und Evans 2018). Außerdem können Schulungen eine Form der Einbindung von Mitarbeitenden darstellen (Bräutigam u. a. 2017). Workshops zur Bedarfserhebung mit der Steuerungsgruppe, ein systematischer Prozess bis zur Auswahl neuer Technologien und die Chance zur Erprobung dieser sind Instrumente zur Beteiligung der Beschäftigten, die in Projekten angewandt werden (Kubek und Eierdanz 2020).

4.4.7 Schlussfolgerungen

Die skizzierten Erfahrungen des Qualifizierungsworkshops wurden innerhalb des Projektteams nachbereitend diskutiert und in Relation zu anderen im Projekt praktizierten Verfahren gesetzt. Im Rahmen einer teilnehmenden Bobachtung an einem Projektworkshop (*Ideenworkshop*) zur Verbesserung der Arbeitsbedingungen wurde beispielsweise untersucht, ob und wie die subjektiven Perspektiven der Beschäftigten dort artikuliert und aufgegriffen werden und ob und wie dieser Workshop dazu beitragen kann, das »Empowerment« der Beschäftigten zu fördern. Es wurde beobachtet, dass die Beschäftigten, die sich dem Ideenworkshop angeschlossen haben, ein *persönliches/berufliches Interesse* an den diskutierten möglichen Veränderungen hatten. Unter den beteiligten Personen herrschte allerdings eine große Unsicherheit hinsichtlich der technischen Gestaltungsmöglichkeiten und der Frage, ob Veränderungsprozesse überhaupt realisiert werden können. Deutlich wurde ebenfalls eine Frustration und Resignation hinsichtlich möglicher Gestaltungsmöglichkeiten. Eine Mitarbeiterin zum Beispiel beschrieb die Teilnahme am Ideenworkshop als »*letzte Chance*«. Sie war in der Vergangenheit schon auf diversen Ebenen (Beschwerde beim Vorgesetzten, hauseigener IT, übergeordneter IT) gescheitert. Insgesamt wurde kritisiert, dass die Innovationskultur im untersuchten Krankenhaus an fehlenden Ressourcen und Verantwortlichkeiten sowie einem übergreifenden Überblick oder einer übergreifenden Handlungskompetenz scheitert.

4.4.8 Fazit – Ausblick und zukünftiger Forschungsbedarf

Ein Krankenhaus ist aus betriebswirtschaftlicher Perspektive ein Unternehmen, das in der Regel einen Gewinn erwirtschaften soll bzw. im Falle gemeinwirtschaftlicher Unternehmen kostendeckend arbeiten muss. Daher ist für alle Beteiligten die Klärung des ROI der Beteiligung eine prioritäre Erwartung. Für die betriebliche Gesundheitsförderung ist von den Krankenkassen und der Unfallversicherung im Rahmen der Initiative Gesundheit und Arbeit (IGA) die Evidenz für dieses Handlungsfeld zusammengetragen worden und daraus ein ROI-Kalkulator für Beratungszwecke entwickelt worden.

Abschließend können folgende Fragen zur Beschreibung der Forschungslücke formuliert werden:

- Wie können Beteiligungsprozesse betriebswirtschaftlich erfasst werden?
- Wie kann der Erfolg von Beteiligungsprozessen gemessen werden?
- Wie kann man zeigen, ob es sich Beteiligung rechnet und dass sie nicht nur Kostenfaktor ist?

Die betriebliche Klärung dieser Fragestellungen könnte neben der verbesserten Möglichkeit, die Akteure zu überzeugen, auch dabei helfen, eine höhere Verfahrensstabilität und Transparenz in betrieblichen Veränderungsprozessen durch einfache Monitoringinstrumente zu erreichen.

Die an dieser Stelle vorgenommene Priorisierung der ökonomischen Betrachtung der Beteiligung unter der Überschrift »Beteiligung rechnet sich« setzt allerdings zwei Schritte voraus, die von der Wissenschaft gleichzeitig zu leisten sind. Das ist einmal die Präzisierung des Beteiligungsbegriffes selbst, der mit unterschiedlichen Bedeutungen unscharf genutzt wird. Und im Weiteren die Entwicklung und Erprobung praktischer Verfahren. Im Gesundheitsbereich ist dies mit der Einführung des Gesundheitszirkel-Ansatzes gelungen. Hier kann festgestellt werden, dass es von der überwiegenden Zahl der in diesem Feld Tätigen einen Konsens darüber gibt, wie ein Gesundheitszirkel durchzuführen ist. Dieser Ansatz – erstmals erprobt und entwickelt in den Jahren ab 1980 – hat inzwischen den Charakter eines etablierten Verfahrens bekommen, dessen Bausteine in Lehrbüchern vermittelt werden.

Die generelle Beteiligung von Beschäftigten in betrieblichen Digitalisierungsprozessen (im Krankenhaus) geht über den Ansatz der Gesundheitszirkel hinaus, da es nicht allein darum geht, pathogene Belastungen durch Prävention zu vermeiden. In beiden Fällen geht es aber um die Beteiligung von Beschäftigten an der Gestaltung der eigenen Arbeit. Daher erachten wir es als lohnend, die Erfahrungen der GKV mit den Gesundheitszirkeln unter der Perspektive zu analysieren, wie eine Übertragbarkeit auf eine erweiterte – über Gesundheit hinausgehende – Perspektive gestaltet werden könnte.

Im Verlauf des Projektes wurde deutlich, dass der Erfolg von Beteiligung primär davon abhängt, ob alle Beteiligten einen positiven Blick erstens auf Beteiligung und zweitens auf das Digitalisierungsprojekt haben und einen Nutzen daraus ziehen können. Beteiligung selbst ist immer auch als ein Prozess zu sehen. Beteiligungsprozesse sind Aushandlungsprozesse. Die Erfahrung dieser Prozesse bleibt im kollektiven Gedächtnis einer Organisation bestehen und beeinflusst zukünftige Beteiligungsformate. Der Erfolg von Beteiligung kann dadurch gesteigert werden, dass im Unternehmen Verfahren etabliert und fortentwickelt werden.

Literatur

Bals T, Behr T, Dielmann G, Gohde J, Freifrau von Hirschberg K-R, Höfert R, Huneke M, Kähler B, Neumann S, Selg P & Stiller-Wüsten C (2015). Positionspapier: Nationaler Aktionsplan Pflege – Entwicklung und Umsetzung. In: Behr T (Hrsg.), Aufbruch Pflege:

Hintergründe – Analysen – Entwicklungsperspektiven. Wiesbaden: Springer Gabler, S. 31–53. https://doi.org/10.1007/978-3-658-06721-2_3

Becker M & Prümper J (2011). Partizipation in der Pflege: Einfluss der Dienstplangestaltung als Moderator zwischen wöchentlicher Arbeitszeit und Arbeitsfähigkeit. In: Giesert M (Hrsg.) (2011). Erfolgreich führen… mit Vielfältigkeit und Partizipation der Beschäftigten. Hamburg: VSA, S. 96–111.

Beiborn M, Kadi S, Köberer N, Mühleck, M & Spindler M (2016). Focusing on the Human: Interdisciplinary Reflections on Ageing and Technology. In: Domínguez-Rué E & Nierling L (Hrsg.) (2016). Ageing and technology. Perspectives from the social sciences. Bielefeld: Transcript, S. 311–333.

Bleses P, Busse B & Friemer A (2018). Verbundprojekt KOLEGE – Interagieren, koordinieren und lernen: Chancen und Herausforderungen der Digitalisierung in der ambulanten Pflege. Zwischenbericht – Ergebnisse der Analysephase. Schriftenreihe Institut Arbeit und Wirtschaft, No. 24/2018. Bremen: Institut Arbeit und Wirtschaft (IAW), Universität Bremen und Arbeitnehmerkammer Bremen.

Bleses P & Busse B (2020). Digitalisierung der Pflegearbeit in der ambulanten Pflege: Herausforderungen und Gestaltungsmöglichkeiten guter Arbeitsqualität. In: Bleses P, Busse B & Friemer A (Hrsg.) (2020). Digitalisierung der Arbeit in der Langzeitpflege als Veränderungsprojekt, Berlin: Springer, S. 49–65.

Blume L & Gerstlberger W (2007). Determinanten betrieblicher Innovation. Partizipation der Beschäftigten als vernachlässigter Einflussfaktor. Industrielle Beziehungen. Zeitschrift für Arbeit, Organisation und Management, 14(3), S. 223–244.

Breuer J, Bleses P & Philippi L (2020). Praxisorientierung und Partizipation. Schlüssel für Technikgestaltung in Veränderungsprojekten. In: Bleses P, Busse B & Friemer A (Hrsg.) (2020) Digitalisierung der Arbeit in der Langzeitpflege als Veränderungsprojekt. Springer Vieweg, Berlin, Heidelberg.

Bundesministerium für Gesundheit (BMG) (2019). Konzertierte Aktion Pflege. Vereinbarungen der Arbeitsgruppen 1 bis 5. Abschlussbericht der Konzertierten Aktion Pflege. Unter: https://www.bundesgesundheitsministerium.de/fileadmin/Dateien/3_Downloads/K/Konzertierte_Aktion_Pflege/0619_KAP_Vereinbarungstexte_AG_1-5.pdf (letzter Zugriff: 13.07.2023).

Bräutigam C, Enste P, Evans M, Hilbert J, Merkel, S & Öz, F (2017). Arbeitsreport Digitalisierung im Krankenhaus: Mehr Technik – bessere Arbeit? Study der Hans-Böckler-Stiftung Nr. 364. Unter: https://www.boeckler.de/pdf/p_study_hbs_364.pdf (letzter Zugriff: 13.07.2023).

Brüggermann H & Bremer P (2015). Total Quality Management (TQM). In: Brüggermann H & Bremer P (2015). Grundlagen Qualitätsmanagement. Von den Werkzeugen über Methoden zum TQM, S. 179–200. Wiesbaden: Springer Vieweg.

Breuer J, Bleses P & Philippi L. (2020). Praxisorientierung und Partizipation. Schlüssel für Technikgestaltung in Veränderungsprojekten. In: Bleses P, Busse B & Friemer A (Hrsg.) (2020). Digitalisierung der Arbeit in der Langzeitpflege als Veränderungsprojekt. Berlin: Springer, S. 97–117.

Christiansen M (2019). Arbeitsorganisation und Führungskultur. In: Jacobs K, Kuhlmey A, Greß S, Klauber J & Schwinger A (Hrsg.) (2019). Pflege-Report 2019. Mehr Personal in der Langzeitpflege – aber woher? Berlin und Fulda, S. 123–133.

Eierdanz F & Blaudszun-Lahm A (2020). Mitarbeiterzufriedenheit im Rahmen digitaler Transformationsprozesse. In: Velten S, Eierdanz F & Blaudszun-Lahm A (Hrsg.) (2020). Digitalisierung in der Pflege. Zur Unterstützung einer besseren Arbeitsorganisation. Berlin: Springer Vieweg, S. 85–95.

Evans M (2016). TECHNIK verändert, ARBEIT verändert TECHNIK, verändert…: digitale Technik kann einen wichtigen Anstoß zur Aufwertung, zur institutionellen Weiterentwicklung und Strategiefähigkeit der Arbeitspolitik personenbezogener Dienstleistungen liefern. Unter: http://denk-doch-mal.de/wp/michaela-evans-wolfram-giessler-technik-veraendert-arbeit-veraendert-technik-veraendert/ (letzter Zugriff: 13.07.2023).

Fachverband Informationstechnologie in Sozialwirtschaft und Sozialverwaltung (FINSOZ) (2017). Positionspapier Digitalisierung der Sozialwirtschaft, 2. Überarbeitete Aufl., Oktober

2017. Unter: https://www.finsoz.de/sites/default/files/positionspapier-digitalisierung-2.auflage.pdf (letzter Zugriff: 13.07.2023).

Fuchs-Frohnhofen P, Blume A, Ciesinger KG, Gessenich H, Hülsken-Giesler M, Isfort M, Jungtäubl M, Kocks A, Patz M & Weihrich M (2018). Memorandum »Arbeit und Technik 4.0 in der professionellen Pflege«. Unter: http://www.memorandum-pflegearbeit-und-technik.de/files/memorandum/layout/js/Memorandum_AuT_Pflege_4_0.pdf (letzter Zugriff: 13.07.2023).

Helmold M (2021). Kaizen, Lean Management und Digitalisierung. Mit den japanischen Konzepten Wettbewerbsvorteile für das Unternehmen erzielen. Wiesbaden: Springer Gabler.

Hinding B, Albrecht M, Bhering Soares Y, Kastner M (2016). Ansatzpunkte zur Förderung innovationsbezogenen Verhaltens von Beschäftigten in Gesundheits- und Sozialberufen. In: Becke G, Bleses P, Frerichs F, Goldmann M & Hinding B (Hrsg.) (2016). Zusammen – Arbeit – Gestalten. Soziale Innovationen in sozialen und gesundheitsbezogenen Dienstleistungen. Wiesbaden: Springer VS. S. 163–182.

Kratzer N, Dunkel W & Menz W (2009). Partizipatives Gesundheitsmanagement. Eine Antwort auf die Herausforderungen neuer Organisations- und Steuerungsformen? In: Itkowiak HJ, & Kratzer N (Hrsg.) (2009). Partizipation und Prävention. Beiträge der Fokusgruppe Partizipation und Führung. Hamburg/München. Unter: https://www.uni-due.de/imperia/md/content/arbeitsplatz-ude/partizipation_und_pr%C3%A4vention.pdf (letzter Zugriff: 13.07.2023).

Kubek V (2020). Digitalisierung in der Pflege: Überblick über aktuelle Ansätze. In: Kubek V, Velten S, Eierdanz F & Blauzdun-Lahm A (Hrsg.) (2020). Digitalisierung in der Pflege. Zur Unterstützung einer besseren Arbeitsorganisation. Wiesbaden: Springer Verlag, S. 15–20.

Kubek V & Eierdanz F (2020). Partizipative und bedarfsorientierte Strategien zur Digitalisierung in Pflegeeinrichtungen. In: Kubek V, Velten S, Eierdanz F & Blauzdun-Lahm A (Hrsg.) (2020). Digitalisierung in der Pflege. Wiesbaden: Springer Verlag, S. 21–30.

Ludwig C & Evans M (2018). Digitalisierung in der Altenpflege: Gestaltungsoptionen und Gestaltungswege für betriebliche Interessenvertretungen. Gelsenkirchen: Institut Arbeit und Technik. Forschung Aktuell, Nr. 12/2018. Unter: https://www.iat.eu/forschung-aktuell/2018/fa2018-12.pdf (letzter Zugriff: 13.07.2023).

Merda M, Schmidt K & Kähler B (2017). Pflege 4.0 – Einsatz moderner Technologien aus der Sicht professionell Pflegender. Forschungsbericht. https://www.bgw-online.de/resource/blob/20346/e735030f6178101cf2ea9fa14e1bc063/bgw09-14-002-pflege-4-0-einsatz-moderner-technologien-data.pdf (letzter Zugriff: 11.09.2023).

Pfeiffer S (2019). Digitale Arbeitswelten und Arbeitsbeziehungen: What you see is what you get? Industrielle Beziehungen. Zeitschrift für Arbeit, Organisation und Management 26 (2), S. 232–249.

Rosenbrock R (1998). Die Umsetzung der Ottawa Charta in Deutschland: Prävention und Gesundheitsförderung im gesellschaftlichen Umgang mit Gesundheit und Krankheit. WZB Discussion Paper, No. P 98–201. Berlin: Wissenschaftszentrum Berlin für Sozialforschung (WZB).

Rösler U, Schmidt K, Merda M & Melzer M (2018). Digitalisierung in der Pflege. Wie intelligente Technologien die Arbeit professionell Pflegender verändern, Initiative Neue Qualität der Arbeit (INQA), Berlin. Unter: https://inqa.de/SharedDocs/downloads/webshop/pflege-4.0?__blob=publicationFile (letzter Zugriff: 13.07.2023).

Schat HD (2017). Erfolgreiches Ideenmanagement in der Praxis. Betriebliches Vorschlagswesen und Kontinuierlichen Verbesserungsprozess implementieren, reaktivieren und stetig optimieren. Wiesbaden: Springer Gabler.

Von Unger H (2012). Partizipative Gesundheitsforschung: Wer partizipiert woran? Forum Qualitative Sozialforschung. Art. 7, http://nbn-resolving.de/urn:nbn:de:0114-fqs120176 (letzter Zugriff: 13.07.2023).

Von Unger H & Wright MT (2008). An der Schnittstelle von Wissenschaft und Praxis: Dokumentation einer Tagung zu partizipativer Forschung in Public Health. Discussion Papers, Forschungsgruppe Public Health 2008-307, Wissenschaftszentrum Berlin für Sozialforschung.

Wright MT (2011) Stufen der Partizipation in der Gesundheitsförderung. https://www.lzg.nrw.de/_php/login/dl.php?u=/_media/pdf/service/Veranst/110621_Workshop_Partizipat_Qualitaetsentw/Wright_Stufen_der_Partizipation_-_Kopie_f__r_TN.pdf (letzter Zugriff: 11.09.2023).

Wright MT (2016). Partizipative Gesundheitsforschung. In: Bundeszentrale für gesundheitliche Aufklärung (BzgA) (Hrsg.) (2016). Leitbegriffe der Gesundheitsförderung und Prävention: Glossar zu Konzepten, Strategien und Methoden. Köln: E-Book, S. 712–722.

Verzeichnisse

Abbildungsverzeichnis

Abb. 1:	Systematisierung von Aspekten der digitalen Transformation	27
Abb. 2:	Von der Vision bis zu Projekten – die Zukunftswerkstatt digitales Krankenhaus	43
Abb. 3:	Orientierungsdimensionen eines digitalen Krankenhauses	49
Abb. 4:	Das digitale Krankenhaus mit multiperspektivischer Sicht (nach Burmann u. a. 2019)	50
Abb. 5:	Systematisierter Innovationsprozess (in Anlehnung an Rogers 2003)	60
Abb. 6:	Anforderungs-Ressourcen-Modell (in Anlehnung an Höhmann u. a. 2018, S. 36)	62
Abb. 7:	Verlauf von Automatisierungsprozessen bis 2023	73
Abb. 8:	Vollständiges fünfstufiges Validierungsverfahren	91
Abb. 9	Darstellung der Befragungssamples (DigiKIK)	97
Abb. 10:	Das Produktivitätdreieck (in Anlehnung an Becker und Blesses 2015)	109
Abb. 11:	Professionalisierungsbewegungen der Sorgearbeit »Pflege«	116
Abb. 12	Obligatorischer Passagepunkt »Bürokratische Rationalisierung« (in Anlehnung an Callon 2006b)	142
Abb. 13:	Faktoren der Belastungssteuerung	152
Abb. 14:	Belastungsempfinden durch die Verschmelzung von Arbeit und Privatleben (DigiKIK Beschäftigtenbefragung)	161
Abb. 15:	Technikbewertung nach digitaler Kompetenz	164
Abb. 16:	Veränderungsdimensionen im Prozess der Digitalisierung von Arbeit (Bleses u. a. 2020)	173
Abb. 17:	Befragungsergebnisse zur Beteiligung	182

Tabellenverzeichnis

Tab. 1:	Die drei Phasen der RPA-Implementierung	68
Tab. 2:	Anteil der administrativen Aufgaben entlang des Behandlungspfads im Krankenhaus (in % der gesamten Vollzeitäquivalente (VZÄ), Summe = Gesamtanzahl der VZÄ für den spezifischen Schritt im Behandlungspfad)	70

Tab. 3: Zeitersparnis im Krankenhaus durch Automatisierung oder digitale Lösungen (Zeit, die entlang der Patientenreise im Krankenhaus jährlich freigesetzt wird, in % der gesamten VZÄ) 71
Tab. 4: Trias einer Professionalisierung in der Pflege im Überblick 118

Stichwortverzeichnis

A

Activity-based Costing 70
Agiles Vorgehen 68
Akteur-Netzwerk-Theorie (ANT) 138
Akzeptanz 163
Arbeitsabläufe 159
Arbeitsaufgaben 158
Arbeitsbelastung 156, 178
Arbeitscharakteristika
– Pflege 109
Arbeitsintensität 128
Arbeitsintensivierung 161
Arbeitsmarktwandel 103
Arbeitsprozesse 170
Ausbildungs- und Prüfungsverordnung der Pflegeberufe (PflAPrV) 83
Automatisierung 32
Automatisierungspotenzial 74

B

Barthel-Index 89
Belastungen 112
Beteiligung 182, 185, 186, 189, 192
Betriebliche Gesundheitsförderung (BGF) 151
Betriebliches Gesundheitsmanagement (BGM) 151, 188
Big-Data 28
Branchen-Reifegrad 31

C

Change-Management 47
Curriculum für das Medizinstudium (NKLM) 83

D

Datensetzende Macht 55
Deep-Learning 81

DigiKIK 95, 161, 176
Digital Health Maturity Index 42, 44
Digitale Kompetenzen 130
Digitaler Reifegrad 46
Digitales Krankenhaus 49
Digitalisierung 170
– Begriff 22
– Potenziale 78
Digitalisierungsdimensionen 48
Digitalisierungsgrad 29
Digitalisierungsstrategie 100
DigitalRadar 46, 127
Dokumentation
– digitale 98
– elektronische 131
Dokumentationsaufgaben 76
Dokumentationssystem 33

E

Electronic Medical Record Adoption Model (EMRAM) 31, 127
Elektronische Patientenakte (ePA) 27
EMRAM-Score 31
Entwicklungslabor 175
Ergebnisoutput 177
Ermöglichungsstrukturen 61
Erreichbarkeit 163
Ethische Anforderungen 111
Evaluation 79
Experimentierraum 76, 97, 176

F

Fallverstehen 114

G

Gesundheitszirkel 190

H

Habitus 116

I

Industrialisierung 23
Industrie 4.0 24, 41, 45
Information und Kommunikation (IUK) 27
Informationsdichte 158
Informationsqualität 157
Informationstransparenz 158
Infrastruktur
– digitale 162
Initiative Gesundheit und Arbeit (IGA) 191
Innovationskompetenz
– digitale 53
Innovationsmodell
– praxisorientiertes, aufgabenbezogenes 59
Innovationsprozess
– sozialer 57
Insellösungen 26
Interaktionsarbeit 133
Interaktionsförderlichkeit 153

K

Kaizen 190
Kohärenz 152, 166
Kommunikation
– interne 97
Kompetenz
– digitale 88, 163
Kompetenzentwicklung 86, 165
Kontextfaktoren 162
Kontrolle 131
Krankenhausinformationssystem (KIS) 28, 125
Krankenhauszukunftsgesetz (KHZG) 41, 127
Künstliche Intelligenz (KI)
– Pflege 75

L

Lernen
– arbeitsintegriertes 86
Lernerfahrung 98
Lernförderlichkeit 154
Lerninsel 92

M

Mehrarbeit 129
mHealth 28
Mitarbeiterorientierung 186
Mobiles Arbeiten 98

O

Obligatorischer Passagepunkt 142, 145
Ökonomisierung 107
Old Social Economy 23
Organisationsaufbau 100, 104
Organisationskultur 185
Ottawa Charta 99

P

Partizipation 171, 174, 179, 181, 188
Passungsfragen 59
Passungsprobleme 56
Personalbildung
– organisationsbezogene 85
– subjektbezogene 85
Personalentwicklung (PE) 84
Personalförderung 85
Pflegearbeit 106
Pflegeausbildung
– generalistische 83
Pflegeberufe 83
Pflegetheoriebildung 120
Picture Archiving and Communication System (PACS) 30
Praxis- und Führungsstil
– transformationaler 61
Praxistauglichkeit 176
Professionalisierung 114
Professionelle Haltung 115
Professionskern 117
Prozessautomatisierung 67, 68
Prozessdigitalisierung 51
Prozesswerkstatt 72

R

Ramp-up-Phase 72
Rationalisierung 141
Reallabor 76
Reflection in action 64
Reflection on action 64
Reflection pre action 64
Reflexive-Practice 58
Reflexivität 144
Regelwissen 115

Ressourcen 112
Ressourcenverschwendung 175
Return on Investment (ROI) 183
Roadmapping-Phase 44
Roboter 27, 157
Robotic Process Automation (RPA) 67
RPA-Implementierung 68

S

Schulung 78
Selbstverständnis
– berufliches 132
Soziale Arbeit 140, 143
Sozio-technisches System 173
Spannungsfeld 108
Sprint-Doku 75
Standardisierung 32, 107
Start-up-Phase 69
Status-quo-Phase 43
Substitutionspotenzial 102
Supervision 93
Systemqualität 157

T

Take-off-Phase 73
Tätigkeitsspielraum 153
Techniksoziologie 139
Technologische Anforderungen 110
Top-down-Prinzip 171
Total Quality Management (TQM) 183
Transformation

– sozialstaatliche 143
Transformationsdynamik 184
Transformationshorizont 185
Transformationsprozess
– digitaler 102
Transformationsverortung 184
Transparenz 192

U

Überdeterminierte Organisation 25

V

Validierungsverfahren 90
Veränderungsdimensionen 173
Vertrauen 163
Visions-Phase 44

W

Wirtschaftliche Anforderungen 109
Work-Life-Balance 160
Work-Life-Blending 160

Z

Zeitelastizität 154
Zukunftswerkstatt digitales Krankenhaus 42